Kaśka Bryla
Die Eistaucher

Roman

Residenz Verlag

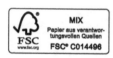

© 2022 Residenz Verlag GmbH
Salzburg – Wien

Bibliografische Information der Deutschen Nationalbibliothek
Die Deutsche Nationalbibliothek verzeichnet diese Publikation in
der Deutschen Nationalbibliografie; detaillierte bibliografische Daten
sind im Internet über http://dnb.dnb.de abrufbar.

www.residenzverlag.com

Alle Rechte, insbesondere das des auszugsweisen Abdrucks
und das der fotomechanischen Wiedergabe, vorbehalten.

Umschlaggestaltung: Thomas Kussin / buero8
Typografische Gestaltung, Satz: Lanz, Wien
Lektorat: Jessica Beer
Gesamtherstellung: GGP Media GmbH, Pößneck

ISBN 978 3 7017 1751 4

Für Władysława Monika Sułkowska Bryła

9 Der Campingplatz		11
	1 *Alles*	18
8 Loaded Dervish Sama		43
	2 *Der Horla*	52
7 Jenseits von Schuld und Reue		80
	3 *Franziska Fellbaum*	88
6 Der Widerstand der Welt		122
	4 *Münzen*	130
5 Man ist auch Gott.		147
	5 *Das Schönste*	155
4 Radikale Akzeptanz		185
	6 *Die Avantgarde*	193
3 Wer liebt schon die Menschheit?		225
	7 *Der Verrat*	230
2 Weiße Wände		250
	8 *Maja*	257
1 Falsche Verbündete		290
	9 *Sich vom Gefälle ziehen lassen*	296
10 Liebe		310

Everything can be used
except what is wasteful
you will need
to remember this when accused of destruction.

AUDRE LORDE

9 Der Campingplatz

Ich kehre draußen das erste Laub zusammen, als ich ihn von Weitem kommen sehe. Von der Seite blendet die Sonne und ich halte inne. Die Campingsaison ist eigentlich zu Ende. Dass er so spät eintrifft, ist das einzig Auffällige. Trotzdem kommt mit ihm eine Unruhe. Das habe ich mit der Zeit gelernt: das Gefühl zuerst im Körper zu orten, es zu benennen und schließlich nach seinem Ursprung zu suchen. Inzwischen passiert es automatisch. Es sind seitdem immerhin zwanzig Jahre vergangen. Obgleich ich mich im September am häufigsten erinnere.

Manchmal denke ich dann, dass ich mir das alles nur einbilde. Dass nichts davon wirklich geschehen ist und Franziska Fellbaum irgendwo glücklich mit dem Peter lebt. Und der Jakob schon groß ist. Nicht wie unser Jakob, der noch ein Kind ist.

Endet ein Tag mit diesem Gedanken, schlafe ich in der Nacht ruhig und ganz ohne Albträume. In den Nächten, die auf die anderen Tage folgen, schlafe ich kaum, ziehe stattdessen Igas Longboard unter dem Bett hervor und fahre damit in die Vergangenheit. So muss man sich das vorstellen.

Mit einem kleinen Wörterbuch steht er vor mir und stammelt: »Nocleg? Nie mam namiot.« Erst jetzt legt er den Rucksack ab. Als wäre es vorher zu riskant gewesen. Was, wenn ich ihn sofort weggeschickt hätte. Martin, sagt er und reicht mir die Hand. Ich sage: Saša, und schüttle sie. Dabei kennen wir einander, glaube ich.

So wie er dasteht und lächelt. Wie er in seinem kleinen Wörterbuch blättert. Er ist nicht älter als ich. Warum hat er kein Smartphone? Wer hat im Jahr 2016 kein Smartphone? Der Rucksack und die Schuhe, beides brandneu. Als hätte er die Sachen gekauft, nur um damit den Hügel zu meinem Campingplatz hinaufzukommen und sie mir vorzuführen.

Ich sage: »Alle Kabinen sind noch frei. Weiter den Hügel hinauf. Die letzte und schönste liegt direkt vor dem Wald.« Dann deute ich nach Norden Richtung Kälte. Er nickt. Jeder andere hätte sofort gefragt: Sie sprechen Deutsch? Ganz ohne Akzent? Woher kommen Sie?

Aber er weiß es ja, denke ich, doch dann kommen Zweifel. Das ist nur meine Einbildung. So was kann ich nicht wissen. Woher überhaupt? Wieder vermische ich etwas.

Heute leben wir in einem Naturschutzgebiet. Im Paradies. Iga und Jess und Jakob und ich. Beinahe eine Familie. Wenn man so will. Einmal im Jahr kommt Ras. Dann sind wir vollzählig.

Auch wenn ich noch nicht verstehe, wer Martin ist und was er will. Bei seinem Anblick brechen alle Zweifel weg und ich kann mit Gewissheit behaupten, dass nichts von dem, was sich vor 20 Jahren ereignete, meiner Einbildung entspringt. Dass sich daran nichts mehr ändern lässt. Trotz des Longboards, trotz unseres guten Willens.

»Entschuldigen Sie«, sagt er und ich merke, dass ich wieder gegrübelt habe. Das ist nicht gut. Ich muss mich zusammenreißen, allein schon wegen der Gefahr, dass ich mit meiner Vermutung richtigliegen könnte. Also gehe ich ins Haus und hole den Schlüssel. Dabei werfe ich einen Blick auf mein Smartphone. Drei Nachrichten von Iga.

Wir steuern auf die letzte Kabine zu. Dort fängt der Wald an, eine Wildnis mit Bären und Wölfen, die während des Sommers vor den Touristen flüchten. Bald werden sie wieder näherkommen. Iga meint, es sei berechenbar. Eine Frage der Wahrscheinlichkeit. Trotzdem sie damit aufhören wollte, ständig alles einzuschätzen. Gegen manches kann sich ein Mensch nicht wehren.

Die Blätter der Laubbäume funkeln im Sonnenlicht. Ohne Einwände zu erheben, folgt Martin mir.

»Ich nehme sie«, sagt er sofort. »Wie viel?«

»Zehn Euro die Nacht.« Er nickt und greift nach der Geldbörse in seiner Hosentasche.

»Und Essen?« Er zeigt auf mein Haus.

»Ja«, sage ich. »Abends gibt es Küche. Wenn Sie vorher Bescheid geben. Momentan sind Sie der einzige Gast.« Ich stecke das Geld ein. Dann drehe ich mich um und gehe.

Mir ist furchtbar heiß, T-Shirt und Flanellhemd sind nass. Sein Blick im Rücken reißt mir die Haut auf und legt die Nerven frei. Ich habe dieses Leben zu lieben gelernt und möchte es nicht mehr hergeben. Wer hätte das geglaubt? Vor 20 Jahren habe ich ganz anders darüber gedacht. Der Campingplatz auf dem Hügel, von kleinen Bergen umgeben. Wie eine Festung. Der Hirsch, der jeden Morgen vorbeikommt, und im Winter die Wölfe. Der Herbst, wenn die Wölfe den Jungen das Jagen beibringen und Iga und ich sie aus unserem Versteck beobachten. Besonders Iga liebt die Wölfe. Seit Jakob zehn Jahre alt ist, darf er mit. Die Wölfin erlaubt inzwischen, dass wir uns bis auf fünf Meter den Jungen nähern, bevor sie die Nackenhaare aufstellt und die Lefzen hochzieht. Sie hat sich an uns gewöhnt. Sie hat gelernt, dass ihr von uns keine Gefahr droht.

Im Zimmer merke ich, dass meine Hände zittern, als hätte ich tagelang den Garten umgegraben. Ich muss mich setzen, überlegen. Was, wenn ich mich irre?

Saša, ermahne ich mich. Sei ohne Furcht.

Meine Eltern hatte ich nicht beschützen können. Sie wurden mit einer Wucht von 100 Stundenkilometern und 40 Tonnen von der Straße gefegt.

Danach blieb mir nur noch Iga. Bei ihr wollte ich nichts unversucht lassen. Wachsam und voller Güte ruhen meine Augen bis heute auf ihr. Wachsam und voller Güte.

Draußen ist es dunkel, als ich ihn klopfen höre. Es kann niemand anderer sein, und ich erinnere mich, dass ich ihm Verpflegung in Aussicht gestellt habe. Ich fahre über den Display und sehe, dass zwei Stunden vergangen sind. Zwei Stunden verschwunden in einem schwarzen Loch. Die übergangslose Helligkeit der Glühbirne schmerzt in den Augen, auch im Kopf. Mehrmals klopfe ich mir mit den Fingerknöcheln gegen die Stirn.

»Verzeihung. Ich wollte Sie nicht stören. Es ist nur …«

»Sie haben Hunger.« Er lächelt. Ganz furchtbar sympathisch ist er.

»Kommen Sie rein. Na, kommen Sie.«

Ich fahre mit den Händen übers Gesicht, reibe mir die Augen. Wie ein Verbrecher sieht er nicht aus. Der Rucksack, die Schuhe. Teures Material. Warum nicht ein Hotel oder eine Pension? Warum mein Campingplatz? Im Dorf werden Zimmer vermietet.

»Pierogi Ruskje«, sage ich. »Gekocht oder angebraten?«

»Was empfehlen Sie?«

»Gebraten.«

»Dann gebraten.« Er dreht sich von der Bar weg, tastet mit Blicken den Raum ab, ohne zu werten. Nimmt lediglich Eindrücke auf. Das wirkt beruhigend.

Ich hole die Piroggen aus dem Gefrierfach und werfe sie direkt in die von geschmolzener Butter überquellende Pfanne. Eigentlich macht man das nicht. So werden sie eher frittiert als angebraten schmecken, aber es ist mir gleich. Plötzlich entscheide ich, dass er es sich nicht allzu gemütlich machen soll. Auf dem Teller verteile ich noch zwei Löffel Sauerrahm. Die Petersilie lasse ich weg.

Er hat sich an einen Tisch mitten im Raum gesetzt. Jede und jeder von uns hätte einen Platz gewählt, an dem es möglich ist, den Rücken gegen die Wand zu drücken.

Ich stelle ihm den Teller hin, lege eine Gabel daneben und setze mich zu ihm. »Möchten Sie lieber allein sein?« Natürlich will er das nicht. Ich fasse in meine Brusttasche nach einer Zigarette, sehe ihn fragend an.

»Bitte, bitte«, sagt er, taucht eine halbe Pirogge in den Sauerrahm, wie selbstverständlich. Er war schon einmal hier. Ich kenne ihn. Nicht auf dem Campingplatz, aber im Dorf. Ich erinnere mich, ihn an einer Bushaltestelle gesehen zu haben.

»Kommen Sie öfter hierher?«

Er sieht auf, wischt sich mit der Serviette über den Mund, schluckt die zerkaute Pirogge hinunter.

»Letztes Jahr. Ich habe in der Pension gewohnt. Dort wurde mir Ihr Campingplatz empfohlen, wegen der Aussicht und der Tiere. Und es stimmt. Sie haben es hier sehr schön.«

»Ja«, sage ich und entdecke eine dicke Narbe an seinem Hals.

»Arbeitsunfall«, antwortet er prompt.

»Was arbeiten Sie?«

»Polizei.« Das sagt er einfach so. Ich vergesse, den Rauch an ihm vorbeizublasen. Er hustet.

»Entschuldigen Sie.« Er schüttelt den Kopf.

»So gefährlich ist Ihr Job?«

Er lacht.

»Manchmal.«

Ich lache auch.

»Und Sie? Ist die Saison nicht bald zu Ende?«

»Doch, doch. Im Grunde erwarte ich niemanden mehr.«

»Und den Rest des Jahres?«

»Die Einnahmen reichen für den Rest des Jahres.«

Das ist gelogen. Im Winter biete ich Touren an. Aber ich möchte sehen, ob er bei meiner Lüge blinzelt, ob sie ihm auffällt. Ich möchte einschätzen können, wie gut er ist. Und tatsächlich stockt er kurz, teilt mit der Gabel eine Pirogge und fügt nur noch hinzu: »Das ist ein schönes Leben, das Sie hier haben. Hier kann Ihnen niemand was. Und trotzdem ist da die Natur, die Sonne.« Wir lachen beide, als hätte er einen Witz gemacht. Danach widmet er sich ganz seinem Essen. Als wäre er nun doch allein. Ich drücke die Zigarette aus und gehe zurück in die Küche, greife nach dem Smartphone und schreibe an Iga: Wir müssen uns sehen. Heute noch.

1 Alles

Iga ließ ihr Longboard auf den Boden gleiten, sodass es einige Meter vorausrollte und sie wie beiläufig aufspringen konnte. Es war der erste Tag in der neuen Schule, der erste Schultag im neuen Schuljahr. Sie fuhr vom Gehsteig auf die Straße und an einer Autokolonne entlang. Jemand hupte. Die Spätsommerluft prickelte auf den nackten Unterarmen. Der Asphalt war rauer als der Gehsteig, aber der Weg leicht abschüssig, sodass sie nur auf dem Brett zu stehen brauchte, um sich vom Gefälle ziehen zu lassen. Sonnenstrahlen kitzelten über ihr Gesicht. Sie rieb sich die Augen. Überall torkelten Kinder mit zu großen Schultaschen nebeneinander her. Manche gingen an der Hand eines Elternteils und wurden wie kleine Hunde an der Leine geschleift, andere hielten sich an den Händen. Die Älteren lehnten gegen Verkehrsschilder oder rauchten in kleinen Grüppchen hinter Werbetafeln versteckt. Andere trugen aufgeschlagene Schulbücher vor sich her. An jeder Haltestelle gab es einen oder zwei, von denen sich der Rest fernhielt. Ohne dass darüber gesprochen werden musste, wichen ihnen die anderen aus. Zwischen Schülerinnen und Schülern drängten sich Erwachsene mit Aktentaschen, steuerten hektisch, aber bestimmt auf den Parkplatz ihres Autos zu, den Schlüssel wie eine Pistole in der Hand haltend. In der Luft hing ein dezent modriger Geruch, der den Herbst ankündigte, Rufe, Begrüßungen, Beschimpfungen übertönten den Verkehr.

Auf der Uhr, an der Iga vorbeifuhr, war es bereits halb acht. Sie sprang ab, entschied, für den Rest der Strecke die Straßenbahn zu nehmen, und verstaute das Board zwischen Riemen und Rucksackwand. Die dritte Schule in zwei Jahren. Wieder eine neue Klasse, geschätzte 20 neue Mitschülerinnen und Mitschüler. Dazu die Lehrenden. Noch drei Schuljahre, 1095 Tage, 26280 Stunden. Ihr Blick fiel zu Boden und blieb an einer gelben Blume haften, die sich durch eine Ritze im Beton ans Tageslicht gestoßen hatte. Iga bückte sich. Vorsichtig fuhren ihre Finger die seidigen Blütenblätter entlang. Die Versuchung, sie zu zupfen, war groß. Alles war möglich und alles verging. Sie richtete sich auf und lief zur Straßenbahn. Dieses Mal würde sie es besser machen, weniger auffallen, öfter anwesend sein, öfter den Mund halten. Dann wären alle zufrieden mit ihr. Dann hätte ihr Vater eine Sorge weniger. Sie sah hinauf zum Himmel. Wolken flogen wie Zugvögel gen Süden. Hinter ihr schlossen sich die Türen und die Straßenbahn zuckelte los. Wie sie wohl sein würde, ihre neue Klasse? Und die Lehrenden? Ob sie Iga mögen würden? Ob sie eine Bank für sich allein bekommen würde oder wenigstens mit einem Jungen?

Das letzte Stück bis zur Schule rollte sie wieder, vorbei an den Nachzüglern und chronisch Zuspätkommenden. Böen jagten das erste Laub über die Straße. Geschmeidig war der Beton unter dem Board. Als würde sie über Eis gleiten. Als hätte die Welt keinen Widerstand.

Am Eingang des Schulgebäudes stand der Rektor und tippte bei ihrem Anblick mit dem Zeigefinger auf die Armbanduhr. »Hopp, hopp«, rief er und lächelte. Sie sprang ab, griff das Longboard an der Achse und beschleunigte ihren Gang. Eins, zwei oder drei, dachte Iga, letzte Chance, und betrat die Schule.

»Wir begrüßen dieses Jahr zwei Neue. Also. Schnelle Namensrunde.« Ein Raunen ging durch die Reihen des quadratischen Klassenzimmers, das aufgrund der spärlichen Fenster, die zur Nordseite hinausgingen, bereits im September vom Licht der Neonröhren an der Decke erhellt werden musste. Iga war als Letzte gekommen und saß nun allein auf der wohl unbeliebtesten Bank rechts direkt neben der Tür.

Der Klassenvorstand Professor Hochleithner räusperte sich und rückte sein Jackett zurecht. Er nickte dem Jungen in der ersten Reihe zu. »Sebastian«, parierte dieser und der Hochleithner nickte weiter. Die Namen rauschten an Iga vorbei, bis ein zwischen Bauch und Kehlkopf hervorgestoßenes »Ras« sie aufhorchen ließ. Auch er schien neu zu sein.

»Was'n das für ein Name?«, kam es aus der Reihe hinter ihr, vermischt mit einem Schmatzer. »Jessica! Bitte!«, ermahnte der Hochleithner und wurde von einem schroffen »Jess!« korrigiert. Erstaunt drehte Iga sich um und sah knallrote volle Lippen, dazwischen ein lässig herauslungerndes Stäbchen. »Jess«, wiederholte der Hochleithner beinahe gefügig und ergänzte: »Lass bitte den Lolli verschwinden.« Aber Jess schien nicht einmal in Erwägung zu ziehen, sich von dem Lolli zu trennen. Ein dichter brauner Pony, zwei Zöpfe, weißes T-Shirt mit weitem Ausschnitt, aus dem eine kantige, gebräunte Schulter rechts hervorlugte, um den Hals mehrere dünne Lederschnüre. Der Hochleithner ignorierte es, auch wenn seine Irritation wahrnehmbar blieb. Er war es nicht gewohnt, dass ihm widersprochen wurde. Trotzdem ging er nicht weiter darauf ein, wandte sich wieder Ras zu. »Ras-pu-tin«, las er sehr langsam vor. »So heißt du?«

»Schon. Aber alle nennen mich Ras«, antwortete ein dicker Junge mit Sommersprossen und orangenen Locken und starrte dabei auf den Tisch.

»Ist das ein russischer Name?«, beharrte der Hochleithner. So eine dumme Frage, dachte Iga. »Was sonst«, sagte sie und merkte, dass sie den Gedanken laut ausgesprochen hatte. Alle lachten. Der Blick des dicken Jungen traf sich mit ihrem. Es war ein gequälter Blick, denn jetzt hatte Ras im Gedächtnis des Mathematikprofessors einen prominenten Platz eingenommen. Iga zupfte an ihrer Augenbraue. Immerhin war sie in Mathe gut.

»Und du bist wer?«, fragte der Hochleithner mit dem Tonfall, den Erwachsene anschlagen, wenn ihre Frage eine Drohung und ein Versprechen enthält.

»Iga Sulkowska«, antwortete sie leise.

Tant pis, dachte Jess und begutachtete die Bräune ihrer Oberarme. In zwei Wochen würden alle Spuren des

Sommers verblasst sein und ihr durchsichtiger Marmorteint sich wieder den Weg an die Oberfläche gebahnt haben. Dann wäre die Zeit der weißen T-Shirts vorbei. Vielleicht noch ein Monat Miniröcke ohne Strumpfhose, Shirt und Jeansjacke, aber weiße T-Shirts höchstens noch eine Woche. Obwohl sie darin so schick aussah. Irgendwann würde sie in einem Land leben, in dem man immer braun blieb.

Wenigstens musste sie keine Pickel oder Mitesser ausdrücken wie die anderen in ihrem Alter. Sie holte den kleinen Spiegel aus der Lade und überprüfte Wimperntusche und Lippenstift. Auf ihr Aussehen war Verlass. Die Hübscheste ihres Jahrgangs, wahrscheinlich der gesamten Oberstufe. Auch wenn Sandra immer behauptete, es komme bei einer Frau nicht aufs Aussehen an. Darauf solle Jess sich mal nicht ausruhen.

In Wirklichkeit wussten alle, dass es *gerade* auf das Aussehen ankam. Auf das Aussehen und den Stil. Womöglich war Stil sogar entscheidender, überlegte sie. Überhaupt verstand sie nicht, was ihre Mutter mit »ausruhen« meinte, es war ein arbeitsintensiver Aufwand, den Jess betrieb, für den Auftritt, den sie bot.

Mit Blicken überflog sie die Mädchen in der Klasse. Obwohl sie alle irgendwie mochte, war keine dabei, die ihr gefiel, und das lag schlicht an Kombinationen wie hellblauen Jeans mit weißer Bluse und hellblauem Strickjäckchen, wenn eine obendrein noch blonde Haare hatte. Sie verstand es einfach nicht. Hingen bei denen zu Hause keine Spiegel? Horteten deren Mütter keine Vogue? Hatten deren Brüder keinen Playboy?

Der Hochleithner hatte begonnen, Gleichungen an die Tafel zu kritzeln. Und das schon in der ersten Stunde nach den Ferien! Die Neue hatte ihn aus dem Konzept gebracht. Zwar fand Jess, dass die auch keinen Stil hatte, aber irgendwie sah sie interessant aus. Iga.

Jess' Banknachbarin Jana stupste sie leicht mit dem Ellbogen. Zu Beginn der Stunde hatte sie Jess bereits Zettelchen rübergeschoben »Hab dich vermisst!« stand auf dem ersten und »Bist du verknallt?« auf dem zweiten.

Bist du verknallt?, wiederholte Jess innerlich, sah aus dem Fenster und wünschte sich zurück an den französischen Atlantik, wo sie diesen Sommer Tifenn kennengelernt hatte. Tifenn, dachte sie und zeichnete auf den zweiten von Janas Zetteln einen traurigen Smiley, schob ihn dann zu Jana zurück.

Tifenn war zwei Jahre älter. Tifenn hatte Stil. Kein einziges falsches Kleidungsstück. Reine Stoffe in reinen Farben. Dieses Gefühl, wenn man hinfasste. Egal ob weich oder rau, es war echt. So wie der Käse, der Wein und das Brot. Warum lebte sie nicht in Frankreich? Bei Tifenn? Was hielt sie noch hier? Tifenns Haut – eine Mischung aus Kaschmir und Seide. Niemals hatte sie geglaubt, dass sich ein Mensch so anfühlen könnte. Bei der Erinnerung wurde ihr ganz warm und sie hob den Arm. »Ja?«, reagierte der Hochleithner.

»Ich muss aufs Klo«, sagte sie.

»Dann geh bitte.«

Um 13:50 Uhr verkündete die Pausenglocke das Ende der letzten Stunde. Ras wartete, bis die anderen aufgesprungen waren und Richtung Speisesaal losstürmten. In seinem Magen rumorte es. Durch das gesamte Schulgebäude zog der Geruch von Reisfleisch. Ekelhaft. Er fischte ein Schoko-Bon aus dem Rucksack und stopfte es sich in den Mund. An der Tafel stand die halbe Deutschaufgabe, ein Roman, von dem sie bis zur nächsten Stunde eine Inhaltsangabe gemacht haben sollten, allerdings ließ sich der Titel nicht mehr entziffern. Ras seufzte. Schon wieder hatte er nicht zugehört und würde nachfragen müssen.

Plötzlich vernahm er ein Geräusch. Eine Schublade wurde aufgezogen und wieder zugemacht. Er fuhr zusammen und hätte sich beinahe verschluckt. Aus dem Augenwinkel erkannte er Iga. Was machte sie denn noch hier? Er sah nicht hinüber und gab vor, seine Schulsachen zu sortieren, bis er hörte, dass sie ging. Vollkommen still war es auf einmal. Beim Hinausgehen hatte sie das Licht abgedreht und ganz unerwartet saß Ras im Dunkeln. Hastig steckte er die Geldbörse in die Hosentasche und verließ das Klassenzimmer.

Vor einer Woche hatte er mit seinem Vater vom Direktor eine Führung durch die Schulgebäude, das dazugehörende Gelände und die in den Gesamtkomplex integrierte Kirche bekommen. Ras war überzeugt, dass sein Vater eine hohe Spende abgeliefert haben musste, so, wie der Direktor um sie herumgetänzelt war. Sie hatten nicht darüber gesprochen, aber den letzten Vorfall an der alten Schule, das war spürbar gewesen, hatte der Vater persönlich genommen. Worte wie »Hochstapler« und »Neureicher« waren gefallen. »Ich sehe doch nicht dabei zu, wie unser Sohn beschimpft wird, nur weil wir es hier zu etwas gebracht haben«, hatte er den Vater zur Mutter sagen gehört. Um die Prügel, die Ras kassiert hatte, war es bei dem Gespräch nicht gegangen.

Der Weg von der Klasse zum Speisesaal verlief durch eine Unterführung, der ein langer, schlecht beleuchteter Flur vorausging. In ihn mündeten mehrere Seitengänge, die noch dunkler waren. Ideale Hinterhalte, hatte Ras gedacht und sich vorgestellt, wie ihn andere dort abpassen und ausrauben würden. Ganz starr war er bei der Vorstellung geworden. »Wo bleibst du denn!«, hatte sein Vater gerufen, sich umgedreht und war schnellen Schrittes auf Ras zugekommen. Er hatte ihn am Ellbogen gepackt und sehr deutlich »Da ist nichts!« in sein Ohr geflüstert. Ras hatte genickt und sie waren weitergelaufen.

Den Oberstufenklassen war es erlaubt, die Stunde nach der letzten Einheit und vor dem Nachmittagsprogramm, das entweder aus überwachten Hausaufgaben oder der Teilnahme an sportlichen Aktivitäten bestand, frei auf dem Schulgelände und rund um das Hauptgebäude herumzustreunen. Spazierengehen, hatte der Direktor es genannt und lächelnd hinzugefügt: zum Beispiel auf dem Weinberg. Dabei war er nach draußen getreten, hatte Ras und seinen Vater, die noch in der Aula standen, zu sich gewunken und mit einer ausufernden Geste den vor ihnen liegenden Weinberg präsentiert.

»Und auf dem Weg dorthin befinden sich unsere Sportanlagen. Tennis- und Fußballplätze, ein Reitstall und im letzten Gebäude auch Schwimmbad, Kraftkammer und Sauna.« Unbeeindruckt hatte Ras' Vater vom Weinberg zum Direktor und auf dessen Armbanduhr

gesehen. Daraufhin hatte der Direktor nur noch hinzugefügt, dass man auch zum Supermarkt etwas einkaufen
gehen oder einfach in der Klasse bleiben könnte.

An den Rest des Rundgangs erinnerte sich Ras kaum.
Er hatte die Supermarkt-Option als sicherste Variante
der Freizeitgestaltung abgespeichert und machte sich
nun auf den Weg. Den Kopf gesenkt, tastete er vor jedem
Schritt den Gehsteig mit Blicken nach nützlichen Fun-
den ab – Feuerzeuge, Schlüsselanhänger, Knöpfe –, die
er später in einem Apothekerschrank archivieren würde.
An jedes Fundstück wurde ein Etikett mit Beschreibung,
Ort und Datum geheftet. Seine Augen gierten besonders nach allem, was glänzte, und blitzten auf, als sich
ein paar Meter vor ihm etwas in mattem Gold vom Grau
des Gehsteigs abhob. Er ging in die Knie und nahm den
Schlüssel in die Hand, hielt ihn gegen das Licht, es war
ein kleines Z eingraviert.

»Gehst du auch zum Supermarkt?«, hörte er eine
Stimme in seinem Rücken. Er schloss die Finger um den
Schlüssel und drehte sich um.»Das Schulessen schmeckt
sicher scheußlich. Wir könnten gemeinsam laufen«,
sagte Iga. Sie trat auf das Ende ihres überdimensionalen
Skateboards, kippte es hoch, sodass es zwischen Hüfte
und Arm landete. Ras ließ den Schlüssel in die Hosentasche gleiten.

»Warum?«, fragte er und ermahnte sich, zu Hause
das Etikett *Schlüssel – Hannah-Arendt-Straße 56, Nord-
stadt, 5. September 1996* an das Fundstück zu heften. Irgendwann würden die Sachen, die er fand, an Wert gewinnen. Es war eine Frage der Zeit. In 60 Jahren wäre

dieser Schlüssel eine Antiquität, in 120 unbezahlbar. Iga zuckte mit den Schultern. »Also gut«, antwortete er schließlich, noch immer verwundert, dass sie ihn gefragt hatte. »Cool«, bestätigte sie. »Hebst du immer Zeug vom Boden auf?«

Jess stand mit Rilke-Rainer und dem schönen Sebastian auf dem Parkplatz hinter dem Kiosk, der sich auf der gegenüberliegenden Straßenseite befand und deshalb nicht mehr offiziell zum Schulgelände zählte. Trotzdem kontrollierten die Präfekten und der Direktor regelmäßig die Rückseite des Kiosks, und es war ratsam, hellhörig zu bleiben und sich zum richtigen Zeitpunkt, noch bevor eine ordnungshütende Person um die Ecke bog, der brennenden Zigaretten zu entledigen. Während der Schulzeit mit einer Zigarette angetroffen zu werden, bedeutete, am Samstag nachzusitzen, und eine gehäufte Anzahl Samstage konnte zu einem Schulverweis führen.

Jess zündete sich eine Zigarette an. Neben ihr rezitierte der Rilke-Rainer ein Gedicht. Es erzählte von Vergänglichkeit und dem Fallen der Blätter. Dabei wurde Rainer vom schönen Sebastian begleitet, der, die Augen geschlossen, den Kopf gesenkt, Daumen und Zeigefinger am Nasenansatz, in Rainers Lesung versank.

Mit den Gedichten hatte es vor drei Jahren angefangen, als sie 13 gewesen waren und die Klassen neu zusammengesetzt wurden. Damals hatten Jess, Rainer und Sebastian einander kennengelernt. Sie waren die drei Einzigen, die in der neuen Klasse niemanden kannten. Die anderen kamen alle in Grüppchen von mindestens vier. Jess war damals nach Hause gekommen und hatte geweint. »Es ist wegen dem Niveau«, hatte Sandra ihr erklärt. »Irgendwann wirst du es verstehen.«

»Weißt du, von wem das ist?«, fragte der Rilke-Rainer. »Bachmann!«, gab er sich selbst nach einigen Sekunden vorwurfsvoll die Antwort. »Ich habe sie diesen Sommer entdeckt! Hast du meine Briefe nicht gelesen?«

»Logisch!«, antwortete Jess und blies Rauch in sein Gesicht. »Etwas mit Zeit. Die gestundete Zeit.« Jetzt nickte der Rilke-Rainer zufrieden. Der schöne Sebastian ließ seine Zigarette auf den Boden fallen und machte einen verheißungsvollen Schritt nach vorne.

»Dein Hut lüftet sich leis, grüßt, schwebt im Wind, dein unbedeckter Kopf hat's Wolken angetan, dein Herz hat anderswo zu tun ...«

Damals war auf einem Skikurs entschieden worden, dass Rainer und Jess sportlich unterbegabt waren. Nach wenigen Stunden hatte die Skilehrerin die Geduld verloren und die anderen Kinder hatten ihnen mit blauen Lippen und zusammengekniffenen Augen am Fuß des Berges entgegengestarrt.

Als sich Sebastian dann am nächsten Tag das Kreuzband zerrte, wurden Rainer und Jess mit der Pflege beauftragt. Sie sollten Verbände wechseln und Sebastian Gesellschaft leisten, und weil Sebastian vor Schmerzen nicht zu jammern aufhörte, holte Rainer irgendwann ein Buch aus der Bibliothek des Hotels und begann vorzulesen. Es waren Gedichte von Rilke. So wie er sie vorlas, hatten sie selbst auf Jess eine beruhigende oder sogar einschläfernde Wirkung.

»Und Rilke ist jetzt out, oder was?«, fragte sie. Rilke-Rainer schlug die Augenlider nieder. »Natürlich nicht. Aber Bachmann. Ich glaube, ich habe mich verliebt.« Seine Wangen glühten. Jess schnippte den Zigarettenstummel gegen ein vorbeifahrendes Auto. Durch das Gebüsch sah sie, wie Ras und Iga Richtung Supermarkt liefen. Iga trug ihr riesiges Skateboard unter dem Arm. Ras hoppelte pummelig neben ihr her.

Vielleicht hatte Iga doch Stil, überlegte Jess. Nicht einen, der sich auf den ersten Blick erschloss. Aber womöglich war Jess in ihren bisherigen Überlegungen nicht weit genug vorgedrungen? Vielleicht musste sie sich korrigieren?

Bisher hatte sie Stil als einen mehr oder weniger gut ausgearbeiteten Ausdruck der Persönlichkeit begriffen, aber schon bei Tifenn und jetzt bei Iga kam ihr der Verdacht, dass in manchen Fällen, vielleicht ja sogar in den meisten, der Stil *nicht* von der Persönlichkeit zu trennen war. Je ausgereifter die Persönlichkeit, desto entschiedener der Stil. Bei der Erkenntnis schoss ein Glücksgefühl durch ihren Körper, fast hätte sie aufgestöhnt. Sie presste die Oberschenkel zusammen.

»Ich habe noch eines«, verkündete Sebastian und setzte direkt an: »Mein lieber Bruder, wann bauen wir uns ein Floß und fahren den Himmel hinunter? Mein lieber Bruder, bald ist die Fracht zu groß und wir gehen unter.«

Iga sah mit ihrem Skateboard aus wie die Jungs mit den Surfboards an der Atlantikküste. Diesen Sommer hatte Jess sich selbst auf ein Surfbrett gestellt, ein Junge aus der Segelschule hatte es für sie festgehalten. Sie war sofort ins Wasser gefallen. An das Hochziehen des Segels war nicht zu denken gewesen.

Igas lange blonde Haare waren zu einem Pferdeschwanz zusammengebunden, doch einige Strähnen lösten sich immer wieder und fielen ihr ins Gesicht. Das machte eine Geste notwendig, mit der die Strähnen aus dem Gesicht gestrichen wurden, die Jess schon während der Schulstunden aufgefallen war.

»Voll traurig«, sagte der Rilke-Rainer, Sebastian nickte. »Und du?«, fragte er Jess. Sie zuckte mit den Schultern. »Ja, eh.«

Das Klappern von teuren Herrenschuhen auf dem Gehsteig ließ alle drei zusammenfahren. Schnell traten der schöne Sebastian und Jess die Zigaretten aus. Geschlossen entfernten sie sich von der Rückseite des Kiosks und liefen in die Richtung, aus der das Klappern kam, und zum Schulgebäude zurück.

Ras riss die Noisetteschokolade auf, zuerst das Papier, dann die Alufolie. Erst eine Rippe für ihn. »Magst du?«, fragte er. Iga schüttelte den Kopf. Noch dreieinhalb Stunden, bis der Schultag zu Ende sein würde. Noch drei Stunden, in denen sie im Klassenzimmer sitzen musste. Drei Stunden, in denen sie auf dem Longboard durch die Stadt surfen, ihrem besten Freund Saša beim Lösen seiner Statistikaufgaben helfen oder im Innenstadtcafé einen Espresso trinken und eine Portion Buchteln essen könnte. Womöglich auch das mit Saša.

Im Sommer waren sie einmal spontan einige Tage und Nächte am Stadtfluss entlanggeskatet. Iga auf dem

Longboard, Saša auf seinem Skateboard. Wenn sie müde wurden, legten sie sich ans Ufer ins Gras und schliefen. In den Morgenstunden suchten sie einander nach Zecken ab und warteten, dass die Pommes-Buden öffneten. Ihre Körper waren von der Sonne durchflutet. Am dritten Tag hatten sie kaum noch miteinander gesprochen, so vertraut war alles gewesen.

Jetzt saß sie mit Ras auf der Parkbank und beobachtete, wie er die Schokolade Rippe um Rippe verschlang, als könnte Iga es sich im letzten Moment anders überlegen und doch noch auf sein Angebot eingehen.

Igas Vater behauptete, Russen solle man nicht trauen. Das betonte er Iga gegenüber bei vielen Gelegenheiten. Sie beobachtete, wie Ras seine dicken Finger abschleckte. Es lag etwas Wehmütiges darin. Was wusste schon ihr Vater. Er war Geschäftsmann. Und Igas Mutter betrog ihn, seit Iga vierzehn Jahre alt war. Iga war überzeugt, dass es alle wussten und dass alle wussten, dass es alle wussten. Trotzdem machte ihr Vater, wenn er in Polen arbeitete, jeden Abend einen Kontrollanruf, den Igas Mutter einfach abwartete, bevor sie das Haus verließ. Iga liebte ihren Vater. Aber er war ein Träumer und machte sich ständig etwas vor. Die Idee mit der Firma. Es war nur eine Frage der Zeit.

Für Iga gab es keine Mehrdeutigkeit. Dinge passieren und man sieht sie. Menschen treffen Entscheidungen und diese ziehen Konsequenzen nach sich. Wenn an dem Kleid der Mutter an einem Samstagabend Chanel statt Old Spice haftete, was ließ sich da noch leugnen?

Ras knüllte das Schokoladenpapier zusammen.

»Warum hast du eigentlich gewechselt?«, fragte er schmatzend.

»Die haben mich rausgeschmissen. Und du?«

»Mein Vater hat gesagt, dass ich einen besseren Umgang brauche.« Er hielt kurz inne und rülpste. »Obwohl, hat eh niemand mit mir geredet.«

»Niemand?« Zugegeben, besonders gut roch er nicht. Sie konnte nicht ausmachen, was es war, aber es war befremdlich. Der Geruch drängte sich ihr in die Nase.

»Zeigst du mir, was du gefunden hast?«

Nach langem Zögern langte Ras in die Hosentasche und holte einen Schlüssel heraus. Sie erkannte nicht sofort, um was für einen Schlüssel es sich handelte. Erst als sie ihn gegen die Sonne hielt und das Z sah. Es war ein *Zentralschlüssel*, den ein Postbote wahrscheinlich bei der Arbeit verloren hatte. Aus dem Augenwinkel beobachtete sie Ras. Vermutlich hatte er keine Ahnung, was für einen Schatz er da gefunden hatte.

In jedem Mietshaus war in der Gegensprechanlage ein Schloss eingebaut. Dort führte der Postbote den Zentralschlüssel ein, drehte, es erklang ein Summton und die Haustür öffnete sich. Wie in einem Märchen. Das hatte sie einmal fasziniert beobachtet.

»Er ist ganz hübsch«, sagte Iga nüchtern und studierte scharf seine Mimik.

»Das ist er«, bestätigte Ras. Dabei lächelte er ein wenig dümmlich.

»Sammelst du alles?« Sie gab ihm den Schlüssel zurück. Er hatte keine Ahnung. Beinahe gleichgültig ließ er ihn in die linke Hosentasche gleiten. Du bist wie ein Wolf, sagte Saša häufig im Spaß zu ihr. Du erlegst mehr, als du essen kannst.

»Nicht alles. Es muss mir gefallen.«

»Und was machst du damit?« Obwohl Saša nur scherzte, hatte sich in Iga das Bild des Wolfs sofort mit ihrem eigenen verschränkt.

»Ich archiviere.«

»Und dann?«

»Sehe ich mir die Sachen manchmal an.«

Noch immer das dümmliche Lächeln. Irgendwie war er ganz süß. Ein Schweigen folgte und dann saßen sie nur noch auf der Parkbank und warteten, bis es Zeit war, wieder in die Klasse zu gehen.

Der Zirkel raste über das Blatt Papier, auf das sie eigentlich die Inhaltsangabe des »Fänger im Roggen« schreiben sollte. Die Klasse hatte die Lektüre des Buchs über die Ferien aufbekommen. Noch vor Igas Zeit. Der Gedankenstrom eines versnobten Teenagers aus New York, dachte Iga. In der alten Schule hatten sie den Roman schon in der Unterstufe durchgenommen und bereits damals hatte sie die Geschichte gelangweilt. Literatur überhaupt. Das Leben war voll genug, wozu Geschichten? Obendrein ergaben sie selten Sinn.

Mathematik hingegen fand Iga präzise und selbsterklärend. Ein Zusammenhang verkehrte sich nicht plötzlich in sein Gegenteil. Logik. Daran konnte man sich festhalten.

Vielleicht sollte sie Ras über die Bedeutung des Z-Schlüssels und die damit verbundenen Möglichkeiten in Kenntnis setzen? Mit Kellern und Dachböden könnte sie ihn locken und mit den Schätzen, die dort verborgen lagen. Vielleicht würde er ihn ihr dann mitgeben und sie könnte ihn nachmachen lassen? Sie rutschte auf dem Holzstuhl hin und her. Ein Papierball landete auf ihrem Tisch. Schnell legte sie die Hand darauf. Vorne saß der Präfekt und las ein Auto-Magazin. Kurz sah er hoch.

Sie wartete, bevor sie das Knäuel glättete, schrieb ihren Schulweg als Antwort, schaukelte mit dem Stuhl nach hinten und warf das Papier unter Jess' Tisch.

»Iga?«, erklang die Stimme des Präfekten.

»Ja?« Gemächlich wippte sie zurück und beugte sich über das Blatt mit den Kreisen.

»Bist du schon fertig?« Sie schüttelte den Kopf.

Ras würde ihr den Schlüssel niemals leihen. Seinen Schatz. Während Iga überlegte, kreiste der Zirkel immer schneller. Plötzlich stand der Präfekt vor ihr und beugte sich ganz tief hinunter. Sein Atem war von Pfeifentabak durchsetzt. »Was soll das sein?«, fragte er.

»Kreise«, antwortete Iga wahrheitsgetreu, in Gedanken noch mit dem Schlüssel beschäftigt. Sie widerstand dem Reflex, sich die Nase zuzuhalten, sah zu ihm hoch, hörte, dass Jess kicherte. Hatte Iga etwas Witziges gesagt?

»Du bist wohl der neue Clown.« Sehr ernst wirkte er, als er das sagte. Ganz und gar nicht amüsiert. Wie ein Bär, den man aus seinem Mittagsschlaf gerissen hatte. Ein Bär mit schlimmem Mundgeruch. Iga setzte zu einer Antwort an.

»Was!!«, grölte der Bär. Es hallte durch das Klassenzimmer. Nichts sonst war mehr zu hören. Wuttränen
stiegen reflexartig in Igas Augen. Sie unterdrückte sie.
Sie war neu in der Klasse. Sie wollte nicht weinen. Alles
in ihr vibrierte.

Jemand hatte sie angeschrien. Dieser Bär, dessen
Intelligenzquotient mit Sicherheit weit unter ihrem lag,
der mit Gewissheit weder auf einem Longboard stehen
konnte noch eine Rechenaufgabe zu lösen vermochte.
Er hatte Iga angeschrien! Vor Wut zitternd starrte sie auf
seine behaarten Hände, die auf *ihrem* Tisch ruhten, diesen besetzten, stellte sich vor, wie die Zirkelspitze in das
Fleisch eindrang und eine Sehne entzweiriss. Bloß nicht
weinen, mahnte sie sich. Wehe, du weinst!

Letzte Chance, hörte sie die Worte ihres Vaters. Be-
schwörend. Der Moment ist flüchtig, dachte Iga, aber
Konsequenzen strecken ihre Tentakel bis in die Ewigkeit.

Sie ließ den Zirkel matt auf den Tisch fallen. Niemand
lachte mehr, besonders nicht der Präfekt. Sein Gesichtsausdruck war noch immer finster. Er sagte nichts, schrie
auch nicht, wartete nur. Mit gesenktem Blick zog Iga die
Schublade auf und holte den »Fänger im Roggen« heraus.

Erst auf dem Heimweg im Bus griff Ras wieder nach
dem Schlüssel in der Hosentasche, aber da war nichts.
Er stülpte die Tasche nach außen. Danach auch die andere. Riss den Rucksack auf und packte Bücher, Hefte,
Federpennal auf den stets freien Sitz neben sich. Kein
Schlüssel. Er schüttelte die Schultasche aus, merkte,
wie er dabei angestarrt wurde, räumte alles wieder ein.

Bei der nächsten Haltestelle stieg er aus, wechselte die Straßenseite und fuhr zurück.

Er suchte den Boden rund um die Haltestelle ab, lief zu der Bank, wo er mittags mit Iga gesessen hatte. Auf allen vieren kroch er um die Bank herum, ließ sich für einen Moment von der knallrot untergehenden Sonne ablenken. Dädalus und sein Sohn Ikarus. Ikarus war abgestürzt, weil er dem Licht nicht widerstehen hatte können. Das Wachs an den Flügeln war geschmolzen, die Federn hatten sich aus der Halterung gelöst. Wer kein Vogel ist, der sollte nicht fliegen.

Ras erinnerte sich, warum er im Dreck saß, und begann die Suche von Neuem, bis es dunkel war. Noch immer kein Schlüssel. Ganz und gar allein wühlte er mit einem Stecken in der Erde, die Augen zusammengekniffen. Hier und jetzt könnte ihn alles holen. Es war besser, nichts zu sehen.

In der ersten Schulstunde, als Iga sich zwischen ihn und den Hochleithner gestellt hatte, hatte er geglaubt, dass es in dieser Schule anders werden könnte. Dass er Freunde finden würde. Etwas kroch über seinen Handrücken. Er wagte nicht, die Augen zu öffnen. Die Welt war eine Abwärtsspirale, und unterwegs regierten die Monster.

Plötzlich schoss grelles Licht durch seine Augenlider. War er tot?

»Bist du verrückt!« Ras erkannte die Stimme des Vaters. »Deine Mutter weint sich die Augen aus!«

Muskulöse Arme zogen seinen Körper unsanft in die Höhe. Ganz benommen war er von der Wucht der Bewegung.

Ja. Sein Vater war Dädalus. Sein Vater würde sich nicht von der Sonne blenden lassen. Sein Vater hätte den Schatz nicht verloren. Noch nie zuvor hatte Ras etwas verloren oder irgendwo liegenlassen. Das konnte einfach nicht sein. Niemals würde er ein Mann werden und irgendwen beschützen können, auf irgendjemanden aufpassen. Er war nicht wie sein Vater, der ins Auto stieg, losfuhr und ihn holte. Der wusste, wo Ras zu finden sein würde. Ras schluchzte auf.

Der Vater, der, seit er Ras ins Auto gesteckt hatte, nicht zu reden aufgehört hatte, verstummte kurz und sah in den Rückspiegel.

»Du bist jetzt kein Kind mehr«, sagte er. »Du bist jetzt ein Mann!« Ras nickte und nahm das Taschentuch, das ihm der Vater nach hinten reichte. »Wir haben gekämpft, um hier wer zu sein.« Ras schnäuzte sich und nickte erneut. Der Vater hatte recht. Dädalus hatte recht. Sie waren hier wer. Das war entscheidend. Nicht nur Migranten. Sie waren reiche Migranten. Das hatten der Vater und die Mutter geschafft. Aus dem Nichts. Ohne fremde Hilfe. Ganz allein. Niemand hatte dem Vater eine Privatschule gezahlt, nur weil er sich gegen ein paar Mitschülerinnen und Mitschüler nicht durchzusetzen vermochte.

»Aus dem Nichts heraus«, sagte eine Stimme, nicht die seines Vaters. Ras drehte den Kopf, aber der Platz neben ihm war leer. Natürlich war er leer. Da war niemand. Das Radio war auch nicht an. »Aus dem Nichts heraus«, wiederholte die Stimme. Das Auto wurde geparkt und die Tür aufgerissen. Sie waren zu Hause.

Ras dachte nicht mehr an die Stimme, setzte sich an den Küchentisch, auf dem noch der halbleere Teller von Alexandra stand und ein voller für ihn. Die Mutter streichelte über seinen Kopf.

»Wo warst du denn?«, fragte sie sanft. Ausgehungert stopfte Ras einen ganzen Pelmeni in den Mund.

»Hab was verloren«, erklärte er und tauchte den zweiten in Sauerrahm. Schlang einen nach dem anderen hinunter und spülte mit Buttermilch nach.

In seinem Zimmer riss er Schublade für Schublade des Apothekerschranks auf. Er ging die Listen durch und überprüfte jedes Fundstück. Sie waren alle noch hier. In der Ecke saß niemand.

Er räumte die Fundstücke in die Schubladen zurück. In der Ecke lag ein unbestimmter Haufen Müll. Wie war der dorthin gekommen? Ras sah weg, wollte den Müllhaufen wegdenken. Die Stimme fiel ihm ein. Und der Schlüssel. Er legte sich aufs Bett, versteinerte sofort. Die Turnschuhe hatte er noch an. Das war verboten. Er zog sie aus und schlich von seinem Zimmer ins Vorzimmer, wie durch eine fremde Wohnung, vorbei am Wohnzimmer, in dem der Fernseher lief und der Vater, die Mutter und Alexandra auf der Couch saßen. Womöglich war er gar nicht hier. Womöglich hatte es ihn nie gegeben. Leise legte er die Turnschuhe in das Regal und schlich zurück.

Die Haustür wurde geöffnet. Iga legte Sašas Statistik-Lehrbuch auf den Boden neben ihre Matratze und sah die leuchtenden Ziffern des Radioweckers. Es war drei

Uhr morgens. Erst da wurde ihr bewusst, dass sie gewartet, dass sie sich Sorgen gemacht hatte.

»Iga?«, rief ihre Mutter und kam schnellen Schrittes in ihr Zimmer. »Warum steht die Terrassentür offen? Ich bin erschrocken.« Erleichtert lachte sie.

Iga betrachtete die Mutter von unten, vom Bett aus. Wie schön sie war. Das weiche Lächeln und die tiefen, dunklen Augen, die dunkelbraunen, lockigen Haare. Wie ein Engel. Kein Wunder, dass sich der Vater in sie verliebt hatte. Wäre Iga ein Mann, sie würde sich auch in die Mutter verlieben.

Oft wunderte es Iga, dass *sie ihre* Tochter war. Struppiges Blond, viel zu schwere Knochen, über denen die Haut roh spannte. Die Mutter zierlich und klein. Der Vater für einen Mann auch nicht hochgewachsen. Iga hingegen 1,75. Woher das kam, hatte sie sich oft misstrauisch vor dem Spiegel gefragt.

»Hab was in der Werkstatt gesucht«, antwortete sie.

»Warum bist du noch auf? Es ist drei Uhr in der Nacht.«

Dachte die Mutter, dass Iga nicht wusste, warum sie unter der Woche bis in die frühen Morgenstunden nicht nach Hause kam?

Als Iga nicht antwortete, sagte die Mutter nichts mehr, drehte sich um und ging in die Küche. Iga hörte, dass die Kühlschranktür aufgemacht, eine Pfanne aus der Lade gezogen wurde. »Ich mach uns Rührei«, rief sie fröhlich. Widerwillig kam Iga ihr nach und setzte sich an den Küchentisch. Sie nahm das Brot aus dem Kasten und schnitt zwei Scheiben herunter. Ihr Magen rumorte. Schon wieder hatte sie vergessen zu essen. »Hast du überhaupt zu Abend gegessen?« Von der Seite spürte sie den Blick der Mutter, wie er unsicher zwischen dem Herd und ihr hin und her hastete. Iga wich ihm aus, stopfte sich Brot in den Mund, wollte das widersprüchliche Gefühl hinunterschlucken.

Als das Rührei fertig war, wurde es auf zwei Teller verteilt, die Pfanne in die Spüle gelegt. »Gefällt es dir in der neuen Schule?« Das weiche Ei fühlte sich gut an. Iga schlang es hinunter und der Bauch wurde wärmer. »Redest du jetzt nicht mehr mit mir?« Was wollte sie denn, dass Iga sagte? Dass Ehebruch ein Verstoß gegen die zehn Gebote war? Dass die Mutter im Fall einer Scheidung alles verlieren würde? Dass Iga nicht verstand, warum die Mutter derartige Entscheidungen traf?

»Halloooo!« Die Mutter wedelte mit den Händen vor Igas Gesicht, noch immer lächelnd, noch immer freundlich, als trüge sie keine Schuld. Wie schaffte sie das?

»Was?«, sagte Iga schroff und dachte daran, dass in anderen Kulturen Frauen für Ehebruch gesteinigt wurden.

»Ich habe dich etwas gefragt.« Iga führte die letzte Gabel voll Rührei in den Mund und ließ den Teller stehen. Sollte die Mutter wenigstens Igas Teller abwaschen.

»Muss noch kurz weg«, sagte Iga, bereits auf dem Weg ins Vorzimmer. Sie schlüpfte in ihre Skaterschuhe. Neben ihren Schuhen standen die des Vaters. Ein Paar Joggingschuhe und die Hausschlappen, als wäre er nur kurz weg, als könnte er jeden Moment durch die Tür treten. Wie früher, bevor er nach Polen zurückgegangen war, um *seine* Firma aufzubauen, bevor er Iga mit der Mutter allein hiergelassen hatte. Die Mutter stand hinter ihr und roch nach einem Eau de Cologne, das Iga nicht kannte.

»Jetzt? Mitten in der Nacht? Du hast morgen Schule.« Iga zog sich die Jacke über. »Hörst du? Ich verbiete es!« Kurz sah sie die Mutter irritiert an. Dann öffnete sie die Tür und fuhr los.

Vor zwei Jahren hatten die Autobahnarbeiten Richtung Süden begonnen. 1996 gab es unweit von Igas Haus bereits einige Kilometer asphaltierter Stadtautobahn, die noch eine Baustelle war und für den Verkehr nicht genutzt wurde. Tagsüber bevölkerten Fertiger, Gussasphaltbohlen und Gussasphaltkocher die Strecke, aber nachts standen sie ruhig an den Seiten und überließen Iga das Feld.

Die Kassette war bereits ausgeleiert, aber Iga konnte nicht aufhören, *To the Faithful Departed* von den Cranberries zu hören. Bei *Forever Yellow Skies* spulte sie ständig zurück. Sie glitt über den Asphalt auf den nicht weit entfernten Hügel zu. Ihn wollte sie hinunterfahren. »See you again, I see you again, in my dreams«, sang sie mit. »In my dreams, in my dreams.« Ein Sichelmond beleuchtete die Straße. Von der Anhöhe würde Iga in die Dunkelheit hinabgleiten, in der es schwierig war, das Gleichgewicht zu halten. Aber sie konnte das. Die richtigen Muskeln anspannen, um den Körper auf dem Board festzukleben, sodass sie und das Board eins wurden.

Irgendwann würde die Welt mit all ihren Lügen und ihrem Betrug untergehen. Das wusste Iga mit Sicherheit. Daran bestand kein Zweifel.

Oben angekommen setzte sie den Helm auf. »Yellow skies, I can see you in yellow skies«, gleich würde ihr der Fahrtwind ins Gesicht beißen. Je schneller, desto tiefer ging sie in die Knie, die Hände dicht bei den Füßen. »Outside my door, I'll see you no more.« Die Füße verschmolzen mit dem Board, ihrem Board, das ihr Vater speziell für sie aus den USA hatte einfliegen lassen. »Forever, forever, I'll be forever holding you responsible ...« Der Herbstwind schnappte nach den nackten Unterarmen und den weichen Wangen. Sie liebte es, den leichten Schmerz und das trommelnde Herz. Jetzt und hier war sie unverwüstlich. Ihre Bauchmuskeln hielten die Mitte, ihre Sneakers klebten am Board, ihr Blick auf das Schwarz gerichtet. Auf den Körper war Verlass. »Morning light, I remember morning light«, schrie sie und sah im Dunkel plötzlich ein Augenpaar, das aufblitzte. Sie erschrak, zuckte zusammen. Für den Bruchteil einer Sekunde flackerten die Achsen. Alles drohte, aus dem Gleichgewicht zu geraten. Aber Iga fing sich. Es musste eine Katze oder ein Hase gewesen sein. Jetzt war sie wieder im Flow, beherrschte das Gefälle, hatte keine Angst. Sie hatte vor nichts Angst. Sie hielt sich selbst. Hier war sie, und sie hatte nichts zu verlieren.

8 Loaded Dervish Sama

Alles hat in seinem Ursprung mit der Arche Noah zu tun. Das habe ich inzwischen verstanden. Sobald man das versteht, gibt es kein Zurück. Das ist weder traurig noch erleichternd.

Am Morgen, wenn ich die Augen aufschlage, sind es die Vögel, die ich als Erstes höre. Das stimmt mich nach 20 Jahren immer noch fröhlich. Wir haben so lange gesucht, um diesen Ort zu finden, und wer hätte gedacht, dass er sich eines Tages als perfekt herausstellen würde? Nicht nur die Hügel und Wälder. Auch das Haus mit seinen makellos weißen Wänden, die mich beruhigen. Nein, nein. Es ist gut so. Für die Arche Noah waren immer schon andere bestimmt.

Weil ich dabei gewesen bin, möchte ich davon erzählen. Von Iga und den Eistauchern und warum alles so begann und jedes Mal wieder aufs Neue genau so beginnen muss. Über Franziska Fellbaum und die Avantgarde. Und über Maja, die im Schnee lag und aus dem Schnee geborgen wurde.

Jetzt ist es so weit. Ich, Saša, werde mich ergeben.

Immer habe ich geglaubt, eines Tages würde einer kommen. Bis ich es nicht mehr glaubte. Nun ist er hier. Nun muss ich alles zusammenfügen und zu erzählen beginnen.

Ich ziehe Igas Longboard unter dem Bett hervor. Ein Loaded Dervish Sama. In ihrem vorletzten Schuljahr stieg Iga nach fünf Wochen zum ersten Mal nach dem Unfall wieder auf ein Board. Eben auf dieses Loaded Dervish Sama. Niemand wusste, wo es herkam. Eines Tages hatte es dann im Krankenhaus in Igas Zimmer an den Heizkörper gelehnt dagestanden. Wie das möglich ist, kann ich nicht erklären. Es ist aber die Wahrheit. Es lehnte da, ohne dass wir begriffen, wo es hergekommen und wie weit es seiner Zeit voraus war und was es überhaupt mit der Zeit und dem Loaded Dervish auf sich hatte. Was es überhaupt mit der Zeit auf sich hatte.

Später veranlasste es mich, die Geschichte mit Gott und dem Teufel und auch der Arche Noah noch einmal ganz anders durchzudenken. Wenn etwas wie das Loaded Dervish in dein Leben tritt und sich Möglichkeiten auftun, dann erkennst du, dass doch alles von Anfang an feststeht. Wie man sich da fühlt, kann ich nicht beschreiben. Aber es durchdringt einen.

Dann schleppe ich mich in die Küche, wo Fipps bei meinem Anblick den Kopf über den Rand seines Körbchens hebt, gähnt und zwei Mal mit dem Schwanz aufschlägt. Noch ist es ihm zu früh. Er schläft weiter. Iga hat ihn gestern Nacht gebracht, damit mich jemand beschützt. Fipps ist ein Yorkshire Terrier. Eines Tages saß er in meinem Vorgarten. Dem Streifen Gras zwischen dem Haus und dem Anfang des Waldes.

Niemand kann die Richtung der Geschichte erfassen. Fipps kam und blieb.

Und das mit den Tieren. Noch vor ein paar Tagen hätte ich gemeint, diese Information sei belanglos. Nun aber würde ich behaupten, dass sie entscheidend ist. Es liegt daran, dass sich die Wiederholungen vermischen. Ich hätte es wie Iga halten sollen und nach zwei Fahrten nicht mehr auf das Board steigen. Schließlich hatte sie von der Ausweglosigkeit erzählt. Nichts ließ sich ändern.

Ras hat heute angerufen und gesagt, dass er dieses Jahr nicht kommt. Die Stimme habe ihm davon abgeraten. Obwohl ich nicht von Martin gesprochen hatte. Die Stimme war immer schon weise. Sie hatte ihm erzählt, was Maja passiert war. Er konnte es bis ins Detail beschreiben. Ich glaubte ihm sofort.

Martin steigt seit einer Woche jeden Morgen um sieben Uhr auf den Berg hinter seiner Hütte. Er trainiert. Um neun ist er zurück und ich stelle ihm einen Milchkaffee, frisch aufgebackene Brötchen, Butter, Käse und Marmelade auf den Tisch und denke, dass es doch absurd ist, den eigenen Henker zu nähren. Nach fünfzehn Minuten ist alles aufgegessen. Trotzdem macht er einen sehr sehnigen Eindruck. »Ist es eine anstrengende Arbeit?«, frage ich und zünde eine Zigarette an. Fipps kommt herein und sieht zu Martin hoch, der ihn, ohne die Miene zu verziehen, auf seinen Schoß hebt. Dann lugt Fipps nicht einmal zu dem leeren Teller rüber, sondern lehnt sich gegen Martins Brust und lässt sich kraulen.

»Wie lange möchten Sie noch bleiben, denn eigentlich ...«

»... ist Saisonende«, ergänzt er. »Sie möchten schließen.« Ich nicke, schenke ihm Kaffee nach und dämpfe meine Zigarette aus. »Ich kenne kaum jemanden, der das noch tut«, sagt er.

»Ich auch nicht«, bestätige ich und zünde die nächste an. Meine ursprüngliche Frage beantwortet er nicht, er steht auf, setzt Fipps vorsichtig ab und bringt das schmutzige Geschirr an die Bar. Ich schnippe und deute Fipps, zu mir zu kommen, aber er ist ganz Team Martin.

»Gestern habe ich einen Fahrer gefunden. Er macht eine Tour mit mir. Ich möchte die Gegend erkunden. Ein paar Sehenswürdigkeiten.« Ich überlege, ob er mit Sehenswürdigkeiten die Friedhöfe meint. Etwas anderes fällt mir nicht ein.

»Dann wünsche ich gutes Gelingen«, sage ich und sehe ihm nach, wie er hinaustritt in das Licht. Während er zur Hütte läuft, parkt bereits das Auto vor dem Haus. »Pass auf ihn auf«, sage ich zu Stanek. Das sage ich automatisch. Ohne nachzudenken. Er nickt mir zu. Hier kennen sich alle. Kurz darauf steigt Martin ein und sie fahren los.

Fipps rennt über die Wiese vor dem Haus und in den Wald hinein. Er bellt und begrüßt den Hirsch. Ich zünde mir eine weitere Zigarette an und huste, dann hole ich das Loaded Dervish und stelle mich darauf, wippe vor und zurück. Das Board hat in über zwanzig Jahren nichts an Flexibilität verloren. Achsen und Räder wie neu. Ein Werk des Teufels, hätte meine Großmutter gesagt.

Wenn der Glaube an Gott direkt proportional zur Stärke des Selbstwertgefühls verläuft, ist es nicht verwunderlich, dass hier nirgends Kirchen, Synagogen, Moscheen oder Tempel gebaut wurden.

Vor zehn Jahren ist schließlich auch Jess zu uns gezogen. Iga und ich waren die Ersten. Bald darauf entschieden sich Iga und Jess für ein Kind. Jakob wurde geboren. So nannten sie ihn, gegen meinen Willen.

Als ich anfing, die Bibel zu lesen, habe ich mich gefragt, ob ich nach allem, was geschehen war, überhaupt noch ein Mensch bin. Es braucht doch einen Grundstock, dachte ich. Sonst ist da lediglich ein Zittern im Brustkorb, das einem den Schlaf raubt. So muss man sich das vorstellen.

Vielleicht hätte das mit Franziska Fellbaum für sich nicht so schwer gewogen. Es waren jedoch auch zwei Polizisten zu Schaden gekommen. Da wird es persönlich, und es gelten andere Gesetze. Über das Haus möchte ich noch nicht sprechen. Ich werde diese Geschichte zuerst erzählen, dann ist wenigstens das erledigt. Ich muss erst das hinter mich bringen, was nicht das Schlimmste ist. Wir standen kurz vor der Jahrtausendwende. Man glaubte ohnehin, die Welt würde untergehen.

In den Kniekehlen und Armbeugen juckt es, wie nach Igas Unfall, als sie im Krankenhaus lag und ihr Überleben ganz ungewiss war. Mein Körper war damals von Ausschlägen übersät.

Zum dritten Mal pfeife ich in den Wald hinein, ohne dass Fipps reagiert. Für gewöhnlich folgt er aufs Wort. Ich ziehe mir feste Schuhe an und streife eine Kapuzenjacke über, stecke die Taschenlampe ein. Die Bäume im Wald stehen eng, es dringt kaum Sonne durch das Dickicht, die Schatten der Bäume sind lang, nach wenigen Metern ist es dunkel. »Fipps!«, rufe ich, immer wieder. Keine Antwort. Die Stille, die mich umgibt, lässt mich an eine Wüste denken oder an das Meer oder daran, wie alle Gegensätze stets dasselbe Gefühl hervorrufen. Ich steige in eine Höhle mit Bildern aus meiner eigenen Steinzeit und lege sie wie einen Tarnmantel über mich.

»Fipps!«, rufe ich abermals. Der Bart juckt. Immer vergesse ich, ihn zu trimmen, und die Haare werden lang und dicht. »Fipps!« Nichts. Noch bevor ich ihn finde. Noch bevor ich sein Stimmchen höre. Noch bevor Etwas an mir vorbeizieht, spüre ich es um mich wie den Tod. Etwas pirscht sich so leise heran, dass ich nicht sagen kann, ob es von unten, von oben oder von einer Seite kommt. Etwas, das die Jagd seit Anbeginn der Zeit kennt. Das Licht der Taschenlampe erlischt. Ich spüre die Anwesenheit bis in meine Knochen. Wir sind kaum noch voneinander zu unterscheiden. Unwillkürlich denke ich an Ras. Er ist mir jäh so nah. Etwas ist irritiert und ich werde Zeuge einer Traurigkeit. Auch wenn ihm meine Gefühle gleich sind, so hat es doch eigene. Im nächsten Moment ist es weg und ich bin leer. Das Licht der Taschenlampe leuchtet wieder. Einige Meter weiter finde ich Fipps. Zusammengekauert liegt er gegen den Stamm einer Fichte gedrückt, halb in den Nadeln vergraben, zitternd. Ich hatte ihn bereits aufgegeben und hebe ihn erleichtert hoch, streife ihm die Nadeln aus dem Fell und stecke ihn unter die Kapuzenjacke, wie ein Känguru sein Junges.

Wenn aber Fipps lebt, wessen Tod hat mich dann berührt? Anstatt umzudrehen und dem Blut, das immer schneller gegen meine Schläfen pocht, zu gehorchen, laufe ich tiefer in den Wald hinein. Fipps weint an meiner Brust. Ganz ruhig, beschwichtige ich ihn. Und obgleich ich Etwas so deutlich gespürt habe, wirkt es jetzt, nur wenige Momente später, ganz unwirklich. Dann stehe ich vor dem toten Hirsch.

Das Feuer brennt lichterloh. Iga und Jess sind gekommen, um mir zu helfen, den Hirsch aus dem Wald zu ziehen. Er riecht nicht. Das stellen wir alle drei irritiert fest und werfen trotzdem Körperteil um Körperteil in die

Flammen. Fipps weint noch immer. Der Hirsch war auch sein Freund.

»Es steckt kein Tropfen Blut mehr in ihm«, sagt Jess.

»Etwas hat ihn ausgesaugt und danach war es satt«, sage ich. Iga und Jess sehen mich an und schweigen betreten. Sie wollen mir nicht glauben, dass Etwas ohne Gestalt, Geruch und Stimme durch die Gegend zieht und tötet.

»Hast du Angst, dass es zurückkommt?«, fragt Iga trotzdem. »Soll ich hier schlafen?« Ich schüttle den Kopf. Iga neigt ihren zur Seite, Jess verdreht die Augen. Sie glauben mir nicht. Aber Ras hat auch niemand geglaubt, und als Iga das erste Mal mit dem Loaded Dervish in der Zeit zurückfuhr, haben die anderen auch die Köpfe geschüttelt.

Als ich den Hinterlauf ins Feuer werfe, biegt Staneks Auto um die Kurve. Stanek und Martin steigen aus und stellen sich zu uns.

»Was'ne Verschwendung«, sagt Stanek beim Anblick des brennenden Fleisches und wischt sich mit den Fingern den Speichel aus den Mundecken.

»Wie waren die Sehenswürdigkeiten?«, frage ich Martin.

»Lauter Friedhöfe«, erzählt er. »Ganze Dörfer aus Friedhöfen.«

»Und sonst?«, frage ich weiter.

»Hügel und Wälder, wie hier auch.«

»Keine Kirche?« Er schüttelt den Kopf. Staneks Blick fällt zu Boden. »Keine Kirche«, wiederhole ich und füge nach einer Weile hinzu: »Ohnehin sollten wir die Vergangenheit ruhen lassen.«

»Ja«, sagt Iga.

»Logisch«, sagt Jess und lacht.

»Wir kennen uns nicht«, sagt Martin und streckt Jess die Hand entgegen.

»Besser ist es«, erwidert sie lachend. Jetzt beginnt auch Iga zu lachen. Beide werfen lachend die letzten Hirschstücke ins Feuer. Auch Stanek reibt sich die Tränen aus den Augen. Fipps bellt und springt aufgeregt um uns herum. Schließlich halte ich es auch nicht mehr aus. Der Lichtschatten der Flammen flattert über Martins Gesicht. Er muss denken, dass er in einem Irrenhaus gelandet ist. Dabei ist er in Wirklichkeit noch ganz ahnungslos. Er weiß ja nur das, was alle wissen.

2 Der Horla

»Hej! Du warst gestern schon weg. Ich dachte, wir fahren gemeinsam.« Iga blinzelte und setzte sich aufrecht hin. Unter ihrem Hintern war die Heizung der Straßenbahn angeschaltet. Mitten im September! Sie musste, von der Wärme eingelullt, eingeschlafen sein. Und jetzt saß auf einmal Jess neben ihr und stellte Fragen. Iga rieb sich die Augen.

»Wo warst du eigentlich vorher?«, fragte Jess weiter, von Igas fehlender Antwort völlig unbeeindruckt. »Im Lycée«, antwortete sie. Ein Blick aus dem Fenster. Noch gut 15 Minuten bis zur Schule.

»Dann kannst du richtig gut Französisch.« Iga nickte, räusperte sich, erinnerte sich an Saša und daran, dass er sie gebeten hatte, ein Beispiel zu rechnen und es ihm telefonisch in der Mittagspause durchzusagen. Am Nachmittag musste er es abgeben. Wahrscheinlich würde sie dafür nicht länger als eine halbe Stunde brauchen. Trotzdem. Der Anruf dann in der Mittagspause. Was wollte Jess eigentlich von ihr?

Seit dem ersten Schultag tat sie, als wären sie Freundinnen. Merkte Jess nicht, dass sie nichts gemeinsam hatten?

»Ich war diesen Sommer auf Französisch-Sprach-kurs. War ganz cool.« Erwartungsvoll sah sie Iga an. Wi-derwillig erinnerte sich Iga an den letzten Sommer. Die Mutter hatte sie in den Zug zum Vater gesetzt. Sie wolle mit einer Arbeitskollegin ans Meer, hatte sie Iga erklärt, und dass sich Iga ohnehin immer darüber beschwerte, zu wenig Zeit mit ihrem Vater zu verbringen. Welche Arbeitskollegin, hatte Iga gefragt, aber die Mutter war nicht darauf eingegangen. Der Vater hatte sie zwar freu-dig am Bahnhof in Empfang genommen, war aber, kaum in der Wohnung angekommen, in seinem Arbeitszim-mer verschwunden und bis zu Igas Abreise nicht wieder aufgetaucht.

»Wo denn?«, fragte Iga höflich.

»An der Atlantikküste. Warst du schon mal?« Iga schüttelte den Kopf. »Echt nicht?« Neuerliches Kopf-schütteln.

»Wo dann?«, fragte Jess verwirrt.

»In Polen«, antwortete Iga und merkte, dass es ihr plötzlich peinlich war, dass ihre Eltern sie nicht auch auf coole Sprachkurse an irgendwelche Meeresküs-ten schickten. Verunsichert blickte sie an sich herab, klemmte das Longboard fester zwischen die Knie und presste den Rucksack an den Oberkörper.

»Logisch«, sagte Jess. Und nach einer kurzen Pause: »Ich habe da jemand kennengelernt.« Dabei grinste sie so sehr, dass Iga lachen musste. »Wen denn?«, fragte sie erleichtert, da es nun nicht mehr um ihren Sommer ging.

»Sie heißt Tifenn.«

»Aha«, sagte Iga.

»Da gibt es noch mehr.«

»Noch mehr?«

»Zu erzählen.« Jess strich sich mit den Händen über die Oberarme. »Willst du es wissen?«, fragte sie schüchtern, und Iga dachte, dass sie Jess vielleicht doch mögen könnte.

»Okay«, sagte sie.

»Wir haben uns verliebt«, erklärte Jess und wartete.

»Cool«, sagte Iga prompt.

»Wie, cool?«, fragte Jess nach.

»Na, cool halt.« Jetzt grinste Jess wie ein Kleinkind, dem man ein Eis in die Hand gedrückt hatte.

»Hast du schon mal?«, fragte sie weiter. Verwirrt sah Iga sie an. »Na, ein Mädchen geküsst.«

»Nein«, antwortete sie und zuckte mit den Schultern. Außer Saša hatte sie noch nie jemanden geküsst. Und das auch nur auf einer Geburtstagsfeier beim Flaschendrehen, weil sie es mussten. Danach nicht mehr. Obwohl es nicht unangenehm gewesen war. Aber warum wollten alle unbedingt das?

»Es ist voll gut«, behauptete Jess.

»Sicher«, sagte Iga schließlich und zog Sašas Statistikbuch aus dem Rucksack.

»Statistische Methoden und ihre Anwendungen?«, las Jess laut vor. »So was liest du freiwillig?« Sie lachte. Es war ein warmes Lachen, nicht darauf aus, Iga zu beschämen, trotzdem war es ihr unangenehm.

»So was lese ich«, bestätigte sie, etwas zu forsch. »So was lese ich«, korrigierte sie milder, und Jess nickte und lächelte und Iga lächelte auch.

Ras zog die Schublade auf und schob sie wieder zu. Das Gleiche noch einmal. Glaubte nicht, was er da sah. Zog sie wieder auf. Starrte auf den Schlüssel und schob sie zu.

Sebastian wippte nach hinten und drehte sich zu ihm um. »Was machst du denn?«, fragte er. Es lag Ungeduld in der Stimme. Ras antwortete nicht, hielt sich mit dem Blick an der Tischplatte fest, presste die Lippen aufeinander.

Wie konnte das sein? Er ging die letzten zwei Wochen im Kopf durch. Seit ihm der Schlüssel abhandengekommen war, hatte er diese Lade viele Male auf- und zugeschoben. Nie hatte der Schlüssel darin gelegen. Jetzt aber schon. Warum?

Erneut zog er die Lade auf, starrte auf den Schlüssel, berührte ihn vorsichtig mit dem Zeigefinger, spürte die Kälte des Metalls, erschrak und schob die Lade wieder zu. »He! Ich bereite mich vor.« Der schöne Sebastian fuchtelte bedeutungsvoll mit den Mathematikmitschriften.

»'tschuldige«, sagte Ras, zog die Schublade auf, nahm den Schlüssel heraus und steckte ihn in die Geldbörse. So leise wie möglich schob er die Lade wieder zu.

Der Hochleithner betrat das Klassenzimmer. Alle standen auf: »Guten Morgen, Herr Professor!« Dann warteten sie, bis er das Lehrerpult erreicht hatte, und setzten sich auf sein Kopfnicken hin nieder. Dass dieser Ablauf eingehalten wurde, war dem Hochleithner ein Anliegen, und Ras entsprechend darauf bedacht, dabei besonders aufmerksam zu wirken. Ras hatte beobachtet, dass der Hochleithner entweder beliebte Schülerinnen und Schüler nach vorne rief oder jene, die durch ihre

Unaufmerksamkeit auffielen. Da Ras aufgrund seines Aussehens und seiner fehlenden Begabung niemals zur ersten Gruppe gehörte, war es entscheidend, nicht in letzterer zu landen. Weshalb er für gewöhnlich sehr wachsam war. Nur beschäftigte ihn der wieder aufgetauchte Schlüssel dermaßen, dass er darauf vergaß.

Er verstand nicht, was passiert war. Wie konnte das denn sein? Weg und zwei Wochen später wieder da. Seltsame Dinge geschahen. Die Stimme im Auto. Der Müllhaufen in der Ecke seines Zimmers. Nichts davon ließ sich erklären. Sinnlose Merkwürdigkeiten. So tüftelte er herum, als genau das eintraf, wovor sich Ras tagein, tagaus gefürchtet hatte: Der Hochleithner rief seinen Namen auf.

»Kommst du bitte an die Tafel?« In der Klasse war es still wie immer in Mathe. Ras las konzentriert, was auf der Tafel stand. Er erinnerte sich, dass sie gestern schon mit Statistik begonnen hatten. »Zum Wiederholen«, hatte der Hochleithner gemeint.

In der alten Schule war das Kapitel ausgelassen und auf die nächste Schulstufe verschoben worden. In den Nachhilfestunden im Sommer hatten sie die Grundzüge der Wahrscheinlichkeitsrechnung überflogen. Der Vater hatte darauf bestanden. Vielleicht, hoffte Ras, ließ sich das Beispiel ja doch lösen.

Auf der Tafel stand: $P(X=x_i)$ und daneben $E(X)=$?

P war der Buchstabe für Wahrscheinlichkeit und E der Erwartungswert, daran erinnerte er sich, aber was das große X mit dem kleinen x zu tun hatte und wofür obendrein das kleine i stand, konnte er sich nicht erinnern. Seine Hände schwitzten. Der Hochleithner hielt ihm die Kreide hin und Ras wusste, dass er aufstehen musste, um sich vor alle an die Tafel zu stellen. Warten. Die Stille ertragen. Irgendwann das Getuschel und leises Gekicher, ein, zwei Kommentare vom Hochleithner. »Na komm, Ras. Das ist wirklich nicht schwer.« Wie lange würde es dieses Mal dauern, bis er sich wieder setzen durfte? Die Zeit an der Tafel schien endlos.

Der Hochleithner lächelte mild und Ras wollte zurücklächeln, er wollte so gerne die Aufgabe lösen und den Hochleithner sagen hören: »Das hast du gut gemacht, Ras.«

Er hatte nicht bemerkt, dass und wann *sie* aufgestanden war, aber jetzt stand Iga neben ihm und nahm ihm die Kreide aus der Hand. Einfach so. Als wäre es das Normalste auf der Welt. So wie sie am ersten Schultag mit ihm zum Supermarkt gelaufen war und danach zusammen mit ihm im Park gesessen hatte. Wie sie sich interessiert den Schlüssel angesehen hatte. Wie sie nachgefragt und ihm zugehört hatte. Als wäre er ein ganz normaler Junge.

Im Bruchteil einer Sekunde, so kam es ihm vor, löste sie das Beispiel: $E(X) = x1 \cdot P(X = X1) + x2 \cdot P(X = x2) + \ldots + Xn \cdot P(X = Xn)$.

»Gut so?«, fragte sie den Hochleithner. Ras schlich zurück auf seinen Platz. Es war besser, aus der Schusslinie zu treten. Dort hatte er nichts verloren, dort würde er ohnehin nichts Sinnstiftendes ausrichten.

Die gesamte Aufmerksamkeit war von ihm abgefallen. Alles konzentrierte sich auf Iga. Die Ellbogen auf dem

Tisch, beobachtete Ras gemeinsam mit den anderen, wie der Hochleithner Iga einen langen Moment fassungslos ansah. Man wusste sofort, dass noch nie eine Schülerin derart zu ihm gesprochen, ihn auf dieser Ebene herausgefordert hatte. Danach schlugen seine Blicke wie Gewehrkugeln neben Iga ein. Aber Iga war schussfest. Sie verzog keine Miene. Hatte keine Angst. Jede andere hätte er vermutlich mit einem anspruchsvolleren Beispiel in ihre Schranken zu weisen versucht. Instinktiv tat er ebendas nicht.

»Schussfest«, würde sein Vater sagen. In dieser Welt musst du »schussfest« sein, wie ein Schäferhund im Krieg. Sonst wirst du aussortiert.

»Setz dich«, sagte der Hochleithner betont ruhig und schlug gleich darauf das Wochenheft auf. Alle, selbst er, der Neue, wussten, was er dort hineinschreiben würde. Alle, auch Iga, verstanden, dass sie diesen Samstag in der Schule nachsitzen würde.

Ras sah zu Iga hinüber. Sie wippte auf ihrem Stuhl vor und zurück. Es schien sie nicht zu kümmern. Sie musste verrückt sein.

Auf einmal erfüllte ihn ein mächtiger Stolz. Iga hatte das für ihn gemacht. Iga war seine Freundin. Sie war für ihn an die Tafel gekommen. Er, Rasputin, hatte zum ersten Mal eine Freundin. Und sie ließ nicht zu, dass ihm etwas angetan wurde.

Noch nie hatte sich außer seiner Schwester jemand für ihn eingesetzt. Ganz warm war ihm plötzlich. Die Hände schwitzten. Das war Iga, seine Freundin, die wegen ihm erst zum Direktor geschickt werden und kommenden Samstagnachmittag in der Schule verbringen würde. Und seiner Freundin machte das nichts aus. Weil sie schussfest war!

Alles wendete sich zu seinen Gunsten. Der Schlüssel war wieder in seinem Besitz. Vergessen die Stimme, der Müllhaufen, der verächtliche Blick des Vaters. Nichts und niemand konnten ihm mehr etwas anhaben. Ab heute war er jemand. Er war Igas Freund. *Dieses* Schuljahr würde alles anders werden. Daran gab es keinen Zweifel mehr.

Jess schlug die Beine übereinander und strich beiläufig über den Ärmel der beigen Seidenbluse, die ihr Sandra letztes Jahr zum Todestag des Vaters geschenkt hatte. Den Tick, ständig ihre Kleidung zu berühren, hatte sie von ihm geerbt. Behauptete Sandra. Sie selbst konnte sich daran nicht mehr erinnern, obwohl es erst vier Jahre her war, und manchmal drückte die Traurigkeit immer noch schwer auf die Brust.

Jess' Vater war Schneider gewesen und an einem bösartigen Gehirntumor gestorben, der innerhalb von zwei Monaten von der Größe einer Murmel auf die eines Tennisballs angewachsen war.

Es war billige Seide. Sie musste vorsichtig per Hand gewaschen werden, weil sie sonst sofort spröde würde. Kurz nach dem Kauf der Bluse hatte Sandra den Ernst kennengelernt. Und mit dem Ernst kam das Geld und mit dem Geld kamen Sprachreisen und Markenkleidung und der Stiefbruder Benni. Manchmal verdächtigte Jess Sandra, sich nur ihretwegen in den Ernst verliebt zu

haben. Die Ersparnisse des Vaters waren zu dem Zeitpunkt bereits für Jess' Privatschule aufgebraucht gewesen. Schön fand Jess den Ernst jedenfalls nicht.

Sie schaltete den Fernseher ein. Auf dem Nachhauseweg hatte sie gehofft, zur Ablenkung mit Benni eine
Partie Backgammon spielen zu können, aber dessen
Zimmertür war zu. Ein Hinweis auf die Anwesenheit von
Petra. Jess verdrehte die Augen. Bald würde Bennis Stöhnen durch den Spalt unter der Zimmertür bis ins Wohnzimmer drängen, gefolgt von Petras etwas zurückhalten-
derem »Ja«. Dabei hätte Jess ihn heute gewinnen lassen.

»MacGyver« lief im Vorabendprogramm. Sie gähnte,
zappte durch die Kanäle und landete doch wieder bei
»MacGyver«. Vor ihr auf dem Couchtisch lag der Brief
aus Frankreich. Der Brief von Tifenn, den sie vor einer
halben Stunde aus dem Briefkasten geholt hatte.

Wie er dalag, auf dem lackierten Mahagoni, ein Umschlag, rau wie Löschpapier. Mehr als zwei Wochen
waren seit dem letzten vergangen. Zwei Wochen, in
denen Jess bei jedem Klingeln des Telefons die Treppe
hinuntergestürmt war, nur um mit hängenden Schultern zurück ins Zimmer zu schlurfen. »Das ist ja nicht
mitanzusehen«, hatte der Ernst gestern Abend schließlich gesagt und war gewillt gewesen, Jess ein Auslands-
gespräch zu erlauben. Im letzten Moment hatte Sandra
diese Großzügigkeit vereitelt. Dass Jess dieses Mädchen
bis zum nächsten Sommer ohnehin vergessen haben
würde. »Dieses Mädchen«, hatte Sandra gesagt! Und:
Wie die Liebe in dem Alter halt so sei. Dass ohnehin ein
Vermögen für Jessicas Privatschule ausgegeben wurde

und für die Sprachreisen. Irgendwo müsse dann Schluss sein. Wie solle Jessica sonst den Wert des Geldes lernen? Sie tendiere ohnehin zum Snobismus. Ebendieses Wort hatte Sandra benutzt. Snobismus. Jess verschränkte die Arme vor der Brust. Guten Geschmack mit Snobismus gleichzusetzen, war ebenso unqualifiziert, wie Stil mit Stilisierung zu verwechseln.

Dank des Geldes, das in ihre Ausbildung investiert wurde, hatte Sandra fortgesetzt, warte in der Zukunft ein Job als Anwältin oder Ärztin auf Jessica. Ein Beruf, der sie nicht wie Sandra mit 35 wie Mitte Fünfzig aussehen lassen würde. Na, na, daraufhin der Ernst. Aber Sandra beharrlich: Altenpflegerin sei schwere Knochenarbeit und ihre Wirbelsäule davon ganz geknickt. Jessica solle es einmal besser haben. Nicht wie ihr Vater vor Überarbeitung und Sorge einen Tumor heranzüchten, der jede Schwangerschaft blass aussehen ließ. Jess verdrehte die Augen. Als hätte der Vater seinen Tumor genährt wie eine Mutter ihren Embryo. Immerhin hatte ihr Vater seinen Beruf geliebt, und an etwas zugrunde zu gehen, das man liebte, fand Jess absolut vertretbar, ja, sogar erstrebenswert.

Der Ernst hätte sie telefonieren lassen. Wenn auch nur, um sich einzuschleimen.

Sie griff nach dem Kuvert und roch daran. In den ersten Brief hatte Tifenn Jasminblüten gelegt und Jess darauf mit Pulmeriablüten geantwortet.

Iga hatte nicht einmal nach Tifenns Aussehen gefragt. Dabei hätte Jess ihr gerne jedes Detail beschrieben. Den klitzekleinen Leberfleck an der Innenseite von Tifenns Oberschenkel. Oder die dunklen Brustwarzen, die ein leichter Flaum umgab. Oder wie Tifenns Finger in sie hineinglitten, als hätten sie immer schon genau dort hingehört. Über Tifenns Zunge könnte sie auch einiges erzählen.

Mit einem Ruck riss Jess das Kuvert auf. Keine Blütenblätter, die ihr entgegenflogen. Dafür hauchzartes Seidenpapier, wie aus einer anderen Zeit. Tinte, die zwischen den Zeilen manchmal verschmierte. Jess hatte es deutlich vor Augen: Tifenn an einem kargen Holztisch, eine alte Feder in das Glas mit blauer Tinte tunkend. Dahinter Regale mit Büchern, die, von Ledereinbänden geschützt, sich dicht an dicht drängten. Flattriges Kerzenlicht. Holzdielen, die knirschten, sobald Tifenn auf dem Holzstuhl hin- und herrutschte und dabei an Jess dachte.

»Je vais rester chez toi«, hatte Jess in Tifenns Ohr gehaucht, nachdem sie ihr von der Sprachschule bis nach Hause gefolgt war. Keinen Moment hatte sie daran gezweifelt, dass Tifenn sie hereinlassen würde. Schließlich waren sie füreinander bestimmt. Und Zurückweisungen kannte Jess nicht.

»Mes parents ne sont pas là«, hatte Tifenn gesagt und Jess war eingetreten.

Tifenn verdiente sich als Deutsch-Französisch-Tandempartnerin in der Sprachschule ein Taschengeld. »En été, ici, il n'y a rien que des touristes et des étudiants étrangers.« Amüsiert sah sie Jess dabei zu, wie diese sich ganz selbstverständlich auf ihr Bett setzte und sie erwartungsvoll anlächelte. So als wäre es nicht ihr erstes Mal.

»Na? Endlich wieder ein Brief?« Benni stand plötzlich in der Küche und füllte zwei Gläser mit Leitungswasser. »Na? Endlich wieder ein Fick?«, antwortete Jess, aus dem Tagtraum gerissen und im Schritt ganz nass. Benni schüttelte den Kopf und lief mit den zwei vollen Gläsern zurück in sein Zimmer. Vorsichtig hielt Jess das Seidenpapier zwischen den Fingern, klappte den Papierbogen auf.

Meine liebste Jess, meine Jessita,

ich habe alles versucht, dich zu vergessen.
Die ersten Wochen nach deiner Abreise waren so qualvoll. Unbewegt verbrachte ich Stunden auf dem Sofa, starrte in die Leere.
Ohne es zu merken, imitierten irgendwann meine Finger die deinen. Aus dieser Schwebe erwachend, war mir deine Abwesenheit nur noch näher.

Jess' Hand befand sich in der Unterhose. Im Hintergrund lief noch immer »MacGyver«. Unter den Hemden trug Tifenn trotz Sommerhitze über dem BH ein Shirt aus Baumwollrippstoff. Bis sie Tifenns Haut berührte, durfte Jess sich durch drei unterschiedlich verarbeitete Baumwollfasern fassen. Die Hose aus dünnster Merinowolle. Kein Acryl oder Polyester, die ihren Tastsinn beleidigten.

Du bist der Horla, der sich vor meinen Spiegel stellt. Ein Wesen, das mich nicht mehr ruhen lässt und von dem ich nicht mit Sicherheit sagen kann: Wer ist er und wer bin ich. Als hätte mich der Wahnsinn allzu starker Sehnsucht mitgerissen. An nichts anderes lässt es sich denken. Und all das, wo doch das Wiedersehen so ungewiss!

Das Seidenpapier sog die Feuchtigkeit ihrer Fingerspitzen auf. Aber etwas stimmte nicht. Wohin führten die Sätze in diesem Brief? Jess nahm die Hand aus der Hose. Und wer war überhaupt dieser Horla?

Jeder Bissen beleidigt meine Speiseröhre, setzt sich fest. So gehe es nicht weiter, meint Mama. Was sollen wir mit dieser Liebe, Jess? Wohin wird sie uns führen? Doch nur in eine Ausweglosigkeit.

Mama sagt, es werde sich fügen. Ich würde eine andere Frau treffen. Wir seien noch jung.

Sie kann nicht verstehen, wie sehr mein Herz für dich schlägt. Wie deine Berührungen auch jetzt noch durch meinen Körper ziehen. Wie sollen alte Menschen eine solche Liebe begreifen?

Und trotzdem. Trotzdem muss es enden. Der Horla ist stark, aber ich möchte nicht an ihm zugrunde gehen. Verzeih mir.

Für immer in Liebe!
Tifenn!

Jess drehte das Seidenpapier um. Die Rückseite war leer. Betäubt stand sie auf und schleppte sich zur Küchenzeile. Der Brief entglitt ihr, flatterte zu Boden. Nichts ergab mehr Sinn. Das konnte Tifenn unmöglich so meinen.

Sie klatschte sich kaltes Wasser ins Gesicht. Wollte das Wasser, das aus ihren Augen floss, mit Leitungswasser bekämpfen. Niemand, schon gar nicht Benni, sollte sehen, wie sie litt.

»Du weißt nie, was passiert. Menschen kommen und gehen. Eine Frau muss unabhängig sein«, beschwor Sandra sie bei jedem ihrer Kaffeehausgespräche, und erst jetzt begann Jess zu ahnen, was sie damit meinte. Eine Frau muss unabhängig sein, wiederholte sie im Stillen und trocknete mit dem Geschirrtuch die erhitzten Wangen. Sie hörte, wie die Haustür aufgesperrt wurde, hob den Brief auf und rannte in ihr Zimmer. Noch nie war sie zurückgewiesen worden, aber was Verlust bedeutete, wusste sie. Ein vertrautes Gefühl, eng und beklemmend, das sie in einen Abgrund zerren wollte. Warum tat Tifenn ihr das an?

Sandras Stimme hallte fröhlich aus dem Vorzimmer in den ersten Stock. Alles ihre Schuld! Hätte sie Jess telefonieren lassen. Das wäre nicht geschehen.

Vom Gang vor dem Klassenraum konnte man, am Geländer stehend, in den Innenhof und auf die Unterstufenklassen herabsehen. Der Oberstufentrakt war ein Neubau, der an das Hauptgebäude anschloss. Wenn auch moderner, da überglast, war die Innenhofstruktur des alten Gebäudes beibehalten worden. Das Panoptikum, dachte Iga, die in einer Ausstellung zur Architektur des 19. Jahrhunderts darüber gelesen hatte. Jene, die es verstanden, konnten es nutzen, und jene, die es nicht verstanden, lernten früh, wie sich sozialer Aufstieg innerhalb einer Architektur vollzog. Praktisch.

Im Innenhof standen Tische, am nördlichen Ende ein kleines Buffet, wo Kaffee, Tee und Süßigkeiten zu Privatschulpreisen angeboten wurden. Iga lehnte am Geländer und beobachtete die Unterstufeneschülerinnen. Fast alle trugen Make-up, hatten die Augen mit Kajal und Wimperntusche verstärkt. Eigentlich müsste sie sich auch schminken. Das machte man in ihrem Alter. Bei manchen Frauen fand sie, dass es sogar gut aussah. Zum Beispiel bei ihrer Mutter oder bei Jess. Bei ihr selbst, dachte Iga, würde es komisch wirken. Sie war nun mal nicht hübsch und dem konnte auch kein Make-up beikommen.

Der gestrige Abend fiel ihr ein. Ganz aufgebracht war die Mutter gewesen, als Iga nach Hause kam. Der Hochleithner hatte sie angerufen, weil Iga letzte Woche wieder gefehlt hatte.

»Wenn du so weitermachst«, hatte die Mutter erklärt, noch bevor Iga die Schuhe ausgezogen hatte, »werfen sie dich wieder raus«, und anschließend: »Du weißt, was dein Vater gesagt hat?«, worauf Iga schwieg. »Dass wir alle zu ihm nach Polen ziehen, wenn sie dich noch einmal aus der Schule werfen.« Als ob Iga die Rhetorik in der Frage nicht verstanden hätte. Als ob sie nicht begriffen hätte, dass ein Umzug der Mutter noch mehr Angst machte als ihr.

»Was hast du dem Hochleithner erzählt?«, fragte sie sachlich.

»Dass du krank bist. Was sonst.«

»Wo ist dann das Problem?«

»Willst du das denn?«, fragte die Mutter verzweifelt und Iga schüttelte den Kopf.

»Dann geh in die Schule, wie alle anderen!«, schrie sie, und: »Wo bist du eigentlich die ganzen Tage?« Iga hasste es, wenn die Mutter sie anschrie, mit dieser grellen Stimme, die am Ende jedes Wortes kippte. Beunruhigend fand sie die Umzugsdrohung allerdings auch. Die Vorstellung, nach Polen zu ziehen. Das Land deiner Großeltern, betonte der Vater zwar immer. Trotzdem hieß es für Iga, alles neu zu lernen. Nicht mehr einfach ab und an in die Schule gehen, weil am Ende die Noten doch für sie sprachen. Und Saša konnte sie auch nicht mitnehmen.

Sie sah zum Glasdach hinauf. Im Sommer würde es hier richtig heiß werden. Ein Innenhof, so angelegt, dass sie kurz vor den großen Ferien geröstet würden.

Was, wenn ihr Vater seine Drohung wahrmachte? Dort war der Asphalt holprig und die Straßen von Schlaglöchern durchsetzt. Was sollte sie dort mit einem Longboard anfangen?

Auf einmal stand Jess neben ihr und legte den Kopf auf Igas Schulter. Von der Berührung irritiert, wich Iga zurück. Ras schlurfte, die Sohlen auf dem Boden schleifend, näher.

»Tifenn hat mich verlassen«, sagte Jess. Ras öffnete einen Schokoriegel. Iga wusste nicht, was sie sagen sollte.

»Warum?«, fragte Ras, wie immer freundlich. Nie schien ihn etwas aus der Ruhe zu bringen.

»Was, warum?«, fauchte Jess und wirkte dabei so traurig. Als ob das furchtbar dramatisch wäre.

»Sie dich verlassen hat.« Noch bevor Ras den Satz beendet hatte, war der Schokoriegel in seinem Mund verschwunden. Verblüfft sah Iga ihn an. Er bemerkte es und zuckte mit den Schultern.

»Sie sagt, ich sei wie der Horla.«

»Der Horla?«, fragte Iga. Wer bitte war denn der Horla?

»Aus der Geschichte von Maupassant?«, fragte Ras. Jetzt starrten beide Ras an. Wieder zuckte er mit den Schultern. »Ich lese halt gerne.« Dann erklärte er geduldig, dass der Horla sehr mächtig sei. »Er taucht plötzlich auf. Aber erst schenkt der Erzähler ihm keine Beachtung, zweifelt an seiner Existenz. Denkt angesichts des leeren Wasserkrugs am Morgen, dass er ihn womöglich schlafwandelnd selbst ausgetrunken hat. Sein Zimmer war schließlich von innen abgeschlossen gewesen.« Er machte eine kurze Pause und überprüfte Jess' und Igas Gesichtsausdruck. Beide hörten ihm zu. »Am Ende überlistet der Erzähler den Horla und sperrt ihn nachts im Haus ein. Dann legt er ein Feuer. Das Haus brennt lichterloh und viele Menschen sterben. Die Dienerinnen und Diener. Das hatte der Erzähler nicht bedacht. Ob auch der Horla stirbt, bleibt ein Geheimnis. Auch, ob es ihn wirklich gegeben hat.« Erwartungsvoll sah Ras sie an. Iga zupfte an ihrer Augenbraue. Dabei hatte der Horla doch gar nichts gemacht. Völlig unlogisch erschien ihr die Geschichte.

»Sehr tragisch«, kommentierte Jess. »Und was soll ich jetzt tun? Ich kann sie doch nicht einfach gehen lassen!«

»Du musst ihr antworten«, sagte Ras. »Am besten mit einer anderen Geschichte. Oder einem Gedicht.«

Genauso unlogisch wie dieser Fänger im Roggen, dachte Iga. Verwirrt schüttelte sie den Kopf und versuchte, in das Gespräch zurückzufinden.

»Mit einem Gedicht?«, fragte Jess ungläubig. »So etwas kann ich nicht.«

»Du musst sie zurückerobern«, beharrte Ras. Für einen Moment schien Jess das tatsächlich in Erwägung zu ziehen. Die Augen leuchteten.

»Was weißt *du* schon«, murmelte sie gleich darauf und ihr Blick trübte sich wieder.

»Ich habe eine ältere Schwester«, argumentierte er, schob den Brustkorb heraus und wollte fortfahren, als die Pausenglocke läutete und vom Ende des Ganges das Klappern von Stöckelschuhen auf Fliesenboden zu hören war. Iga drehte den Kopf nach links. Ein dunkler Lockenkopf bog um die Ecke. Erstaunt und fasziniert starrte sie auf die näherkommende Gestalt. Wie aus einem Bild von Frida Kahlo, dachte sie.

Jess, der Igas Reaktion offenbar nicht entgangen war, packte sie sanft am Ellbogen und zog sie in die Klasse. »Das ist die Fellbaum«, flüsterte sie ihr ins Ohr. »Das geht allen so.« Iga nickte, ohne zu verstehen, was Jess damit meinte.

Dann erinnerte sie sich an die Aufgabe, um die Saša sie gebeten hatte. Nach der Stunde wäre schon Mittagspause und Iga hatte für die Lösung des Beispiels auf die Französisch-Stunde spekuliert. Sie holte ihre Französischbücher aus dem Rucksack und drapierte sie bedeutungsvoll auf dem Tisch. Das musste reichen.

Die Fellbaum betrat das Klassenzimmer. Charmant

winkte sie ab, als die Klasse zu dem kollektiven Gruß Anlauf nahm, und deutete allen, sich niederzusetzen.

Unter dem Tisch schlug Iga das Statistikbuch auf. Saša war schon in der Schule mies in Mathe gewesen. Jetzt musste er in seinem ersten Studienjahr Psychologie gleich zwei Prüfungen in Statistik ablegen.

»Alors. On commence?«, hörte Iga die Fellbaum sagen, während sie die Aufgabe im Kopf aufspaltete. Nach und nach schälte sich das Ergebnis heraus und unter Igas Haut kribbelte es, bis sich plötzlich die Stimme der Fellbaum direkt an Iga richtete und das feingliedrige Gerüst der Beweisführung einstürzen ließ.

»Iga? Iga? Est-ce-que tu nous suis?« Ruhig, aber zügig kam die Fellbaum auf Igas Tisch zu. Iga spürte die Vibration der Schritte, hörte das Auftreten der Absätze auf dem dünnen Teppichboden und merkte, dass ihr auf einmal sehr heiß wurde.

Als sie aufsah, trafen sich ihre Blicke und abermals stutzte Iga. Das Statistikbuch rutschte von den Oberschenkeln, landete auf dem Boden, direkt vor den Füßen der Fellbaum. Normalerweise hätte Iga reflexartig mit dem Fuß nach dem Buch geschnappt und es zu sich gezogen, aber ihr Reaktionsvermögen schien außer Kraft gesetzt. Das war ihr noch nie passiert. Als hätte sie jemand versteinert, konnte sie den Blick nicht abwenden. Wie festgefroren lag er in den Augen der Fellbaum. Völlig unangemessen, wies sie sich selbst zurecht, ohne etwas daran ändern zu können.

»Alors? Est-ce-que tu nous suis?« Sie begriff, dass zu ihr gesprochen wurde, erfasste auch den Sinn. Die Frage war ja nicht komplex. Nur konnte sie nicht aufhören, in diese Augen zu starren und nach dem Wort zu suchen, das auszudrücken vermochte, was sie in ihnen sah. »Alors?«, drängte die Fellbaum. Iga spürte die Blicke der anderen, die inzwischen still auf ihr und der Fellbaum ruhten. Eine Spannung lag im Klassenzimmer. Es war unangenehm. Sie wusste, dass sie den Blick nun senken sollte. Aber das Gefühl ohne Namen war wie ein nicht zu Ende geführter Beweis.

»Hej, spinnst du?«, hörte sie Jess hinter sich flüstern, und das bewirkte, dass sie losließ.

»Mais bien sûr je vous suis«, schoss die Antwort aus ihr heraus, »wohin auch immer Sie wollen.«

Die Klasse brach in Gelächter aus. Hatte Iga das wirklich gesagt? War das ihre Stimme gewesen? Hatte sie diese Worte laut ausgesprochen?

Der rechte Mundwinkel der Fellbaum zuckte nach oben. Scharfsinn, dachte Iga. Die Fellbaum hob das Statistikbuch auf und legte es auf Igas Tisch. Es war Scharfsinn. Alle Blicke ruhten immer noch auf ihnen beiden. Einige kicherten. Immerhin glaubten sie, Iga hätte einen Witz gemacht. Nur Iga begriff, dass sie es tatsächlich so gemeint hatte. Erschrocken versuchte sie tief ein- und auszuatmen. Das Herz schlug wild.

»En français«, mahnte die Fellbaum auf dem Rückweg zum Lehrerpult, Iga bereits den Rücken zugewandt. »Toujours en français.« Abermals lachten alle. Scharfsinn, wiederholte Iga innerlich und lehnte sich so gelassen wie möglich zurück.

Jess war nicht in der Lage, sich auf die französische Küche zu konzentrieren. Schon gar nicht auf eine Quiche. Igas Verhalten hatte sie gleichermaßen irritiert wie Ras' absurder Vorschlag, Tifenn mittels eines Gedichtes zurückzugewinnen.

Nach Igas peinlichem Auftritt war die Fellbaum auf das Thema der französischen Küche umgeschwenkt. Sie hatte gelächelt, auf eine Art, wie Jess sie noch nie lächeln gesehen hatte. Als würde sie Igas Aufmerksamkeit genießen. Aber anders als sonst, wenn sie von Schülerinnen und Schülern, auch von Jess, angehimmelt wurde und kurz zuließ, dass es sie einhüllte wie eine warme Brise. Igas Interesse behielt die Fellbaum am Körper, wie ein Negligé, mit dem sie sich unter dem Wollpullover tagsüber sexy fühlte. Jess' Eifersucht wich einer Faszination. Die Fellbaum, mit nichts weiter als einem Satin-Negligé bekleidet, vor der Tafel. Wie sich wohl ihre Brüste darunter abzeichnen würden?

Zwei Mal hatte die Fellbaum bereits auffordernd in ihre Richtung geschaut, die Frage nach der Sahne für die Quiche Lorraine war noch offen, aber Jess wich dem Blick beschämt aus. Wie immer in der Französisch-Stunde war sie inzwischen sehr nass und erwog, auf die Toilette zu gehen. Überraschend meldete sich Iga, die Jess zuvor noch nie von sich aus den Arm heben gesehen hatte. Immer noch gleichermaßen irritiert wie fasziniert, entschied sie sich gegen den kurzen Ausflug aufs Klo und kehrte in ihren Gedanken stattdessen zu Ras' Ratschlag zurück. Antworte mit einem Gedicht. Und wie? Sie hatte noch nie ein Gedicht geschrieben.

Es nicht einmal versucht. Die, die ihr der Rilke-Rainer regelmäßig in den Rucksack steckte, als wären die beiden ein geheimes Liebespaar, fand sie furchtbar langweilig. Eher würde sie sich noch einmal auf ein Surfbrett stellen, bevor sie zuließ, dass sich Tifenn ihretwegen ennuierte.

Und wenn es tatsächlich ein Gedicht wäre, das Tifenn umstimmen könnte? Warum denn *nicht* ein Gedicht? Sie beobachtete, wie Ras heimlich etwas in den Mund steckte, wahrscheinlich eine Schokoladenrippe. Dann kritzelte sie auf ein Stück Papier: »Kannst du es für mich schreiben?«

»Ton français est vraiment parfait«, lobte die Fellbaum Igas Aussprache. »Est-ce-que tu manges souvent des quiches?«

»Pas souvent. Je préfère la cuisine polonaise«, antwortete Iga. Jess verdrehte die Augen. Das für Ras bestimmte zusammengefaltete Briefchen machte seinen Weg und geriet bei Rilke-Rainer kurz ins Stocken. Fragend sah er Jess an, die ihm mit Handzeichen zu verstehen gab, den Brief gefälligst weiterzureichen.

»Vraiment? J'aime aussi bien les Piroggen. Comment est-ce-qu'on dit? Pierogi?«

»Alors«, bemerkte Iga, »votre polonais aussi n'est pas mal.«

Ihr Polnisch ist auch nicht schlecht? Was sollte das denn? Endlich kam der Brief bei Ras an, der ihn sofort öffnete. Dazwischen schob er sich erneut etwas in den Mund. Drei Mal sah er zur Fellbaum hinüber, bevor er sich verstohlen zu Jess drehte und nickte.

»Merci bien. C'est très gentil.«

»Je vous en prie.«

Jetzt, entschied Jess, war es an der Zeit, die Situation nicht weiter hinzunehmen. Schließlich war Französisch ihr Lieblingsfach und die Fellbaum ihr modisches Vorbild.

»À mon avis«, mischte sie sich ein, »la cuisine française est superieure.« Iga drehte sich zu ihr nach hinten. In ihren Augen funkelte Belustigung.

»Pourquoi est-ce-que tu penses ça?«, fragte die Fellbaum.

»Parce que c'était Napoleon qui a occupé la Pologne. Et pour ça, la cuisine polonaise d'aujourdhui est en fait rien qu'une variation de la cuisine française.« Herausfordernd fixierte Jess Iga, aber die grinste nur, drehte sich zurück und ließ Jess einfach auflaufen. Niemand sonst meldete sich und die Fellbaum leitete zum nächsten Thema über: Rodin. Und wieder war es Igas Arm, der emporschnellte, und sie erzählte in fließendem Französisch über eine Ausstellung, die sie letzten Winter besucht hatte und die sie scheinbar an die Skulpturen von Rodin erinnerte.

Jess stellte sich vor, wie Iga auf dem Longboard durch das Museum rollte. Zugegeben: Es war eine beeindruckende Vorstellung. Gerade, als sie sich wieder in das Gespräch einmischen wollte, schob ihr Jana ein Briefchen zu. Die Antwort von Ras. Überrascht sah sie zu ihm hinüber. Er nickte. So schnell hatte er ein Gedicht geschrieben?

Es gibt Zeiten und Orte
Ereignisse im Leben
die kann man nicht greifen
sie sind trotzdem geschehen
so wie die Zeit zwischen uns
ich würde meinen es war Kunst
doch wenn die Kunst vergeht
ist was bleibt nur der Dunst
von Momenten die gingen
Fragen die blieben
Erinnerungen die siegen
Zweifel die mich kriegen
fliegen hunderte Bilder wild durch meine Gedanken
je tiefer ich denke
spüre ich bald schon die Schranken
nie hatte ich geglaubt an eine Liebe wie diese
Gefühle, die wachsen, gedeihen und fließen
eben erst begonnen
ziehst du schon den Strich und bringst den Horla
ich halte dagegen Feen, Einhörner und Drachen
denn ich gebe nicht auf
weder dich noch uns
bin dein Ritter der Tafel
deines Glückes Schmiedin
dein Wolf im Schafspelz
und deines Rappen Zügel
hör auf mich, Tifenn!
Wir finden den Weg
wir gehören zusammen
wie Wasser und Steg

wie Hörer und Nummer
wie Hiob und Gott
wie Peitsche und Rücken
wie Erlösung und Tod.

Jess legte das Gedicht in die Schublade, überlegte, holte es wieder heraus und las es ein zweites Mal. Auf eine eigentümliche Art, die sie sich selbst nicht erklären konnte, überzeugte es sie. Es hatte Stil. Das musste sie Ras lassen. Anerkennend nickte sie zu ihm hinüber, der sie seit dem Aufklappen des Briefchens beobachtet hatte. Wie ein nasser Badeanzug klebte sein Blick an ihr. Ob es Tifenn umstimmen würde, ließ sich nicht mit Gewissheit sagen, aber Jess würde ein derartiges Gedicht bewegen. Woran es wohl lag, überlegte sie, dass weder die Gedichte vom Rilke-Rainer noch die von Rilke oder von der Bachmann etwas in ihr auslösten, aber jenes von Ras schon? Wären diese Gedichte Kleidungsstücke, sie könnte es erklären.

Sie ließ einen Lolli zu Ras wandern. Wieder sah der Rilke-Rainer sie verständnislos an. Fast schon beleidigt. Was hatte der denn?

»Und das wirst du Tifenn schicken?«, fragte Iga skeptisch. »Warum denn nicht?«, antwortete Jess. Iga sah aus dem Fenster. Draußen dämmerte es. Sie saßen in der Straßenbahn. Es war erst Anfang Oktober und trotzdem dämmerte es. Noch ein Monat und Iga würde im Dunkeln in die Schule fahren und im Dunkeln wieder zurück. Die kommenden sechs Monate. Sie neigte den

Kopf zur Seite.

»Schlecht ist es nicht«, behauptete Jess, Igas Geste auf Ras' Gedicht beziehend.

»Keine Ahnung«, erwiderte Iga. »Ich kenne mich mit Gedichten nicht aus.«

»Hat Shakespeare nicht auch Gedichte geschrieben?«

»Vielleicht.« Iga gähnte und zog in Erwägung, die zweite Hälfte des Weges mit dem Longboard zu fahren. Der Asphalt war trocken, es lag noch kaum Laub auf den Straßen.

»Was war das heute eigentlich mit der Fellbaum?«, fragte Jess. Verwundert sah Iga sie an und ein flaues Gefühl drängte sich auf. »Stehst du auf die?«

»Was?« Sie fuhr zusammen. »Nein! Die ist total alt!«

»Trotzdem schick«, entgegnete Jess. Über das Aussehen der Fellbaum hatte Iga noch nicht nachgedacht. »Hast du ihre Hosen gesehen? Ganz sicher ein Einzelstück. Innenstadtboutique, oder sie näht selbst.«

»Was?« Iga versuchte, sich an die Kleider der Fellbaum zu erinnern, umklammerte dabei das Longboard. Jess hatte recht. Die Fellbaum sah wirklich gut aus. Bis es Jess ausgesprochen hatte, war es Iga nicht aufgefallen, aber jetzt, als sie an die Stunde zurückdachte, begriff sie: Es waren nicht nur die Augen, der Scharfsinn, sondern auch die Bewegungen und das Lachen. Es war einfach alles an ihr.

»Und?«, bohrte Jess nach.

»Ich steh nicht auf Frauen«, antwortete Iga, zu hastig, als dass es überzeugend geklungen hätte, überlegte, wie sich die Aussage verstärken ließe, denn Jess glaubte ihr sicher kein Wort. »Jedenfalls nicht auf Frauen, die meine Mutter sein könnten.«

»Also stehst du doch auf Frauen?«

»Wahrscheinlich. Irgendwie sind doch alle bi.« Daraufhin nickte Jess zufrieden und Iga atmete innerlich auf. Das flaue Gefühl aber blieb und beunruhigte sie. Wenn sie einen Berg hinuntersurfte und für den Bruchteil einer Sekunde die Kontrolle verlor, die Achsen schlackerten, dann zog sich der Magen auch kurz zusammen und eine Welle der Erregung schoss durch den Körper. Als hätte sie Angst und wollte gleichzeitig nirgends anders sein. Bisher hatte sie das nur beim Skaten erlebt.

»Ihr Freund ist mit dem Ernst, meinem Stiefvater, befreundet«, redete Jess weiter, während Iga noch immer mit dem flauen Magen und dem Aussehen der Fellbaum beschäftigt war.

»Ihr Freund?«, fragte sie.

»Ja. Sie ist nicht verheiratet.«

»Aha?«

»Das war in der Schule mal ein Skandal. Er war verheiratet, als sie zusammenkamen. Und sie schon schwanger.« Natürlich, dachte Iga. Es war ja eine katholische Privatschule. Ständig vergaß sie, dass es Konventionen gab.

»Seine Ex-Frau« – Jess sprach das Ex zynisch lang aus – »weigert sich, die Scheidungspapiere zu unterschreiben. Also leben die Fellbaum und er in wilder Ehe. Um ein Haar wäre sie gefeuert worden.«

»Und warum wurde sie es nicht?« Allmählich ließ das Ziehen im Bauch nach.

»Weil der Peter seine Ehe annullieren möchte.« Iga sah Jess fragend an. »Das heißt, dass sie keinen Sex hatten!« Jess machte eine bedeutungsvolle Pause. »Der Ernst sagt: Der Peter wollte unbedingt einen Sohn und jetzt hat er einen.«

Wie die Fellbaum das Statistikbuch auf Igas Tisch gelegt und sie dabei angelächelt hatte.

»Magst du sie?«, fragte Iga unsicher.

»Alle mögen sie. Sie ist cool. Stehst du doch auf sie?«

Natürlich mochten sie alle, dachte Iga. Natürlich war sie nicht die Einzige, die sich von dem Blick hatte einfangen lassen. Wer dachte sie denn, wer sie war? Natürlich war es die Fellbaum gewohnt, dass ihre Schülerinnen ihr verfielen. Wahrscheinlich hatte sie ein Fotoalbum: ICH, DIE LIEBLINGSPROFESSORIN. Wahrscheinlich hatte sie Iga nach der Stunde gleich wieder vergessen. Wahrscheinlich saß sie jetzt zu Hause, mit dem Peter und dem Kind, und sie sahen sich zusammen »Hart, aber herzlich« an. Das flaue Gefühl kehrte zurück. »Ich skate den Rest«, sagte Iga. Dann stieg sie aus.

7 Jenseits von Schuld und Reue

Nichts passiert aus sich selbst heraus. Dass es so weh tun kann, wenn einem etwas genommen wird. Das habe ich erst bei Iga verstanden. Als meine Eltern starben, war da kein Schmerz, nur Dunkelheit. Ich griff beständig in eine Nebelwand und spürte nichts. Aber später bei Iga war es anders. Bei Iga dachte ich, dass sie zu mir gehört. Niemand gehört wahrhaftig zu irgendjemand. Trotzdem ist das enttäuschend und innerlich schlagen Funken. Man versucht zu retten, was zu retten ist. Und am Ende versucht man nur noch sich selbst zu retten. Wenn man dann überhaupt noch ein Mensch ist. Es hat auch etwas Tröstliches.

Was wäre eine Handlung wert, wenn man wüsste, dass man sie rückgängig machen kann? Wenn man weder ein Risiko einzugehen bräuchte noch Schuld auf sich laden müsste? Darüber haben wir damals wiederholt gesprochen, ohne zu einem Ergebnis zu kommen.

So ist sie: die Bibel. Es ist für jeden etwas dabei, sogar für jene, die keine Menschen mehr sind. Wie zum Beispiel Kain, der seinen Bruder getötet hat, oder einer, der bereit gewesen ist, seinen Sohn auf dem Scheiterhaufen zu verbrennen. Auch diese sollen noch Hoffnung finden und weiterleben. Obwohl sie im Grunde keine Menschen mehr sind. Obwohl sie im Grunde auch aufhören könnten zu leben. Irgendwie versteht man das sofort, auch wenn man die Bibel erst so spät liest wie ich. Mit der Arche Noah ist es etwas ganz anderes. Die Arche Noah ist verwirrend, weil alle anfangs glauben, das Schiff wäre auch für sie bestimmt. Dieses Schiff, das Raum und Zeit durchbricht wie das Loaded Dervish. Alle denken, auch sie kämen im Zweifel auf das Schiff.

Als Iga das erste Mal von einer Zeitreise zurückkam, dauerte es Monate, bis sie davon erzählte, und weitere Monate, bis sie einigermaßen wieder die alte war. Welche Folgeschäden bleiben oder noch auftreten können, ist ungewiss. Der Preis ist hoch.

Niemand hat das Loaded Dervish gebaut. Es war einfach da.

Bei Igas erstem Mal dachte ich, dass sie viel zu befangen sei, weil es doch um die Fellbaum ging. Um Maja ging es zu diesem Zeitpunkt nicht mehr. Aber das fiel niemandem auf. Dass es schon lange nicht mehr um Maja ging.

Auch wenn es überflüssig ist, sich darüber Gedanken zu machen. Dann hat man Zeit und macht sich Gedanken, versucht die vielen Male doch noch zusammenzukriegen. Es wird immer schwieriger.

Solange man keine eigenen Kinder hat, möchte man jene Menschen, die einem nahe sind, beschützen. Ich denke, das ist sehr natürlich. Es ist sozusagen ein Teil unseres Wesens. Das glaube ich und meine es auch. Wäre es nicht so, was wären wir dann? Selbst wenn ich gar nichts mehr besäße, bliebe das Bedürfnis zu beschützen. Und eben darin zu versagen, ist furchtbar.

Weil mir die Fellbaum nichts bedeutete und weil ich gleichzeitig begriff, dass es immer ein Opfer geben muss. Das ist so etwas wie ein Gesetz, denke ich. Auch, wenn es nirgends geschrieben steht.

Und dann liegt plötzlich dieses Longboard vor einem. Ohne triftigen Grund, aber doch mit der Möglichkeit, auf ihm durch die Zeit zu reisen. Einfach so. Das ist schon unglaublich.

Iga wusste nach dem ersten Mal, dass sie sich nie mehr vollständig erholen würde. Und trotzdem fuhr sie ein zweites Mal. Man versteht es nicht und versteht es doch. Danach ließ sie das Loaded Dervish bei mir, weil sie glaubte, dass ohnehin nur sie damit fahren könne. Als wäre sie erleuchtet oder etwas in der Art.

Noch in den dunklen Morgenstunden hat es zu regnen begonnen. Wind, Donner, Blitze und dann das erlösende Wasser. Ich sitze am Fenster. Neben mir auf der Fensterbank Fipps auf seinem kleinen Kissen. Beide starren wir auf den Waldrand und wissen, dass der Hirsch nie mehr vorbeikommen wird. Dieses große, stolze Tier mit seinem prächtigen Geweih. Kaum war die Gefahr durch die Menschen gebannt, saugte ein gestaltloses Etwas ihm das Blut aus. Warum ich keine Angst habe, ist mir unbegreiflich. Ich sollte mich schütteln vor Angst. Ich sollte wie Fipps ein Versteck finden und warten, dass jemand kommt und mich unter dem Pullover festhält, wo es dunkel und warm ist und ich nichts mehr sehen kann. Aber weil ich es gespürt und begriffen habe, kann ich es nicht mehr fürchten. Weil ich weiß, dass es nur Hunger hat. Wem könnte ich das verübeln?

Heute trainiert Martin nicht. Ich höre seine Schritte auf dem schmalen, asphaltierten Weg, der sich in kleinen Serpentinen von der Hütte zu meinem Haus hinunterschlängelt. Das Geräusch aufspritzenden Wassers wird lauter. Drei Mal bellt Fipps. Dann erkennt auch er den Gang.

Morgen ist der erste Oktober. Worauf wartet Martin? Was will er noch hier? Wofür bringt er seinen Körper derart in Form? Als würde er sich auf etwas vorbereiten. Womöglich hat sein Aufenthalt doch nichts mit uns zu tun.

»Seit wann leben Sie hier?« Es ist das erste Mal, dass er mir eine persönliche Frage stellt. Nach mehr als zwei Wochen. Jeden Morgen mache ich ihm Frühstück, jeden Abend ein Essen, setze mich zu ihm und rauche. Er streichelt Fipps. Ich zeige ihm auf den Landkarten die schönsten und auch die schwierigsten Routen und er markiert sie mit einem Bleistift. Er ist ein schöner Mann und muss in seiner Jugend ein Mädchenschwarm gewesen sein. Es ist die Zuversicht im Ausdruck, wenn ein

Blick auf ihn fällt. Er weiß, im Blick des Fremden wird nichts Abschätziges liegen, kein Abwägen. Blicke, die auf ihn fallen, müssen stets wohlwollend gewesen sein. Und so blickt er zurück auf die ihm wohlgesonnene Welt. Auf eine Welt, die ihn begehrt und möchte, dass er Teil von ihr ist und zu ihrem Erhalt beiträgt. Es gibt seit jeher ein Abkommen zwischen ihm und der Welt. Beide tragen einander. Und sollte die Welt Gefahr laufen unterzugehen, so wird er einer der wenigen sein, die auf der Arche Platz finden. Denn Gott ist mit ihm.

Ich habe mich immer gefragt, wie es sich anfühlt, begehrt zu werden. Von der Welt. Denn ich selbst empfinde kein Begehren.

»Da fragen Sie mich was«, antworte ich und er scheint nicht im Geringsten erstaunt. Jetzt hole ich eine Tasse für mich und zünde mir eine Zigarette an. Er trinkt Kaffee und schweigt. Dann nickt er, zieht seine Geldbörse aus der Hosentasche und legt ein Foto auf den Tisch. In die Mitte. Es liegt genau zwischen uns. »Das war mein Vater. Er starb, als ich 19 Jahre alt war.«

»Mein Beileid.« Das sage ich automatisch. Von der Seite luge ich auf das Foto. Ein Mann in Polizeiuniform. Neben ihm ein blonder Junge in Jeans und T-Shirt, Brust hinausgestreckt, die Daumen in den Hosentaschen. Martin ist deutlich erkennbar. Neben mir bellt Fipps. Es hört sich entfernt an.

»Ist schon lange her«, sagt Martin und beobachtet mich.

»Was bleibt, das bleibt«, antworte ich.

»Hier leben lauter Verbrecher«, sagt er.

Mir ist ein wenig schwindlig. Ich entschuldige mich und gehe mit Fipps an die frische Luft und in den Wald. Am Waldrand tänzelt und winselt er vor meinen Füßen, sodass ich ihn aufhebe und wieder unter die Kapuzenjacke schiebe.

Knorpelig ragen die Wurzeln aus dem matschigen Boden. Mein Gesicht ist nass von Tränen. Ich halte mich unter der Kapuzenjacke an Fipps fest. Solange es jemanden zu beschützen gibt, brauche ich auf mich nicht zu achten. Alle paar Meter bahnt sich ein Sonnenstrahl den Weg bis zum Boden. Die Luft ist friedlich. Etwas jagt heute woanders oder jagt heute nicht. Wenn es mich leersaugen würde, wäre es womöglich nicht schmerzhaft, und ich würde für meinen Tod weder Schuld auf mich laden noch die anderen im Stich lassen und am Ende bräuchten sie mich nicht ins Feuer zu werfen.

»Was machst du denn hier? Komm! Wir gehen!« Diese Bestimmtheit im Ton hatte Iga schon als Kind. Trotzdem gelingt es mir nicht, aufzustehen. Obwohl ich der Ältere bin, habe ich sie immer bewundert. Sie wischt mir über das Gesicht. In meinem Mund schmeckt es nach Erde. Ich spucke. Erde überall. Sie dehnt den Ärmel ihres Pullovers und macht mich sauber. Fipps liegt ganz ruhig neben mir. »Warum hast du das denn gemacht?«, fragt sie, ohne eine Antwort zu erwarten. Schließlich setzt sie sich, stützt die Ellenbogen auf die aufgestellten Knie und starrt vor sich hin. Vogelgezwitscher verkündet den herannahenden Abend. Den ganzen Tag habe ich, ohne es zu merken, hier verbracht. »Was sollen wir nur mit dir machen«, murmelt sie deutlich hörbar. »Du glaubst noch immer, er ist wegen uns hier.« Sie schabt mit einem Stöckchen über den sandigen Boden. Auch ihr fällt es schwer. Das merke ich. Wo es doch so lange gebraucht hat, bis sie Frieden fand.

Ich wünsche mir stets, Iga glücklich zu sehen. Man möchte, dass sie glücklich ist, und weiß nicht warum, aber es ist so. Wenn sie es nicht ist, ist es kaum auszuhalten. Obwohl sie auf keiner Arche Noah einen Platz bekäme. Trotzdem will man es und ist bereit, einen hohen Preis zu zahlen.

Sie zieht meinen Kopf zu sich auf den Schoß und kämmt mit den Fingern mein Haar. Fipps drängt sich dazu. Egal auf welche Weise. Alle wollen Iga. Sogar die Fellbaum wollte sie. Und damit rechnete niemand, auch ich nicht, obwohl es im Nachhinein nichts Verwunderliches hat.

Im Nachhinein, wenn das Vergangene sich in einem anderen Licht zeigt.

Es ist spät. Ich reiße mich los und stehe auf.

Bald wird die Wölfin ihre Jungen das Jagen lehren, sie auf die Welt vorbereiten, damit sie eines Tages ohne sie sein können. Man spürt das Unrecht nicht, bis man es begeht, und danach ist es zu spät, außer man ist im Besitz eines Longboards, mit dem man durch die Zeit reisen und versuchen kann, Dinge zu reparieren. Das ist dann sehr verlockend. Man denkt: Nein, so wollten wir es nicht. Es soll anders enden.

Trotzdem weiß man ja für immer, wozu man fähig ist und dass man im Grunde kein Mensch ist. Und das ist doch entscheidend. Eine solche Erkenntnis. Jenseits von Schuld und Reue.

3 *Franziska Fellbaum*

Eigentlich entsprang die mathematische Wahrscheinlichkeitsrechnung dem Wunsch, Gewinnaussichten bei
Glücksspielen zu berechnen. Das stand in der Einleitung
von Sašas Buch. Wenn man eine Karte aus einem Kar-
tenspiel zog, ging man stets davon aus, dass die Wahrscheinlichkeit, eine bestimmte Karte zu ziehen, für alle
Karten dieselbe war.

Als Iga die Tür aufsperrte und das Vorzimmer betrat,
roch sie sofort die Anwesenheit ihres Vaters. Er hatte
seine Ankunft in keiner Weise angekündigt. Trotzdem
war Iga nicht überrascht. Die Zeitabstände, in denen er
auftauchte, weil er es von einem Tag auf den anderen in
Polen nicht mehr aushielt, hatten eine Regelmäßigkeit,
die Iga zwar noch nie genau berechnet, aber überschla-
gen hatte. Eine Fähigkeit zur Einschätzung zukünftiger
Ereignisse, die, fand Iga, ihrer Mutter gänzlich abging.
An den fehlenden Schuhen im Vorzimmer war er-
sichtlich, dass sie nicht zu Hause war.

Iga lehnte das Longboard an die Wand und betrat
das Esszimmer. Ihr Vater saß wie eine dieser lebendi-
gen Statuen auf dem Stuhl, die Hände auf den Knien
unter dem Tisch, das Kinn leicht nach vorne gerückt.

Vor ihm auf dem Tisch lag ein Blatt Papier. Als sie sich zu ihm setzte, erkannte sie, dass es aus ihrem Zimmer stammen musste. Das Blatt war voll mit Unterschriften ihres Vaters und ihrer Mutter. Einer von Igas Übungszetteln, den zu entsorgen sie vergessen hatte. Trotzdem war sie überzeugt, ihn nicht offen in ihrem Zimmer herumliegen gelassen zu haben. Ihr Vater hatte also ihre Schubladen durchwühlt. Darüber würden sie jetzt wohl nicht sprechen.

Ihr Blick ging von den Unterschriften hoch zu ihrem Vater. Er nahm den Kugelschreiber, der auf dem Tisch lag, und tippte auf den Zettel.

»Es wäre besser«, sagte er, »du benutzt nur die Unterschrift deiner Mutter.« Dabei kreiste er eine der Unterschriften ein. »Meine finde ich nicht überzeugend.« Iga nickte. »Wo ist sie eigentlich, deine Mutter?« Sie betrachtete seinen Kopf. Das Haar war schütter geworden und inzwischen ganz ergraut.

»Wahrscheinlich bei einer Freundin«, antwortete sie. »Wann bist du angekommen?«

»In der Früh. Ich habe den Nachtzug genommen.« Er streckte den Rücken durch und stand auf. »Sie hat woanders geschlafen. Das Bett …«

Plötzlich überkam Iga das Bedürfnis, aufzuspringen und ihn fest an sich zu drücken. Sie wollte ihn mitsamt seinem nach Zug riechenden Anzug in die Badewanne stecken, und während er Schaum durch das Badezimmer pustete, würde sie Nudeln für sie beide kochen, mit der Tomatensauce, die er so sehr mochte. Sie stand auf und stellte sich vor ihn. Aber anstatt ihn in die Arme zu nehmen, sagte sie bestimmt, beinahe kühl: »Sie schläft auf der Couch, wenn du nicht hier bist. Heute Morgen, als ich zur Schule ging, war sie noch da.«

Er wollte es glauben. Das sah sie in seinen Augen. Er wollte es so sehr, dass er sein Jackett auszog und seine Arme für einen Moment entspannt an den Seiten herabhingen. »Ich mache uns was zum Essen«, sagte sie schnell und lief in die Küche, aber ihr Vater fasste sie an der Schulter und zog sie zurück zum Esstisch.

»Wir sind noch nicht fertig, Iga.« Wenn er den Satz mit ihrem Namen ausklingen ließ, machte sie sich auf das Schlimmste gefasst. »Ich habe mit deinem Klassenvorstand gesprochen.« Der Hochleithner, dachte sie und setzte alles in einen nichtsahnenden Gesichtsausdruck. »Er meint, du seist letzte Woche krank gewesen. Davon hattet ihr mir gar nichts erzählt. Weder du noch deine Mutter.«

»Es war auch nichts Arges«, erklärte sie. »Ein kleiner grippaler Infekt.«

»Er meinte aber, dass du bereits in der Woche davor an vier Schultagen gefehlt hast.« Immer der Hochleithner, dachte Iga und schwor sich, auf jede seiner Mathematikschularbeiten eine glatte Eins zu schreiben. Dann würde er schon merken, dass ihre Fehlstunden nichts zur Sache taten. »Iga! Das Schuljahr hat gerade erst angefangen!« Sie zuckte mit den Schultern.

»Und wenn schon.«

»Und wenn schon?« Sie merkte, dass er nicht so richtig in Fahrt kam. Im Grunde war er nicht zu einer

Standpauke aufgelegt. Es lag eine Sorge in seiner Stimme, die tiefer ging und nichts mit Igas Fehlstunden zu tun hatte. Beunruhigt rutschte sie auf dem Stuhl hin und her.

»Die Firma«, sagte er nach einer langen Pause und legte eine Packung Zigaretten auf den Tisch.

»Der Krieg am Balkan.« Er zündete sich eine an und blies eine Dunstwolke aus. »Die Kroaten zahlen seit Jahresbeginn nicht. Trotzdem laufen die Kredite weiter.« Iga begriff sofort, worauf er hinauswollte. Bevor er weitersprechen konnte, sprang sie auf und rannte in die Küche. Ohne zu wissen, was sie dort sollte, sah sie sich um, machte den Kühlschrank auf, holte den Apfelsaft heraus und stellte ihn wieder zurück. Als sie die Kühlschranktür zumachte, hatte sie wieder das Gesicht der Fellbaum vor Augen und das Ziehen im Bauch war zurück.

Es war jetzt wichtig, nicht nachzugeben, sich nicht von der Geknicktheit ihres Vaters hinunterziehen zu lassen. Gefasst kehrte sie ins Esszimmer zurück.

»Das ist deine Firma. Das war deine Idee. Wir ziehen nicht zu dir. Verstehst du?« Überrascht nahm sie die Resignation wahr, mit der er die Asche einfach auf den Tisch fallen ließ. Schon tat es ihr leid, das gesagt zu haben.

»Ich weiß, Iga, dass du das nicht willst. Aber wir werden uns das Haus hier und diese Schule nicht mehr leisten können«, erklärte er geduldig.

»Ich werde nicht mitkommen«, beharrte Iga.

»Wir sind eine Familie.«

»Viele Familien leben getrennt.«

»Willst du das wirklich?«

»Ich habe mir das nicht ausgesucht«, sagte sie langsam, und als er nicht reagierte, ein zweites Mal: »Ich habe mir das nicht ausgesucht.« Dabei fixierte sie ihn, sah aber eigentlich durch ihn hindurch. Es war entscheidend, sich nicht von Mitgefühl überwältigen zu lassen. Sie dachte, wenn A von A_1, A_2 bis A_k alle möglichen Ereignisse sind, die bei einem Experiment eintreffen können, und sich diese Ereignisse gegenseitig ausschließen, dann gilt für die relative Häufigkeit beim öfteren Wiederholen des Experiments, dass die Summe der relativen Häufigkeit von A_1 bis A_k eins ergibt. Es war schließlich ihr Leben, das hier auf dem Spiel stand. Wie sollte ihr Leben denn dort aussehen? Die Sprache entglitt ihr bei jedem Satz. Sie dachte, wenn die Versuchsreihe aus n Versuchen besteht, dann gibt es hinsichtlich der n Ergebnisse vier Fälle: A und B sind gleichzeitig eingetroffen. Sie dachte an Saša und an die Fellbaum, an Jess und Ras. A ist eingetroffen, B nicht. B ist eingetroffen, aber A nicht. Weder A noch B sind eingetroffen. Sie wollte nicht in diesem Land ihrer Großeltern zur Schule gehen. Sie wollte skaten und die Fellbaum besser kennenlernen. »Iga«, sagte ihr Vater und noch einmal: »Iga.«

»Was ist?«, fragte sie irritiert.

»Ich gehe jetzt schlafen. Und du besser auch. Du siehst ganz blass aus. Wir reden morgen weiter.« Tatsächlich fühlte sie sich unendlich müde, schaffte noch den Weg in ihr Zimmer, legte sich aufs Bett und schlief im nächsten Moment ein.

Ras saß im Bus und war zufrieden. Er sah aus dem Fenster auf die vorbeiziehenden Fabrikhallen. Alles stand dort, wo es hingehörte.

Jess hatte ihn um etwas gebeten, ihm eine Aufgabe gegeben, ihm diese Aufgabe zugetraut. Und er hatte die Aufgabe erfüllt, gemeistert. Zu seiner und, viel wichtiger, zu Jess' Zufriedenheit. Er: Rasputin.

Rasputin Gerasimowitsch Bogdanow. Geboren am 5. März 1979 um zwei Uhr früh, als Sohn des Gerasim Nikolajewitsch Bogdanow und der Alina Alexandrowna Bogdanowa. Bruder der Alexandra Gerasimowna Bogdanowa.

Er: Ras-Putin. Benannt nach dem Wanderprediger und Geistheiler Grigori Jefimowitsch Rasputin. Eine der seltenen Ideen der Mutter, bei der sie sich gegen den Vater hatte durchsetzen können. Rasputin. Herkunft: Schatten und Licht unserer Seele.

Als er aufsah, hatte sich der Bus geleert. Melancholisch zog ihn die Dämmerung in den Bann. Er spürte einen Zug im Nacken, wie kurz vor einem Traum.

»Mein kleiner Fisch«, hörte er aus der Ferne die Stimme seiner Mutter, »so viel Fantasie«. So viel Fantasie, dachte Ras. Bisher hatte er sich dieser Zuschreibung zu entziehen versucht. Rasputin, der Träumer, hieß es in der Familie immer, und das war keineswegs positiv konnotiert. Auch Ras selbst wäre lieber ein Stier, wie sein Vater. Bestimmt und voller Zuversicht. Er verabscheute die eigene Wehleidigkeit.

Heute jedoch, als er das Gedicht geschrieben hatte, war Ras aufgefallen, dass ihm seine Empfindsamkeit von Nutzen sein konnte. Es war ihm leichtgefallen, sich in Jess hineinzuversetzen, sich vorzustellen, was Tifenn gerne lesen würde. Hilfreich waren wohl auch all jene Nächte gewesen, in denen ihm die Mutter Gedichte vorgelesen hatte. Auf Englisch, auf Französisch. Als er das Gedicht für Jess schrieb, waren die alten Dichterinnen und Dichter neben und hinter ihm gestanden. Die Lieblinge seiner Mutter: Emily Dickinson und Arthur Rimbaud.

Im Arbeitszimmer der Mutter quollen die Regale über vor englischen und französischen Büchern. Kein einziges russisches war dabei. Wenn er sie danach fragte, wich sie betreten aus, und er drängte nicht weiter, aber manchmal sehnte er sich danach, mehr über die Sprache und das Land seiner Großeltern zu erfahren, ihren Klang zu hören. Das Einzige, was die Eltern aus Russland mitgenommen hatten, war die Küche. Ras stopfte sich das Stück Käsekuchen in den Mund, das ihm die Mutter in die Schule mitgegeben hatte.

Nun war auch er Verfasser eines Gedichts. Ganz wie Rimbaud, der ebenso alt gewesen war wie Ras, als er sein erstes Gedicht geschrieben und dafür sofort Anerkennung bekommen hatte. Aus dem Nichts heraus. Und heute Ras. Noch dazu eines, das sich reimte. Tiefgang hatte. Ja. Das hatte sein Gedicht. Niemandem wäre das in der kurzen Zeit gelungen. Rasputin, der Poet. Der russische Poet Rasputin.

Was aber, überlegte er, wenn Tifenn das Gedicht doch nicht gefiel? Wenn sie damit schlicht nichts anzufangen wusste? Es gar banal fand? Sie, die selbst Dichterin war?

Was, wenn Tifenn sich wegen des Gedichts über Jess lustig machen würde? Oder schlimmer: gar nicht zurückschriebe? Seine Hände schwitzten.

Jess gäbe dann ihm die Schuld und all die Anerkennung wäre dahin. Womöglich würde sich dann selbst Iga gegen ihn wenden.

Er erinnerte sich an den Müllhaufen in seinem Zimmer, der seit dem Verschwinden des Schlüssels jeden Tag ein Stück gewachsen war. Jeden Tag, wenn Ras aufwachte oder von der Schule nach Hause kam, war er eine Spur größer.

Trotz aller Zweifel und dem Festhalten an einem »gesunden Menschenverstand« lag er ruhig in der Ecke von Ras' Zimmer und wuchs. Es war nicht zu begreifen.

Er blickte wieder aus dem Fenster des Busses. Inzwischen hatten weite Felder die Fabrikhallen abgelöst.

Dann drehte er sich zur Seite und erschrak. Auf dem bis dahin leeren Platz neben ihm saß der Rilke-Rainer. Im selben Moment verpasste ihm jemand von hinten eine leichte Kopfnuss. »Aua!«, schrie er reflexartig und wandte sich dem Angreifer zu. Es war der schöne Sebastian. Ras suchte nach einem Fluchtweg, aber der Rilke-Rainer schüttelte langsam den Kopf.

»Wir müssen mit dir reden«, sagte er und Sebastian wiederholte den Satz. »WIR müssen mit dir reden.«

»Worüber denn?«, fragte Ras, unentschieden, welchen von beiden er ansprechen sollte. Rilke-Rainer lachte, was Ras zusätzlich verwirrte. Was wollten sie denn von ihm? Er rieb sich die nassen Hände. Die Fingerspitzen waren von der Aufregung bereits leicht taub.

»Wir«, setzte nun der schöne Sebastian an und Rilke-Rainer ergänzte: »Der Sebastian, Jess und ich.«

»Wir«, wiederholte Sebastian jeden Buchstaben betonend, »sind schon ein Trio.«

»Wir sind die Avantgarde«, behauptete der Rilke-Rainer, und es schwang sehr viel Stolz darin mit, wie er das Wort »Avantgarde« aussprach. Ras überlegte. Das Wort kam ihm zwar bekannt vor, was es aber genau bedeutete, wusste er nicht mehr, und jetzt danach zu fragen, war sicher falsch.

»Ja!«, sagte der schöne Sebastian etwas lauter. »Wir sind schon die Avantgarde!« Ras nickte. Es war entscheidend, keine zusätzliche Angriffsfläche zu bieten. Den Vorstoß ins Leere laufen zu lassen. Jeder Widerstand verzögerte das Ende. Und das Ende war schließlich das Ziel. Das Ziel nicht aus den Augen verlieren, hörte er seinen Vater. Dädalus. Das Ziel war, den Bus unbeschadet zu verlassen.

»In Ordnung«, erklärte Ras und wiederholte: »*IHR* seid die Avantgarde.«

»Du hast es verstanden«, sagte Rilke-Rainer zufrieden und lächelte. Rilke-Rainer, der in der Klasse schräg hinter ihm saß. Der mit der kunstvoll geschwungenen Handschrift, die er, davon war Ras überzeugt, in stundenlangen Übungen geformt hatte. Dessen Aussprache, egal ob in Englisch, Französisch oder Latein, jener auf Sprachlernkassetten glich. Der jeden Tag ein frisch gebügeltes Ralph-Lauren-Hemd anhatte, darüber einen Ralph-Lauren-Pullover, dazu eine dunkelblaue Levis Jeans, Burlington Socken, italienische Leder-

schuhe und eine Barbourjacke. Heute Abend würde Ras
»Avantgarde« in Mutters Fremdwörter-Lexikon nachschlagen.

»Für dich ist kein Platz«, fauchte jetzt noch der
schöne Sebastian und verpasste ihm eine weitere, kaum
spürbare Kopfnuss. Ras zog die Schultern nach oben.
Was sollte das denn? Im Gegensatz zum Rilke-Rainer
hätte der schöne Sebastian vielleicht noch als Schläger-
typ durchgehen können. Bei all den Muskeln, die sich
durch jedes seiner engen Kleidungsstücke drückten.
Aber eigentlich waren da noch diese viel zu große Brille
und die hellrosa Sportschuhe. Es passte nicht zusammen. Die Kopfnuss wirkte wie der Versuch, eine Szene
aus einem Film nachzuspielen. Wieder nickte Ras.
»Kapiert«, sagte er ernst und ließ die Schultern langsam
sinken.

»Gut, dass wir einander verstehen«, sagte der Rilke-
Rainer und klang dabei erhaben wie ein Pfarrer, wenn
er die Kommunion verteilt. Aus dem Augenwinkel erkannte Ras erleichtert, dass er bei der nächsten Haltestelle aussteigen musste.

»Ich muss jetzt aussteigen«, erklärte er. Niemand
sagte etwas. Schließlich schwang der Rilke-Rainer groß-
zügig den Arm zur Seite.

»Natürlich!«, sagte er; »natürlich«, setzte Sebastian
nach. Zögernd stand Ras auf und hielt den Rucksack vor
die Brust.

»Na, dann«, sagte er und drückte den Knopf. »Bitte,
bitte«, sagte der Rilke-Rainer und machte ihm Platz.

Als der Bus bereits weitergefahren war und Ras ihm

nachsah, fragte er sich, was das wohl war, die Avantgarde, und ob jemand wie er auch eines Tages irgendwo dazugehören würde. Dann holte er einen Schokoriegel aus dem Rucksack und aß ihn auf.

Nach dem Gespräch mit ihrem Vater raffte sich Iga zwei Wochen lang auf und ging täglich in die Schule. Zwei Wochen! Das waren zehn Schultage à zehn und zwei à vier Stunden, somit 108 Stunden, was 6480 Minuten ergab, in denen sie ihren Ollie optimieren oder in ihrem Lieblingscafé mit Saša das Gespräch über die Grenzwerte von Funktionen fortsetzen hätte können.

Eigentlich waren es keine Gespräche, die sie führten, denn Saša saß ihr stumm gegenüber und hörte zu. Manchmal war sie nicht sicher, ob er ihr überhaupt zuhörte oder ob er ihr nur gerne gegenübersaß und die Zeit verstreichen ließ. Nach dem Tod seiner Eltern war er sehr schweigsam geworden und Iga machte sich ständig Sorgen um ihn.

Aber seit zwei Wochen saß sie im Unterricht, bemüht, nicht einzuschlafen, und beobachtete die anderen in der Klasse. Ging es denen nicht genauso? Machte sie der Unterricht nicht ebenso müde? War sie damit tatsächlich allein? Ihr Blick fuhr über die konzentrierten Gesichter. Sie waren dabei, hörten zu. Die Informationen erreichten sie in der adäquaten Geschwindigkeit. Das Zeit-Raum-Gefüge war im Einklang. Harmonie.

Iga dachte an die Fellbaum und überlegte, was sie tun könnte, um auch einmal außerhalb des Unterrichts mit ihr zu sprechen.

Anfang November war es endlich so weit. Heute würde sie die Fellbaum privat kennenlernen. Dann würde Iga nicht mehr nur eine der vielen Schülerinnen sein. Alle notwendigen Informationen waren zusammengetragen. Der Stundenplan der Fellbaum lag gleich einem Stadtplan ausgebreitet in ihrem Kopf. Sie stand an der Schnellbahnstation und wartete, lehnte am Fahrkartenschalter, rollte mit einem Bein das Longboard hin und zurück.

Den Berechnungen nach müsste die Fellbaum jeden Moment die Treppe hinaufkommen, wahrscheinlich gehetzt, weil es vom Schulgebäude bis zur Schnellbahn ein Fußweg von 15 Minuten war und es nicht lohnte, für eine Station die Straßenbahn zu nehmen. Zwischen dem Ende ihrer letzten Schulstunde und der frühesten anschließenden S-Bahn hatte die Fellbaum 20 Minuten. Unruhig blickte Iga umher, überprüfte noch einmal die Aussicht.

Von hier aus würde Iga die Fellbaum sofort sehen, ohne selbst gesehen zu werden. Und für den Fall, dass die Fellbaum die Bahn verpasste, würde Iga den anderen Abgang nehmen, eine Runde drehen, um danach die Treppe des Hauptaufgangs hinaufzukommen und sie wie zufällig am Bahnsteig anzutreffen.

Es war der beste Plan. Nichts konnte schiefgehen. Die Schnellbahn fuhr ein. Wenige Menschen stiegen aus und es begann der Run der Einsteigenden auf die spärlichen Sitzplätze. 17:30 Uhr, Stoßzeit. Igas Blicke flatterten über den Bahnsteig. Noch immer war keine Fellbaum zu erkennen, kam auch nicht die Treppen hinaufgerannt. Hatte Iga sich etwa verrechnet? Oder war die Fellbaum krank? Sie stellte sich auf das Longboard und tauchte halbherzig an. Neben ihr schnallten die Türen zu.

Genau in diesem Moment, wie im Schnittpunkt zweier Geraden, erschien der dunkle Lockenkopf der Fellbaum. Iga beobachtete, wie ihre Französisch-Lehrerin die letzten drei Stufen auf einmal zu nehmen versuchte, dabei fast stürzte, den Sturz gerade noch mit den Händen abfederte, die Bahn fuhr los und Iga stand verdutzt vor der Fellbaum, die sich fluchend aufrichtete und überrascht ihre Schülerin erkannte.

»Müsstest du nicht«, setzte sie zu einer Frage an, überlegte es sich wohl anders und stellte dann lediglich fest: »Müssen wir wohl auf die nächste warten.«

Iga nickte, unfähig etwas zu sagen. Es geschah tatsächlich. Genau wie Iga es sich vorgestellt hatte. Das war es doch, was sie gewollt hatte. Nur wusste sie auf einmal nichts mehr damit anzufangen.

Der Nieselregen, der ihr zuvor entgangen war, legte sich wie Zahlenkolonnen einer Matrix auf ihr Haar. Einer Vogelscheuche musste sie gleichen. Kindisch kam ihr das Longboard vor, dem sie alle paar Meter einen Schubs gab und währenddessen die Haare zu einem neuen Pferdeschwanz zusammenband. Gerne hätte sie etwas Geistreiches gesagt oder eine qualifizierte Frage gestellt, aber das Koordinatensystem in ihrem Kopf schwebte lose im Raum und wartete auf Werte, die eingetragen werden sollten. Nichts. Schweigend schlenderten sie gemeinsam an das andere Gleisende.

Iga vergrub die Hände in den Jackentaschen und roch den eigenen Schweiß, wie er scharf aus der Jacke herausdampfte. Warum hatte sie heute früh nicht geduscht? Und überhaupt.

»Fährst du viel«, fragte die Fellbaum schließlich und deutete auf das Board. Wieder schaffte Iga lediglich ein Nicken. Was war bloß los mit ihr? Wochenlang hatte sie das geplant, sich darauf vorbereitet. Mindestens hundert Gespräche war sie im Kopf durchgegangen, hatte überlegt, wie sie die Fellbaum zum Lachen bringen würde, wie sie neben ihr in der Schnellbahn sitzen und riechen würde, wie die Fellbaum aus der Nähe roch. Nicht das Parfüm, das in Igas Nase kratzte, wenn die Fellbaum im Unterricht an ihrem Tisch vorbeiging.

Aber jetzt, da es so weit war, sie tatsächlich dicht nebeneinandersaßen, sich für Sekundenbruchteile mal die Oberarme, mal die Knie berührten, roch Iga nichts. Und das Ziehen im Bauch, das sonst nur unangenehm und verwirrend gewesen war, wurde unerträglich. Am liebsten würde sie an der nächsten Station aussteigen, der Fellbaum kommentarlos den Rücken zukehren, das Longboard unter dem Arm, und weglaufen.

Eng war es plötzlich. Als wäre all das nicht ihre, sondern die Idee der Fellbaum gewesen. Sobald die Schnellbahn anhielt, würde Iga aussteigen und losrollen. Das würde sie tun. Noch bevor die Fellbaum protestieren könnte, wäre Iga aus dem Bahnhof hinausgesurft. Die Bahn fuhr in die Station ein. Sie stiegen beide aus und warteten.

»Wohnst du hier?«, fragte die Fellbaum unbeholfen.

Iga schüttelte den Kopf. Erst als sie sah, dass die Fellbaum eine Abschiedsgeste vorbereitete, brachte sie ein »Dort drüben« heraus, fächelte Richtung Stadtpark, »gehe ich oft ins Café.« Die Fellbaum folgte mit ihrem Blick Igas Arm.

»Ins Park Café?«

»Ja.«

Eine Weile sagte die Fellbaum nichts und Iga war überzeugt, das sei es gewesen. Höchstens noch ein Händedruck. Die kurzen Locken würden gleich zur Seite wirbeln, die Fellbaum ihren Nachhauseweg fortsetzen. Ohne Iga. Vielleicht war es besser so. Ihre Muskeln entspannten sich. Sie legte das Board auf den Boden. Vorbei. Chance verpasst. Selbst schuld. Wer denkt sich auch so etwas aus? Sogar Saša fände das merkwürdig. »Warum willst du denn deine Französisch-Lehrerin kennenlernen?«, hätte er sofort gefragt. Saša mochte es nicht, wenn sich Iga zu sehr für andere Menschen interessierte. Insbesondere für Erwachsene. »Sobald du erwachsen bist«, sagte Saša immer, »stirbst du.«

Warum willst du denn deine Französisch-Lehrerin kennenlernen? Was hätte sie darauf antworten sollen? Darüber hatte Iga noch nicht nachgedacht. Niemandem hatte sie davon erzählt. Peinlich war ihr auf einmal, was sie hier machte. Besser sie packte das Longboard und verabschiedete sich. Noch war es nicht zu spät. Die Fellbaum würde sich kurz wundern, aber zu Hause dann diese Begegnung als zufällig und ein wenig skurril abtun. Skurril. Das passte zu ihr. Wahrscheinlich fand sie Iga ohnehin komisch. Alle fanden sie komisch.

Noch war nichts verloren. Jede Funktion hatte ihre Inverse.

»Wenn du magst«, bot die Fellbaum stattdessen an und deutete in Richtung Park Café. »Ich habe noch etwas Zeit.« Iga sah verwundert auf und antwortete mit belegter Stimme: »Klar. Wenn *du* magst. Ich habe auch noch Zeit.«

Kurz zögerte Franziska und überlegte. Was, wenn Iga sie morgen auch vor der Klasse duzen würde? Aber das würde Iga nicht. Da war sich Franziska ganz sicher und wunderte sich gleichzeitig über diese Zuversicht, kannte sie Iga doch kaum.

Der Tag hatte sich mühsam in die Länge gezogen, der Mario aus ihrer Unterstufenklasse sie eine Stunde lang drangsaliert. »Aber, aber, Frau Professor«, hatte er jedes Mal dazwischen geplappert, wenn sie mit der Grammatiklektion fortfahren wollte. Und dann der Hochleithner im Lehrerzimmer. Ob sie beim Wandertag Begleitung machen wolle. Wer wollte das schon? Womöglich noch an ihrem freien Tag. Der Hochleithner immer so hypermotiviert. Schließlich hatte sie sich überreden lassen. Nach diesem Tag könnte sie ein Glas Rotwein oder einen Tee gut gebrauchen. Ihr Blick fiel auf Iga.

Es war zwar ungewöhnlich, gefiel ihr aber, wie diese Schülerin mit ihr redete. Auch im Unterricht. Als wären sie nicht Lehrerin und Schülerin, sondern zwei Gleiche, die in einer Welt feststeckten, sich jedoch dagegen entschieden hatten, deren Regelwerk zu befolgen. Beinahe ein bisschen revolutionär, und während sie das dachte, erinnerte sie sich an ihre eigene Schulzeit und schmunzelte.

Schnellen Schrittes versuchte sie, mit der skatenden Iga mitzuhalten. Diese stand gelassen auf dem Board, würdigte Franziska dabei keines Blickes und verhielt sich, als sei es für sie alltäglich, mit einer Lehrerin auszugehen. Auszugehen? Wie kam sie denn jetzt auf Ausgehen? Franziska schüttelte den Kopf und lachte.

»Was ist?«, fragte Iga freundlich.

»Ach nichts«, antwortete sie und von einem Moment auf den anderen kam es ihr vor, als wäre sie eben über einen See gelaufen, so leicht fühlte sie sich.

»Was ist denn?«, drängte Iga und hielt an.

»Wie surfen«, sagte Franziska. Iga runzelte die Stirn, zog die Augenbrauen zusammen, betrachtete sie neugierig mit diesem Blick, der wie eine Berührung war.

»Ja«, bestätigte Iga, »wie surfen. Möchtest du auch mal?«

Ihr schulterlanges blondes Haar hatte Iga zu einem Pferdeschwanz zusammengebunden und Franziska fiel zum ersten Mal auf, dass man Iga ohne die langen Haare für einen Jungen halten würde.

»Ich weiß nicht. Meinst du?«

»Warum denn nicht?«, entgegnete Iga und schnippte Franziskas Zweifel weg wie einen Zigarettenstummel. »Aber ohne die Stöckelschuhe.«

Franziska sah sich selbst verwundert dabei zu, wie sie ihre Stöckelschuhe in die Tasche steckte und in den Nylonstrümpfen, die sicher gleich reißen würden, zögerlich den rechten Fuß auf das Brett stellte. »Hier«, sagte Iga, nahm Franziskas Hände und legte sie auf ihre Schultern, »du hältst dich fest und wir machen langsam.« Erneut hatte Iga sie geduzt und wieder hatte Franziska nicht protestiert, krallte stattdessen die Finger in Igas Schultern und stellte ruckartig das zweite Bein auf das Brett. »Total super!«, lobte Iga und grinste sie an. Ihre Gesichter waren so nah, dass Franziska Igas Atem roch.

»Und jetzt?«, fragte sie.

»Geh ich langsam los«, antwortete Iga.

In der Schule hatte Franziska im Turnunterricht nie zu den Geschickten gehört. Ein Ball traf sie, noch bevor sie festgestellt hatte, wer gerade in dessen Besitz war, und wenn sie mit Hilfe der Turnlehrerin und zweier anderer Mitschülerinnen einen Handstand machte, wusste sie, dass sie aussehen musste wie ein Fragezeichen. Körperspannung begriff sie nicht und auch jetzt spürte sie, dass etwas an ihrer Haltung grundverkehrt war. »Wenn du dich aufrichtest, wird es leichter«, schlug Iga vor.

»Wie meinst du das?« Belustigung blitzte aus Igas Augen.

»Stell dir vor, du stehst vor der Tafel und möchtest etwas in das obere Drittel schreiben.«

Als hätte Iga einen Zauberspruch gesagt, schob sich Franziskas Becken nach vorne und sie stand aufrecht auf dem Brett. Vor lauter Begeisterung ließ sie Igas Schultern los.

»Ich fahre!«, rief sie.

»Du fährst!«, bestätigte Iga und lief neben ihr her.

»Wie Eislaufen, nur noch besser!«, rief sie und Iga lachte aus vollen Zügen. Als wäre ich noch einmal 16, dachte Franziska, nur dass es dieses Mal viel schöner ist.

Igas entspanntem Gehtempo nach zu urteilen, rollte sie nicht allzu schnell, ihr selbst, auf dem Brett, erschien es aber plötzlich ganz anders. Das Park Café kam derart rasant auf sie zu, dass Franziska überzeugt war, im nächsten Augenblick an der Wand zu zerschellen. Die gerade Haltung verließ den Körper so abrupt, wie sie ihn gefunden hatte.

»Warte, warte!«, rief Iga. Franziska spürte noch, dass sie dabei war, das Gleichgewicht zu verlieren. Dann lagen ihre Hände wieder auf Igas Schultern und das Longboard rollte nicht mehr. Iga hatte ihre Füße vor die Rollen gestellt. Zitternd, mit Tränen in den Augen, stieg Franziska hinunter und schlüpfte wieder in ihre Schuhe.

Wortlos klemmte Iga das Board unter den Arm und zog die Tür des Cafés auf, in das Franziska nun eintrat und merkte, als sie die Schwelle überschritt, dass sie sich eben für etwas entschied. Sie dachte an den Peter und an Jakob und an die Schule. Und als Iga sich an ihr vorbeizwängte, um zielstrebig den letzten Fensterplatz des Cafés für sie beide zu besetzen, dachte sie an das Longboard und wie es sich, kurz bevor sie draufstand, angefühlt hatte, als wäre sie über Wasser gelaufen, und für den Bruchteil einer Sekunde wurde ihr schwindlig.

Iga bestellte einen Espresso und bat um die üblichen vier Gläser Leitungswasser. Der Kellner lächelte. »Heute erst so spät?«, fragte er und Iga nickte und spürte die Hitze im Gesicht. Franziska bestellte einen Tee. Sie sah verwirrt aus. Als hätte ihr die Fahrt auf dem Longboard nicht gutgetan. Obwohl Iga fand, dass sich Franziska für jemanden in ihrem Alter durchaus geschickt angestellt hatte.

Sie versuchte, Franziskas Blick zu folgen. Er bewegte sich hastig durch das Café, als würde sie etwas oder jemanden suchen. Vielleicht war es Franziska aber auch plötzlich unangenehm, hier mit ihr zu sitzen. Vielleicht hätte Iga sie nicht duzen sollen. Zu schnell. Immer war Iga zu schnell. Immer überforderte sie alle.

Es war ein altes Kaffeehaus, das von Kristalllustern und Tischlämpchen erhellt wurde. Untertags drang durch drei Fensterfronten Sonnenlicht hinein. Vereinzelt hingen an den Wänden Schwarz-Weiß-Fotografien berühmter Schriftstellerinnen, Komponistinnen, auch das Foto einer Dirigentin hatte Iga eines Tages entdeckt. Cremeweiße Wände, pastellgrüne Sofa-Überzüge und ein Parkettboden schufen eine Atmosphäre, die sich für Geschäftsessen, Verabredungen ebenso wie für das Lesen von Zeitungen und Büchern eignete. Letzteres war Igas Hauptbeschäftigung, wenn sie ihre Vormittage hier verbrachte. Die Kellnerinnen und Kellner kannten sie und ließen sie stundenlang bei einem kleinen Espresso einen der beliebten Fenstertische für vier Personen belegen, auf dem sie Mathematikbücher und Notizhefte ausbreitete, um gelegentlich einen Rechengang aufzuschreiben, aber die meiste Zeit aus dem Fenster zu sehen. Niemand fragte sie je, ob sie nicht in der Schule oder an einer Lehrstelle sein sollte.

Aus dem Augenwinkel beobachtete Iga, wie Franziska mit den Fingern der linken Hand auf der Tischplatte an einem alten Wasserfleck herumrubbelte. Vielleicht hatte sie sich gar nicht spontan entschieden. Womöglich war Iga ihr bereits im Unterricht aufgefallen. Vielleicht war Iga ihre Leerstelle in einer nicht-stetigen Funktion.

»Statistikbücher?«, fragte Franziska, so laut und unerwartet, dass Iga zusammenfuhr.

»Ja«, antwortete sie prompt. »Hat sich so ergeben.«

»Hat sich so ergeben?« Franziska lachte und Iga sah ihre Zähne, bis zu einer Lücke im hinteren Bereich des rechten Oberkiefers.

»Und du?«, fragte Iga. »Was liest du denn? Romane?« Wieder lachte Franziska, aber dieses Mal überrascht. Iga hatte sie überrascht. Das war gut, dachte Iga. Überraschung war die Kehrseite der Langeweile, und wenn Franziska sich nicht langweilte, würde sie bleiben.

»Nicht nur, ich mag auch Lyrik«.

»Echt jetzt? Gedichte?«, bohrte Iga nach. Franziska sah zur Seite, nippte an dem Tee, umklammerte dabei die Tasse mit beiden Händen, als versuchte sie, die Wärme auf den gesamten Körper zu übertragen. Wie perfekt sie dabei aussah. Wie ein Ergebnis ohne Kommastellen.

»Nein. Nicht wirklich. Funktioniert das mit den Wahrscheinlichkeiten?« Verwirrt zuckte Iga mit den Schultern.

»Manchmal schon. Manchmal ist es unerträglich, nicht zu wissen, was passieren wird.« Der Kellner stand hinter der Kuchentheke und sah ihnen zu. Normalerweise war sie allein hier, nur ab und zu mit Saša. Sicher überlegte er, wer wohl diese Frau war.

»So wie jetzt?«, fragte Franziska nach einer Weile.

Iga hielt sich mit den Händen an der Couch fest. Hatte Franziska das gerade wirklich gefragt?

»Dass wir hier sitzen?«, versicherte sich Iga und mitten in der Frage brach ihre Stimme. Alle Umgebungsgeräusche drangen gleichzeitig auf sie ein. Ihr Mund war trocken. Sie trank einen Schluck Wasser, ohne dass es half.

»Schon an der Schnellbahnstation«, setzte Franziska locker nach und lächelte. Ganz und gar unschuldig wirkte das Lächeln. Verzweifelt spürte Iga, wie ihr stetig heißer wurde, ihr ganzer Körper zu glühen begann.

Was, wenn Franziska zu dem Schluss kam, dass es falsch gewesen war, sich außerhalb des Unterrichts mit einer Schülerin zu treffen? Gewiss gab es diesbezüglich Regeln. Wenn ihr klar wurde, diese Regeln gebrochen zu haben. Was, wenn sie ihren Vorschlag jetzt, nachdem Zeit vergangen war, jetzt, nachdem sie eine Weile beisammengesessen hatten, jetzt, da sie sich daran erinnerte, dass sie Lehrerin und Iga Schülerin war, wenn sie ihre Offenheit jetzt zurücknehmen wollte? »Was sollen die anderen denken«, würde sie erklärend davorstellen und meinen: »Was, wenn du mich während des Unterrichts plötzlich duzt?«

»Ich werde das nicht gegen dich verwenden«, schoss

es aus Iga heraus. Sie hob den Blick und sah direkt in Franziskas Gesicht, in die Augen, die im Grunde an all dem schuld waren. Franziska wich Igas Blick nicht aus, nippte weiter an dem Tee, beobachtete sie. Erst jetzt erkannte Iga das. Franziska beobachtete sie genauso, wie Iga Franziska beobachtete. Sie beobachteten einander und eine weitere Hitzewelle durchfuhr Iga.

»Schon gut«, sagte Franziska gelassen. »Weiß ich doch.« Dann stellte sie die Tasse ab und entschuldigte sich.

Das Licht der Tischlampe blendete. Draußen hatte es zu regnen begonnen, Iga würde nicht nach Hause skaten können und Franziska würde, sobald sie von der Toilette zurückkäme, zahlen und gehen. Es war Mittwoch. In dieser Schulwoche hatten sie kein Französisch mehr. Vier Tage, bis sie einander wiedersehen würden. Vier Tage summierten sich zu 96 Stunden, summierten sich zu 5760 Minuten, summierten sich zu 345 600 Sekunden, die es bis Montag zu überbrücken galt.

Iga dachte, dass beim Werfen eines Würfels jeder Wurf zu einer der Zahlen von eins bis sechs führte und dass diese sechs Ereignisse einander ausschlossen. Sie dachte, wäre der Würfel regelmäßig, also aus homogenem Material und von genau kubischer Gestalt, so wäre bei ordnungsgemäßem Würfeln keines dieser sechs Ereignisse hinsichtlich seines Eintreffens vor dem anderen ausgezeichnet. Das Wissen beruhigte sie.

»Ich muss jetzt gehen«, sagte Franziska, etwas zu laut, woraus Iga schloss, dass sie es bereits wiederholte.

Sie stand neben Iga und legte ihr für einen Moment die Hand auf die Schulter. Einfach so.

Iga wollte aufstehen, schaffte es aber nicht, schaffte gerade noch ein »Okay« und hoffte, dass es reichte. Franziska lächelte sie an. Wie sie dastand und Iga anlächelte. Iga erinnerte sich nicht, jemals so ein Lächeln gesehen zu haben. Dann drehte sich Franziska um, verließ das Café, war fort und Iga saß allein an dem Tisch, und in ihr war alles leergefegt.

Ras saß auf seinem Bett und starrte auf den Müllhaufen, der bereits ein Drittel des Zimmers eingenommen hatte, und konnte es sich noch immer nicht erklären. Was all die zertretenen Cola- und Bierdosen, zerknüllten Zigarettenpackungen und Plastikbeutel, dazwischen blutgetränkte Tampons und Binden, halbzerkaute Pizzareste, weiße Soßen, die sporadisch aufblubberten, hier verloren hatten. Woher sie kamen. Gallertartig zogen sich am Boden Spuren von dem Haufen hin zu Schreibtisch und Kleiderkasten, als hätte eine Schneckenwanderung stattgefunden. Die Ecke seines Zimmers. Das Epizentrum.

Wie ein Einbrecher bewegte er sich durch den Raum, wich den Schleimfäden aus, tapste von einer freien Stelle zur nächsten, Schweißperlen auf der Stirn. Hinzu kam der Gestank. Das große Fenster ließ er inzwischen durchgehend gekippt, egal wie kalt es draußen war. Er vermutete, dass sich seine Mutter in der Nacht in sein Zimmer schlich und es schloss. Allerdings leugnete sie das, sobald er sie beim Frühstück zur Rede stellte. Also war es womöglich doch der Müllhaufen selbst, der das Fenster schloss, um Ras den Sauerstoff zu entziehen?

Er dachte an Emily Dickinson: »Wenn Windesklaue Wälder packt – dann hält – das Weltall – still«, murmelte er vor sich hin.

Jeden Morgen wurde ihm beim Aufwachen von dem Geruch erst übel und dann schwindlig.

Auch die Stimme war im letzten Monat zu einer ständigen Begleitung geworden. Bis tief in seine Träume verfolgte sie ihn. »Aus dem Nichts heraus«, hallte es durch die Eiswüste, durch die er jede Nacht stolperte, immer einem Licht entgegen, das nie näherkam, wieviele Schritte er auch machte, wie verzweifelt die Tränen auch zu Boden fielen.

Ob alle Dichter an derartigen Vorstellungen litten? Vielleicht war das der Preis? Der Brechreiz saß im Hals fest, obwohl er sich die Nase zuhielt. Aber auch wenn er Dichter war, wollte er kein Feigling sein. Deshalb würde er heute Angst und Ekel überwinden und den Müllhaufen berühren. Das hatte er sich vorgenommen. Was war es denn, das ihn zurückhielt? Warum hatte er es nicht schon längst getan?

»Raaaaaaaas!«, rief die Stimme.

Er streckte den Arm aus, spreizte die Finger, beugte sich nach vorne. Sein Bauch drückte gegen die Knie. Nur noch wenige Zentimeter trennten die Spitze seines Zeigefingers von einer blutigen Binde. »Raaaaaaas! Ras! Ras!« Er zögerte. Und wenn der Schleim, der über den Dingen lag, sich auf seiner Haut festsetzte? Eiterbeulen.

Eine Pest, die ihn in ihr Innerstes sog. Er selbst dann Teil des Mülls.

Von einem Moment auf den nächsten war sein Körper nass, salzige Tropfen liefen über Stirn und Nase in seinen Mund, seine Ohren, zwischen seine Pobacken. Sogar im Spalt zwischen den Zehen lag Schweiß. »Aus dem Nichts heraus«, flüsterte die Stimme, strenger als sonst, und gleich darauf schallte es lauter als sonst: »Raaaaaaas!« Ruckartig zog er den Arm zurück und wischte sich mit den Händen den Schweiß aus dem Gesicht.

Komm schon, Ras! Du bist jetzt ein Mann! Ein Mann hat keine Angst vor ein bisschen Müll, ein bisschen Dreck. Was soll schon geschehen? Alles Einbildung. Das hier war weder ein Stephen-King-Film noch eine Geschichte von Edgar Allan Poe. Das war doch nur das Leben eines pummeligen Jungen.

Igas Bild drängte sich zwischen ihn und den Müllberg. Wie sie in der zweiten Mathematik-Stunde an die Tafel gekommen war und das Beispiel für ihn gelöst hatte. P war der Buchstabe für Wahrscheinlichkeit und E der Erwartungswert, aber was das große X mit dem kleinen x zu tun hatte und wofür obendrein das kleine i stand. P von X. Was war die Wahrscheinlichkeit, dass etwas Schlimmes geschah, wenn er den Müllhaufen berühren würde? Er konnte es nicht berechnen. Seine Gedanken entzogen sich der Fragestellung, genau wie damals, als er an der Tafel gestanden und gewartet hatte, dass die Zeit verging und dass der Hochleithner irgendwann seiner überdrüssig wurde.

Der Horla, dachte Ras. Jeder Mensch hat seinen Horla. Dieser Müllhaufen ist mein Horla. »Du bist mein Horla«, flüsterte er dem Müllhaufen zu. »Und ich werde dich lieben lernen.«

Er erinnerte sich daran, was mit dem Erzähler aus der Geschichte geschehen war. Aber ihm würde das nicht passieren. Der Müllhaufen tat ihm ja nichts. Er war einfach nur da und wuchs. Lag ausgebreitet vor seinem Bett, wie ein Ölteppich in den arktischen Gewässern, und roch, als hätte jemand gefurzt, nachdem er einen Bohneneintopf gegessen hatte. Wieder wurde ihm übel und dieses Mal hielt er es nicht mehr aus, sprang auf, lief ins Badezimmer, schob die Klobrille hoch und übergab sich. Einmal, ein weiteres Mal, beim dritten Mal stand bereits seine Mutter hinter ihm und er spürte ein nasses Handtuch im Nacken. »Du Armer«, hörte er sie sagen. »Du bist ja ganz durchgeschwitzt. Du gehst heute nicht zur Schule.«

Nicht zur Schule, wiederholte er innerlich. Nicht zur Schule bedeutete, allein mit dem Müllhaufen bleiben, allein mit der Stimme. Der Vater im Büro, die Mutter bei den Nachhilfeschülerinnen und -schülern. Alexandra an der Uni und Ras ganz allein. Wie gerne hätte er die Mutter angebettelt, mit ihm zu Hause zu bleiben. Wie früher, als er noch klein war.

Ein Zittern überfiel ihn. Er schüttelte langsam den Kopf und stemmte sich an der Kloschüssel hoch. »Es ist gar nichts«, sagte er und zwang sich zu einem Lächeln. »Mir geht es schon besser.« Die Mutter sah ihn skeptisch an. »Wirklich«, versicherte er. »Es geht mir gut.«

»Wenn er sagt, es geht ihm gut, dann geht es ihm gut«, sagte der Vater, der jetzt neben der Mutter stand. Ras zog die Schultern nach hinten. »Es geht mir gut«, betonte er und sah dem Vater dabei in die Augen, hielt dem prüfenden Blick stand. »Dann beeil dich. Ich setze dich auf dem Weg bei der Busstation ab.« Ras nickte und schob sich an den beiden vorbei, schlurfte zurück in sein Zimmer, wo er den Müllhaufen umschiffte, sich anzog und wahllos zwei Schulbücher in den Rucksack stopfte.

Ich bin jetzt ein Mann, dachte er und warf dem Müllhaufen einen feindseligen Blick zu. Du bist nichts als Einbildung. Du bist der Horla. Aber ich werde mich von dir nicht verrückt machen lassen.

Mit einer Bestimmtheit, die ihm selbst fremd war, zog er die Zimmertür hinter sich zu. »Fertig!«, rief er in die Wohnung hinein. Der Vater trat aus der Küche. Respekteinflößend sah er aus, in dem dunkelgrauen Anzug, dem Seidenhemd und der braunen Krawatte, die schulterlangen Haare streng zu einem Pferdeschwanz nach hinten gekämmt. Dädalus. Der Sonne entgegen, ohne sich an ihr zu verbrennen. Darin bestand die Kunst. Niemand legte sich mit seinem Vater an.

Stolz erfasste Ras, und er richtete den Kragen des neuen schwarzen Rollkragenpullovers, den er gemeinsam mit Jess ausgesucht hatte. Der Vater blieb für einen Moment vor ihm stehen, bemerkte den Pullover, gab Ras einen Klaps auf die Schulter. »Sartre und so.« Er lachte ein anerkennendes Lachen, das bisher immer Alexandra vorbehalten geblieben war. Jetzt hatte Dädalus auch ihn erkannt. Verschämt, aber glücklich fiel Ras' Blick zu

Boden. Die Mutter musste dem Vater von den Gedichten erzählt haben. »Mein Sohn, der Poet. Warum nicht. Wir sind hierhergekommen, damit ihr alles werden könnt.« Ein weiterer Klapps auf die Schulter. »Solange ihr darin die Besten seid.«

Die Tür fiel ins Schloss. Immer zwei Stufen auf einmal. Der Mercedes blinkte auf. Ras stieg vorne ein und wusste: Es war das Erbe, das er antreten würde. Nicht irgendein Dichter, sondern einer der besten. Wie Arthur Rimbaud. Nicht wie Emily Dickinson. Schließlich war Ras kein Mädchen. Ihn würde niemand einfach so übergehen. Geschmeidig lag die Hand des Vaters auf dem lackierten Schaltknüppel.

Wie Phönix aus der Asche würde aus dem verbrannten Ikarus Ras, der größte Dichter aller Zeiten, steigen. Der Blick des Vaters ruhte zuversichtlich auf der Straße, und Ras sah durch die Frontscheibe hinaus und fügte dem Blick des Vaters den seinen hinzu.

Am Abend sah Ras auf dem Weg zur Busstation schon von weitem den Rilke-Rainer und den schönen Sebastian. Jess hatte Ras alles über die beiden erzählt.

Dass Rainer Wegen ursprünglich Rainer *von* Wegen geheißen hatte, aber Rainers Vater das »von« aus dem Namen hatte rauskürzen lassen. Unstimmigkeiten zwischen Rainers Vater und dessen Vater, Rainers Großvater, lagen dem zugrunde. Genaueres wusste anscheinend nicht einmal Rainer selbst. Ein Detail, das zwar die Außenwirkung veränderte, nicht aber die Besitzverhältnisse. Enorm sollte laut Jess die Villa sein, in der Rilke-

Rainer wohne. Ihm allein gehörten drei Zimmer und ein Butler stand ihm zur Verfügung. Der Vater sei Präsident der Nationalbank und die Mutter leite das Allgemeine Krankenhaus der Stadt.

Hingegen seien die Eltern des schönen Sebastian Neureiche, ähnlich denen von Ras, nur ohne den Migrationshintergrund. Das Unglück eines anderen habe Sebastians Vater seine Position eingebracht. Der ehemalige Sportnachrichtenchef sei während eines entscheidenden Fußballspiels, wobei Jess vergessen hatte, um welches Spiel es sich genau gehandelt habe, an einem Herzinfarkt verstorben, und Sebastians Vater, in eben jenem Moment zur Stelle, sei eingesprungen und danach Sportchef geblieben. Die Mutter habe die Familie kurz darauf verlassen. Mehr wisse Jess nicht, Sebastian spreche nicht gerne darüber. Eigentlich glaube sie, dass der schöne Sebastian in den Rilke-Rainer verliebt sei. Aber auch darüber werde nicht gesprochen. Grinsend hatte Jess den Zeigefinger auf den Mund gelegt und gezwinkert. »So schüchtern, die beiden.« Ras hatte gelacht.

Eine Avantgarde, hatte seine Mutter ihm am Abend nach der Begegnung mit dem Rilke-Rainer und dem schönen Sebastian erklärt, sei eine Gruppe von Vorkämpferinnen und Vorkämpfern einer geistigen Entwicklung. In der Malerei schien es eine Menge davon gegeben zu haben, aber auch die Literatur war durchdrungen von Avantgarden. Warum das so war, erschloss sich Ras nicht, da es sich bei einer Avantgarde schließlich um die Vorhut handelte und die war im Krieg ja nichts anderes als die Front und die wiederum, das zeigte doch die Geschichte, war die Erste, die fiel. Obendrein erinnerte sich niemand an Frontkämpfer. Man erinnerte sich an Generäle. Darauf hatte auch die Mutter keine Antwort gewusst.

»Hör mal«, sagte der Rilke-Rainer, als sie bereits im Bus standen, und zeigte auf den schönen Sebastian. »Wir haben nachgedacht.« Sebastian nickte ernst, sodass Ras auf das Schlimmste gefasst war. Er sah sich um. Der Bus war voll. Hier konnten sie ihn nur kneifen oder in die Ecke drängen. Bei der nächsten Station hingegen wäre es ein Leichtes, selbst ihn, der einiges an Gewicht trug, zwischen sich zu nehmen und gemeinsam mit ihm auszusteigen.

Die meisten Haltestellen waren lediglich kleine Schilder, umringt von Feldern, entlang einer Straße, an der in den Morgenstunden Männer aus dem Osten darauf warteten, von einem Mercedes oder einem Audi mitgenommen zu werden. Arbeiterstrich, nannte der Vater die Straße. Dort habe er auch einst gestanden und gewartet.

»Jess meint, du schreibst Gedichte«, fuhr der Rilke-Rainer fort und der schöne Sebastian nickte. »Sie meint, dass du gute Gedichte schreibst«, spezifizierte Rilke-Rainer. »Stimmt das?« Misstrauisch, ob es sich hierbei um eine Falle handelte, sagte Ras vorsichtig: »Ich schreibe Gedichte.«

Jetzt nickten der Rilke-Rainer und der schöne Sebastian beide bedeutungsvoll, als hätten sie mit dieser Antwort gerechnet und sich entsprechend vorbereitet. »Wir schreiben nämlich auch Gedichte«, offenbarte der Rilke-Rainer. »Nur er«, korrigierte der schöne Sebastian, »ich lese.« Sie sahen Ras prüfend an. Er wusste nicht, was er sagen sollte, also schwieg er.

Aus dem hinteren Teil des Busses flog eine Bananenschale über seinen Kopf hinweg und landete im Schoß eines Mädchens, das erschrocken hochsprang und aufschrie.

»Wir sind an deinen Gedichten interessiert.« Rilke-Rainer verschränkte die Arme vor der Brust. »Wir möchten sie lesen.«

»Aha«, antwortete Ras und beobachtete das Mädchen mit der Bananenschale, wie es das Gesicht verzog und für einen Augenblick ganz bleich aussah.

»Wenn sie gut sind«, sagte Rilke-Rainer. »Aber nur, wenn sie gut sind!«, betonte der schöne Sebastian. »Haben wir überlegt, dich einzuladen.«

»Mich einzuladen?«, fragte Ras.

Das Mädchen, wieder rosig im Gesicht, hatte sich umgedreht und suchte, nun nicht mehr erschrocken, sondern erbost, nach dem Bananenschalenwerfer. Ihre Augen leuchteten auf. Die Bananenschale flog ein weiteres Mal über Ras' Kopf hinweg.

»In die Avantgarde«, erklärte Rilke-Rainer.

Wie der Rilke-Rainer es aussprach, klang die Avantgarde nicht wie die Front, sondern wie eine Legion der Auserwählten. Die Einladung klang nicht wie eine bloße Einladung, sondern wie ein Preis, den man damit bereits gewonnen hatte. Das Beste, das einem passieren konnte. Die Avantgarde.

Keine Zweifel schien der Rilke-Rainer darüber zu haben: Jede und jeder wollte in die Avantgarde. Als wäre es die logische Konsequenz des Lebens selbst. Auf dieser Welt willst du Teil der Avantgarde sein. Was sonst?

Und auch wenn sich ein Teil von Ras' Intellekt dagegen sträubte, so musste er sich eingestehen, dass der andere, weit größere Teil tatsächlich genau das wollte.

»Wirklich?«, fragte er schüchtern. Sebastian nickte und verschränkte nun ebenfalls die Arme vor der Brust, was seinen Bizeps trotz Pullover deutlich betonte. Ob er wirklich in den Rainer verliebt war? Wie Rimbaud und Verlaine? Und er? Ras? War er doch nur Emily Dickinson?

»Erst die Gedichte«, betonte Rilke-Rainer. »Genau«, sagte der schöne Sebastian, »erst die Gedichte.«

Ras' Hände schwitzten. Außer den Gedichten für Tifenn hatte er noch nie welche geschrieben. Und die waren weg. Daran, sie zu kopieren, hatte er nicht gedacht. Außerdem hätte Jess womöglich etwas dagegen gehabt. Bis sie ihn dazu aufgefordert hatte, wäre es ihm nicht in den Sinn gekommen, welche zu schreiben. Aber dann hatte er sofort Talent gezeigt. Gut in etwas zu sein, das ihm leichtfiel. Das kannte er nicht.

Er überlegte: Ras, der Poet. Und nun: Ras, beinahe schon Teil der Avantgarde.

»In Ordnung«, sagte er euphorisch.

»Gut«, sagte Rilke-Rainer und drückte den Türöffner. »Bring sie morgen mit.«

»In Ordnung«, antwortete Ras noch euphorischer, obwohl er nichts hatte, was er morgen mitbringen konnte.

Als der Bus anhielt, boxte ihm der schöne Sebastian wohlwollend in den Oberarm und verabschiedete sich zitierend: »Im Gewitter der Rosen ist die Nacht von Dornen erhellt, und der Donner des Laubs, das so leise war in den Büschen, folgt uns jetzt auf den Fuß.«

»Bachmann«, fügte Rilke-Rainer hinzu, während er ausstieg. »Solltest du lesen.«

»In Ordnung«, rief Ras und winkte, und Rilke-Rainer und Sebastian winkten zurück.

6 Der Widerstand der Welt

Bevor Martin herkam, fädelten sich die Tage aneinander wie Perlen auf einer Schnur. Von Mai bis Mitte September stellte ich morgens ein Frühstück für die Gäste zusammen und stand am Abend hinter der Bar. In der Hauptsaison halfen Iga und Jess in der Küche. Tagsüber mähte ich Gras, empfing neue Gäste oder Wanderer, reinigte die Sanitäranlagen oder spielte mit Jakob und Fipps. Vom Herbst bis spät in den Frühling hinein bot ich Touren an. All das hielt mich vom Grübeln ab.

Einmal im Jahr kommt Ras. Am Ende der Campingsaison. Dann sind wir vollzählig. Die Eistaucher. Dann sitzen wir eine Woche lang aufeinander wie Wolfswelpen. Keinen Moment lassen wir uns aus den Augen. Für Jakob ist es das Paradies. Er und Fipps sind in der letzten Septemberwoche die glücklichsten Wesen.

Den ersten Abend verbringen wir am großen Stausee, wenige Kilometer vom Campingplatz entfernt. Tagsüber wird geschwommen und getaucht und abends erzählt Ras Geschichten. Als Einziger ist er der Literatur und dem Schreiben treu geblieben. Er wartet am Feuer, bis es still wird, schraubt die Spannung hoch.

Er sitzt und wartet, genau wie damals, als sie ihn abholten und zuerst aufs Revier brachten und dann direkt weiterfuhren. Er sitzt und wartet, bis es sein Gegenüber nicht mehr aushält. Dann erst beginnt er zu erzählen.

Als sie ihn aufs Revier mitnahmen und dort saßen und warteten. Am liebsten hätten sie ihn wohl verprügelt, aber er hatte bereits ein blaues Auge. Das hatte er von mir. Das muss sie abgehalten haben. Vielleicht auch weil er klein und dick war und ein weiteres blaues Auge oder ein paar Schrammen keinen Unterschied mehr gemacht hätten. So stelle ich mir vor, dass sie denken. Dass es bei jemand wie Ras keinen Spaß macht. Nicht wie bei mir. Mich haben sie so zugerichtet, dass ich mich zwei Wochen kaum bewegen konnte.

Nachdem ich das Haustor verkeilt hatte, sah ich Ras und dachte, dass er es bemerkt hatte. Also schlug ich ihn nieder. Damit er nichts mehr mitbekam. Es hatte mit Verantwortung zu tun. So muss man sich das vorstellen.

Ras erzählte ihnen damals auf dem Revier zuerst von Dädalus und Ikarus und gleich danach vom Horla. Zur Stimme oder dem Müllhaufen kam er nicht mehr, da saß er bereits wieder im Streifenwagen und sie fuhren ihn ins Irrenhaus. Sie zogen nicht einmal in Erwägung, darüber nachzudenken. Obwohl sich Ikarus an der Sonne verbrannt hatte. Und auch der Horla saß in dem Haus fest, als es abbrannte. Man hätte durchaus einen Zusammenhang herstellen können. Aber dafür war es wohl zu spät und Maja ohnehin verschwunden.

Hier bei uns beginnt Ras auch jedes Jahr mit Dädalus und Ikarus, als wäre es eine Stelle aus der Bibel. Danach kommt der Horla. Und dann erst erzählt er, was ihm die Stimme im Laufe des vergangenen Jahres angesagt hat. Alle sitzen zusammen um das Feuer geschart und hören ihm zu, als würde er alles zum ersten Mal erzählen. Ich denke, so ist es immer, wenn man seine eigene Geschichte hört. Man ist völlig gefesselt, obwohl man doch weiß, wie es ausgehen wird.

Immer ist da jemand, dem Unrecht angetan wird, und immer ist da jemand, der zusieht, ohne einzuschreiten. Als Kind stellt man sich die Frage, wer man lieber wäre. Das Opfer oder der Feigling. Als Kind habe ich mich nie gefragt, wie es wäre, der Täter zu sein. Das fragt man sich nicht. Die Täter sind die anderen. Immer. Am besten wäre es, man könnte sich dem Menschsein entziehen. Und vielleicht ist das der Grund, warum ich kein Begehren empfinde. Manchmal denke ich, das ist der Grund.

Ich rolle das Loaded Dervish Sama unter dem Bett hervor. Fipps springt aufgeregt um mich herum. Das Longboard hat ihn schon immer begeistert. Martin dreht seine Morgenrunde in den Bergen, während ich mich auf das Board stelle und den Hügel, der vom Campingplatz in die Hauptstraße mündet, hinuntersurfe. Weil ich begriffen habe, dass ich bereit sein muss, alles zu riskieren. Kurz vor der Hauptstraße stoße ich durch eine warme Luftschicht. »Alles« bedeutet immer das Leben selbst.

Hätte Iga die Fellbaum nicht angerufen, hätte die Fellbaum nicht versucht, es im letzten Moment zu verhindern, dann wäre vermutlich niemand auf die Idee gekommen, im Nachhinein etwas ändern zu wollen, und wir hätten unseren Frieden. Womöglich hätten wir auch keine Reue empfunden. Der Plan hätte funktioniert. Wir wären der Ansicht gewesen, das Richtige getan zu haben. Wir wollten es ja nicht für uns, sondern für Maja und für die Nachkommenden. Es war selbstlos. Ob jemand anders darunter leiden könnte, darüber machten wir uns keine Gedanken. Es kam uns nicht einmal in den Sinn. So sicher waren wir, im Recht zu sein.

Aber dann entgleiste alles. So wie an dem Abend, als Iga den Unfall hatte. Es kam über mich. Da konnte ich mich nicht wehren.

An die Fellbaum denke ich oft. Manchmal kommt es mir vor, als würde ich über die Toten mehr nachdenken als über die Lebenden. Ich habe das mit ihr und Iga nie verstanden. Wieso sie nicht sehen konnte, wohin es führen musste. Ob sie Iga so falsch eingeschätzt hatte oder sich selbst oder niemanden, oder das Begehren hatte ihr Urteilsvermögen so sehr getrübt, dass man sie für unzurechnungsfähig erklären müsste. Das soll es geben. Iga jedenfalls konnte seit der Sache mit der Fellbaum nur noch wenige klare Gedanken fassen. Iga! Das muss man sich mal vorstellen! Eigentlich hätte ich es erkennen sollen und sie schütteln.

Aber ich habe nichts getan, außer meine Arme auszubreiten und ihr Pastis hinzustellen, wenn sie weinend auf meiner Couch saß.

Es gab nichts, das Iga nicht bereit war, der Fellbaum zu verzeihen. Erst das mit dem Peter und danach sogar noch das mit dem Hochleithner und dem Strassi. Unbegreiflich war es. Da ließ sich nichts machen.

Damals entschied ich, dass mir die Fellbaum ganz gleich sein musste. Und das ist sie mir immer noch. Sie ist mir ganz gleich.

Martin ist furchtbar aufgebracht, als er von seiner Morgenrunde zurückkehrt. Er möchte nur Kaffee, sonst nichts, und erst nach der dritten Tasse, schwarz ohne Zucker, ohne Milch, erzählt er, er habe auf dem Weg zehn tote Hasen, einen toten Bären und zwei tote Rehe gefunden. Wie das möglich sei, fragt er mich. Wie das möglich sei? Kugeln fand er keine, überhaupt gab es keine Verletzungen. Sie lagen einfach auf dem Boden. Nicht einmal Fliegen saßen auf den Kadavern. Es wirkte wie ein Gemälde von John Milton. Wie das möglich sei?

»Das ist nicht gut«, sage ich. »Etwas wird hungriger.« Er sieht mich entsetzt an. Ich pfeife Fipps ins Haus.

»Was können wir tun«, fragt er. »Was können wir denn tun?«

»Das weiß ich nicht«, antworte ich. »Das weiß ich wirklich nicht«.

Manchmal muss eine Entscheidung her, wenn von sich aus kein Ausgleich stattfindet. Nachdem Iga und Jess mit Maja aus dem Krankenhaus zurückkamen und erzählten, was die Ärztin in Maja gefunden hatte, stellten wir Nachforschungen an. Bald wurde uns klar, dass auf legalem Weg nichts zu machen sein würde. So ist das in unserer Stadt schon immer gewesen.

Heute denke ich, dass es nicht nur die Geschichte unserer Stadt ist, sondern die der ganzen Welt. Weshalb es nicht in Frage kam, Anzeige zu erstatten. Es hätte nichts geändert. Davon waren wir nach allem, was wir herausgefunden hatten, überzeugt. Dass es anderer Mittel bedurfte. Niemand hätte Maja geglaubt.

Vielleicht der Avantgarde. Schülerinnen und Schülern einer katholischen Privatschule aus respektablen Familien. Besonders dem Rilke-Rainer oder dem schönen Sebastian. Aber Maja. So wie sie aussah und roch.

Ich denke, dass Ekel etwas ist, das wir lernen, das mit dem Alter ausgeprägter wird wie eine Skulptur, die man aus einem Steinblock herausmeißelt. Das denke ich.

Bald kam die Ahnung, dass auch andere betroffen sein könnten. Dass Maja kein Einzelfall war. Also stellten wir Nachforschungen an, befragten Streetworker und Junkies und Straßenpunks und Obdachlose und was sie erzählten, bestätigte unseren Verdacht.

Martin sitzt in der Ecke der Bar und zittert. Das hatte ich nicht erwartet. Ein Mann wie er. Ich hole die Flasche Wodka aus dem Gefrierfach und setze mich zu ihm.

»Jetzt ist es satt«, sage ich und reiche Martin die Flasche. Er trinkt, setzt die Flasche ab, hebt Fipps auf seinen Schoß und streichelt ihn. Er ist kein schlechter Mensch.

»Es gibt etwas, worüber ich noch nie mit jemandem gesprochen habe«, sage ich.

Martin hebt den Kopf und dreht sich zu mir. Augenblicklich verschwindet das Zittern. Seit er angekommen ist, wartet er darauf. Selbst jetzt, als der Tod um uns kreist wie ein hungriger Wolf, möchte er die Antwort auf die Frage, für die er losgezogen ist. Anstatt seine Sachen zu packen, mir ein paar Scheine vor die Füße zu werfen, während der Motor von Staneks Auto bereits läuft, sitzt er in meiner Bar und trinkt Wodka und wartet auf die Wahrheit, die ihn doch nicht erlösen wird.

Ich schließe die Augen und sehe Iga, sechzehn Jahre alt. Sie kommt aus dem Haus, in dem die Fellbaum wohnt, wo sie mit dem Peter und dem Jakob wohnt, ihrer kleinen Familie. Iga trägt das Longboard zwischen Rücken und Rucksackwand geklemmt. Es ist ihr ganzer Stolz. Etwas, das ihr niemand so schnell nachmacht. Wenn sie auf dem Longboard steht, tanzt, surft, hat die Welt keinen Widerstand. Aber als sie aus dem Haus der Fellbaum kommt, ist ihr Gesicht gänzlich aufgerissen, als hätte ihr jemand die Haut abgestreift. Die Augen bewegen sich in alle Richtungen.

»Dieser Anblick war nicht auszuhalten«, sage ich und muss eine kurze Pause machen. Scham drückt von oben auf die Schultern. Man möchte sich am liebsten verstecken, auch wenn man selbst gar nichts Falsches getan hat. Man möchte erniedrigt werden, in der Hoffnung, die Scham würde sich dadurch wieder aus dem Körper entfernen. Sie beißt sich fest, und jedes zusätzliche Augenpaar lässt sie wachsen. Ich greife nach der Zigarettenpackung in der Tasche meines Flanellhemdes. Erst mit dem Rauch wird es besser.«Iga bog um die Ecke und war außer Sicht und ich wusste noch nicht, was gleich geschehen würde. Man denkt immer wieder, dass man sich selbst kennt. Und dann sieht man sich dabei zu, wie man die Klingel drückt und die Treppe hochrennt, um etwas zu tun, von dem man niemals angenommen hatte, dazu fähig zu sein.«

Ich schweige. Ich kann es noch immer nicht aussprechen und fühle mich trotzdem nach dem bisschen Wahrheit, als wäre ich den Berg rauf- und runtergerannt. Martin sieht mich enttäuscht an. Das war nicht, was er hören wollte. Nicht, worauf er gehofft hatte. Er zuckt mit den Schultern. Fipps hebt den Kopf und gähnt, springt von Martins Schoß und läuft zur Tür und im nächsten Augenblick kommen Iga und Jess herein.

4 *Münzen*

Jess legte zufrieden Tifenns neuen Brief zurück in das Geheimfach hinter dem Bett. Alles nur eine Frage der Zeit, dachte sie. Warm schmiegte sich der schwarze Angorapullover an ihren Oberkörper. Der Ernst hatte ihn letzte Woche ganz ohne Grund auf ihr Bett gelegt. Weder hatte sie Geburtstag gehabt noch eine gute Note geschrieben. Die Verpackung ein wenig zu bemüht.

Schulterbreit stellte sich Jess vor den Spiegel, öffnete das Haar und verschränkte die Arme vor der Brust. Sie griff nach der Sonnenbrille auf dem Schreibtisch und setzte sie auf. Die hautengen Jeans passten perfekt.

Erneut stellte sie fest, dass sie ein Kunstwerk war. Ein unentbehrlicher Teil der Welt. Nicht bloß ein Kommentar. Was sie anbot, war ein Erlebnis. Verführung. Die ausgereifte Persönlichkeit, die sich über ihren Stil der Welt zeigte. Niemals nur Objekt, sondern immer beides. Subjekt und Objekt. Stil und Persönlichkeit. Und wenn sie Tifenns Blick auf sich spürte, wusste sie, dass eben auch Tifenn das erlebte. Zusammen und zugleich. Weil es keine Trennung geben konnte, zwischen dem, was Tifenn begehrte, und dem, was Jess war. Weil sie, Jess, darüber keine Zweifel aufkommen ließ.

Sie schob die Sonnenbrille bis zur Nasenspitze vor und zog die Brauen nach oben. Jess hatte es deutlich vor Augen: Tifenn und sie in einem kleinen Häuschen in den Cévennes, Teil eines Dorfes, in dem sich alle kannten und mochten. Im Dorfkern roch es aus einer kleinen Bäckerei nach frischem Baguette und Croissants. Jess würde nähen und Tifenn würde unterrichten. Sie hätten Hunde und Katzen, ein paar Hühner gäbe es auch, für die Eier, vielleicht sogar eine Kuh oder Ziegen. Jess und Tifenn würden lernen, sie zu melken, und aus der Milch Käse machen. Hinter dem Haus würde es aus dem Kräutergarten nach Basilikum und Lavendel duften. In jeder freien Minute würden sie einander lieben. Am Dachboden ebenso wie im Wald, auf der Wiese neben dem Fluss, umgeben von Veilchen und Rosmarin. Jess öffnete die Jeans. Alsbald gäbe es keinen Fleck Erde, auf dem sie nicht ihre Spuren hinterlassen hätten. Verträumt streichelte sie ihren Brustkorb und schreckte jäh hoch.

Etwas klebte an der Angora-Wolle. Sie fasste noch einmal hin. Es war schleimig. Angeekelt lief sie ins Badezimmer und begann mit einem nassen Handtuch über die Stelle zu schrubben, aber es schien den Schleim nur zu verbreiten. Sie streifte den Pullover ab und legte ihn in eine Schüssel mit lauwarmem Seifenwasser. Wenn sie aus der Schule zurückkäme, würde sie sich darum kümmern. Ein Blick auf die Uhr. Es war spät. Kurz verspürte sie einen Würgereiz, schluckte und konzentrierte sich. Tifenn. Die Nächte würden zu Tagen werden. Alles wäre perfekt.

Am Ostbahnhof sah sie aus dem Fenster, erkannte Iga, sah, wie diese sich plötzlich umdrehte und in die entgegengesetzte Richtung, auf den Eingang der Schnellbahnstation zusteuerte. Wollte Iga schon wieder schwänzen?

Ohne es bewusst entschieden zu haben, sprang sie aus der Straßenbahn und folgte ihr, lugte über die Schulter zurück. Mit der nächsten käme sie bereits zu spät. Tant pis.

Der Hochleithner würde sich wundern. Noch nie hatte Jess gefehlt, ohne dass Sandra in der Früh im Sekretariat angerufen und sie krankgemeldet hatte. Noch nie. Genau so mussten sich Verbrecher fühlen, bevor sie in ein Haus einstiegen oder eine Bank ausraubten. Sie dachte an »Die üblichen Verdächtigen« und an Keyzer Söze. Inzwischen trommelte ihr Herz so laut, dass es ihre eigenen Gedanken übertönte. Die Türen der Schnellbahn fuhren hinter ihr zusammen. Es gab kein Zurück.

Die Welt war ein ästhetisches Phänomen. Aufgeregt ließ sie sich von den Eindrücken überfluten, bis überraschend warme Luft in ihren Nacken strömte. Jemand atmete sie an. Sie fuhr herum. Auf Iga hatte sie ganz vergessen.

»Ich werde nicht gerne verfolgt«, sagte Iga. Im nächsten Moment stand Ras neben ihnen. »Hallo!«, sagte er, nahm die Mütze ab und lächelte. »Wie geht's?«

»Das liegt doch gar nicht auf deinem Schulweg«, sagte Iga irritiert.

»Genau«, stimmte Jess zu. Ras fischte ein Twix aus seiner Hosentasche.

»Na und? Gefallen Tifenn meine Gedichte?«, fragte er kauend.

»Schon gut«, wehrte Jess ab, »du kannst eh mit«.

»Wohin mit?«, fragte Iga. Jess atmete laut durch den Mund aus.

»Wenn Windesklaue Wälder packt, dann hält das Weltall still«, rezitierte Ras und ließ den letzten Bissen Twix auf der Zunge zergehen. Fragend sah Iga zu Jess, aber die zuckte nur mit den Schultern.

»Wir gehören eben zusammen«, sagte Jess und deutete auf Igas Freundschaftsband.

»Wir gehören zusammen?«, wiederholte Ras freudig.

»Ach ja?«, fragte Iga, Jess' Hinweis ignorierend.

»Logisch«, beharrte Jess und fügte gleich darauf hinzu: »Ist doch egal. Wo fahren wir eigentlich hin?« Iga verschränkte bockig die Arme vor der Brust. »Ach, jetzt komm schon!«, bettelte Jess. Für einen Moment wurde es dunkel, aber der Tunnel, durch den sie fuhren, war kurz und der Tag hatte gerade erst begonnen. Die Welt war ein ästhetisches Phänomen und noch nie hatte Jess die Schule geschwänzt. Im Grunde hatte sie noch nie etwas *wirklich* Verbotenes getan. Noch nie etwas gestohlen. Nicht einmal einen Kaugummi. Jetzt saß sie in der Schnellbahn, die mit ihr in eine ungewisse Zukunft abbog. Wie ein Outlaw fühlte sie sich und spürte, dass sich ihr Dickdarm verkrampfte. Hektisch sah sie sich um. »Ich muss aufs Klo!«, rief sie so laut, dass Iga und Ras sie erschrocken ansahen und die anderen Fahrgäste sich umdrehten.

Zum wiederholten Mal hatte die Kindergärtnerin Franziska heute zur Seite genommen und darauf hingewiesen, dass es so mit Jakob nicht mehr weitergehe. Dass er gestern den Stefan gebissen habe. Es geschehe immer dann, wenn sie gerade nicht hinsehe. Sie fühle sich diesem Verhalten gegenüber machtlos.

Warum sie dann überhaupt Kindergärtnerin geworden sei, hatte Franziska sich gefragt. Gesagt hatte sie: »Wir werden uns etwas überlegen.« Damit hatte sie den Peter und sich gemeint, aber eigentlich nur sich, und das hatte wohl auch die Kindergärtnerin verstanden, die sie daraufhin mitleidig angesehen hatte.

Franziska seufzte und sah aus dem Fenster des Schnellbahnwagons. Eigentlich wäre heute ihr freier Tag gewesen. Um sieben in der Früh hatte das Telefon geklingelt. Herbert Hochleithner am anderen Ende hatte mit verstopfter Nase etwas von »alle krank und bitte supplieren« und »ausnahmsweise« gesäuselt und sie, die gerade dabei war, Jakob ein Pausenbrot zu schmieren, hatte geistesabwesend zugestimmt.

Dabei brauchte sie diesen Tag. Der einzige, den sie, bis sie Jakob am Abend vom Kindergarten abholte, nur für sich allein hatte. Keine Schule, kein Lehrerzimmer. Aber so war das Leben. Da ließ sich nichts machen. Sie versuchte sich zu erinnern, welche Klasse es war, bei der sie in zwei Stunden für den Hochleithner supplieren sollte. Es war die Klasse von Jess und dem Rilke-Rainer. Und von Iga.

Iga. Sie erinnerte sich an den Abend im Park Café. Ganz warm war ihr plötzlich. Für einen Moment hatte sie geglaubt, dass es kein Zufall gewesen war und Iga an der Haltestelle auf sie gewartet hatte. Aber warum sollte eine Schülerin das tun? Nein. Das bildete sie sich nur ein. Sie rückte den Kragen ihrer Bluse zurecht. Immerhin war sie es gewesen, die vorgeschlagen hatte, noch etwas trinken zu gehen. Einfach so, viel zu spontan und im Grunde dumm. Sie schüttelte, sich selbst tadelnd, den Kopf.

Ihr Blick streifte durch den Waggon, und ein Lächeln formte sich in ihrem Gesicht. Da war Iga! Wie surfen, dachte sie sofort. Und daneben Jess und der Neue. Rasputin. So hieß der. Aber die Schnellbahn fuhr stadteinwärts, was bedeutete, dass sie nicht auf dem Weg in die Schule waren. Sie schwänzten! Das Lächeln verwandelte sich in ein Grinsen.

Die Drei in eine Ecke gedrückt. Konspirativ, als planten sie einen Banküberfall. Jess, wie immer top gekleidet. Taillierter Mantel aus schwarzem Rauleder mit aufgestelltem Kragen, dazu eine knallenge dunkelblaue Jeans und Stiefeletten aus Rauleder, farblich auf den Mantel abgestimmt. Natürlich keine Kopfbedeckung, damit die Stirnfransen nicht verklebten, und an den Seiten die zwei Zöpfe. Ob sich Jess mit ihren 16 Jahren ihrer Schönheit bewusst war? Ob Iga Jess gefiel?

Kurz krampfte sich Franziskas Magen zusammen. Wahrscheinlich lagen Jess alle Jungs und Mädchen der Oberstufe zu Füßen. Garantiert auch Rasputin. Schüchterner Rotschopf. Der hatte sich in ihrer Stunde noch nie gemeldet.

Liebevoll betrachtete sie Iga. Wie immer fielen ihr

die blonden Strähnen ins Gesicht und Franziska musste kichern.

»Ist was?«, fragte die alte Frau, die ihr gegenübersaß. Abrupt wandte Franziska sich ab. Vorsicht!, ermahnte sie sich selbst. Pass bloß auf.

Sie stand auf und lief in den Nebenwaggon, sie wollte auf keinen Fall, dass die Drei sie entdeckten. Auf einmal war ihr alles furchtbar unangenehm. Als ob die Beziehung mit dem Peter ihr das Leben nicht schwer genug gemacht hätte. Als ob die Probleme mit dem Jakob nicht reichten.

Im Nebenwaggon gab es keine freien Sitzplätze. Mitten im Gang hielt sie sich an einem Riemen fest, der von der Decke herabhing. Ein dumpfer Schmerz breitete sich in Franziskas Kopf aus. Die Schnellbahn nahm eine Kurve. Beinahe verlor sie das Gleichgewicht, während sie hektisch in ihrer Tasche nach einer Tablette suchte.

Hin und her wurde sie geschleudert. Unerträglich war das. Endlich hatte sie die Tabletten gefunden, drückte zwei auf einmal aus der Packung und schluckte sie ohne Wasser, fand doch noch einen freien Platz und setzte sich.

Jedenfalls konnte sie froh sein, den Peter zu haben und den Jakob. Nicht allein zu sein. Das mit Iga. Worüber machte sie sich überhaupt Gedanken? Die Aufmerksamkeit schmeichelte ihr. Mehr war das nicht. Und das war ja nicht verboten. Teenager. Heute in die und morgen in eine andere verknallt. Darauf brauchte sie sich nichts einbilden. Eigentlich wusste sie das.

Gestern hatte es zum ersten Mal geschneit. Die Luft roch nach Schnee. Auf den Dächern der Gebäude und der Wartehäuschen an den Haltestellen lagen Reste. Aber nur noch eine matschige Pampe bedeckte die Gehsteige.

»Wir sind hier«, erklärte Iga, als sie ausstiegen.

»Das Museumsviertel?«, fragte Jess und zündete sich eine Zigarette an. Hier verbrachte Iga also ihre Zeit, wenn sie schwänzte?

»Mir ist kalt. Können wir nicht weiter mit den Öffis fahren?«, jammerte Ras.

»Genau. Das Museumsviertel«, bestätigte Iga in einem Tonfall, als hätten sie nicht den biedersten Stadtteil, sondern eine andere Dimension betreten. Erst schmunzelte Jess. Dann übertrug sich unerwartet Igas feierliche Stimmung auch auf sie.

Ras zitterte. Ob er es auch spürte? Oder lag es einfach an der Kälte und daran, dass er womöglich keinen Schokoriegel mehr eingesteckt hatte?

Jess nahm einen tiefen Zug, blies langsam eine graue Wolke durch die Nase aus und sah von Ras zu Iga. Iga hatte bereits die Herrschaft über ihre eigene Zeit übernommen. Sie schuf ihre eigenen Bahnen und tanzte darauf wie eine Eiskunstläuferin.

Auch die Zeit war ein Kunstwerk, schlussfolgerte Jess. Sie hatte keinen Inhalt. Sie bedurfte keiner Rechtfertigung. Und Iga musste das schon seit Langem verstanden haben. Voller Bewunderung sah sie zu ihr hinüber.

Das Kunsthistorische Museum umfasste mit dem Parterre und dem Keller insgesamt fünf Etagen. Im Keller ging es von der Steinzeit bis ins Mittelalter. Er endete mit der Besetzung Nordamerikas. Parterre bis oberster Stock zeigten die Neuzeit.

Im Nu hatte Ras einen Stuhl gefunden, auf dem er es sich, wie schon zuvor in der Schnellbahn, mit Notizblock und Füller bequem machte. Das Brueghel-Gemälde vor ihm schien ihn nicht zu interessieren. Jess kam vor, als schriebe er um sein Leben. Merkwürdig war das. Obwohl sie erst gestern den Brief an Tifenn abgeschickt hatte. Womöglich meinte er inzwischen, ein großer Dichter zu sein? Sie lugte über seine Schulter, aber er bemerkte es und bedeckte die Seite mit der Hand.

»Komm. Wir sehen uns um.« Iga zupfte an ihrem Ärmel und Jess ließ von Ras ab und folgte ihr die Stufen hinunter in den Keller.

Bald hatten sie die Steinzeit mit den ausgestopften Menschenaffen hinter sich gelassen und schlenderten durch einen Raum mit Sarkophagen und Papyrusrollen. Sie schwiegen, jede in ihre Gedanken versunken, bis Iga unvermittelt vor einer Papyrusrolle stehenblieb. Jess stellte sich neben sie und sie betrachteten gemeinsam eines der ersten Exemplare des heutigen Buches.

»Die letzten Male habe ich mich gefragt, wo sie das alles eigentlich herhaben«, überlegte Iga laut und schwenkte dabei die Arme nach rechts und links. Jess zuckte mit den Schultern.

»Gekauft?«, schlug sie vor.

»Aber von wem?«, fragte Iga.

»Keine Ahnung. Ist das wichtig?« Igas Stirn war gerunzelt. Außer ihnen war niemand hier. Das ganze Museum war erfüllt von der Ruhe menschlicher Abwesenheit.

»Ich denke nicht, dass es gekauft wurde. Ich denke, es wurde gestohlen«, sagte Iga schließlich. Jess überlegte, von wem und warum das Kunsthistorische Museum ägyptische Schriftrollen oder Sarkophage gestohlen haben sollte.

»Weil?«, fragte sie. »Weil doch niemand einfach so seine Geschichte verkauft. Würdest du die Fotos von dir und deinem Vater einfach so verkaufen?« Umgehend schüttelte Jess den Kopf. Undenkbar war das. »Eben«, sagte Iga, wieder den Blick auf die Papyrusrolle gerichtet. Sonnenstrahlen ließen das vergilbte Papier erhaben aussehen.

»Wenn dir der Ernst die Fotos von deinem Vater wegnehmen würde?«, bohrte Iga.

»Warum sollte er? Das wäre total fies«, wehrte sich Jess.

»Ja. Das wäre total fies«, stimmte Iga zu. Eine Weile sagten sie nichts mehr, gingen aber auch nicht weiter.

»Selbst wenn du recht hast…«, setzte Jess fort.

»Aber es ist Unrecht«, entgegnete Iga. »Wenn dir der Ernst deine Kinderfotos stehlen würde, ich würde sie für dich zurückholen.«

»Das würdest du?« Iga nickte, ohne Jess dabei anzusehen.

»Und ich würde *ihm* etwas wegnehmen«, ergänzte sie.

»Wozu denn?«, fragte Jess.

»Damit er spürt, dass es weh tut. Wenn Menschen

139

nicht spüren, dass etwas, das sie tun, anderen weh tut, machen sie es immer wieder.« Sie drehte sich zu Jess und sah ihr in die Augen, und als diese nichts Zustimmendes erwiderte, fügte Iga noch hinzu: »Mein bester Freund Saša meint das auch.« Danach verließen sie den Keller.

Auf der nächsten Etage lag das Münzkabinett. Ein fensterloser schlauchartiger Durchgangsraum. Fünf Neonröhren an der Decke und jeweils eine in jeder Vitrine leuchteten die 15 Quadratmeter aus. Durch die beiden Eingänge drang zusätzlich ein schwacher Lichtschatten.

Über eine Vitrine gebückt starrten Jess und Iga auf Silberpfennige aus dem ersten Jahrtausend nach Christus. Jess' Finger lagen auf der Holzumrandung der Vitrine und sie dachte darüber nach, was Iga vorhin gesagt hatte. Noch nie hatte sich Jess darüber Gedanken gemacht, wo eine Papyrusrolle oder ein Sarkophag herkamen, und schon gar nicht, ob ihre Übernahme rechtens verlaufen war, ob es eine Rechnung für die Gegenstände, die im Museum ausgestellt wurden, gab. Überhaupt hatte sie noch nie überlegt, inwiefern die Herkunft von Dingen mit Ungerechtigkeit verknüpft sein könnte. Obwohl sie wusste, wo Stoffe herkamen, wo Kleidungsstücke hergestellt wurden. Dass Baumwolle aus afrikanischen Ländern früher günstiger gewesen war als jene aus Nordamerika und dann plötzlich nicht mehr. Das war ihr zwar aufgefallen, aus dieser Beobachtung jedoch Schlussfolgerungen zu ziehen, wäre ihr nicht in den Sinn gekommen. Warum manches sich so und nicht anders verhielt, hatte sie bisher nie interessiert. Warum kam Iga auf solche Gedanken und sie nicht?

Als Iga den Wert der Papyrusrolle mit dem ihrer Kinderfotos verglichen hatte, hatte Jess es zunächst beinahe banal gefunden, so eindrücklich war der Vergleich. Instinktiv aber fühlte sie das Unrecht und die Demütigung, die sich hinter einem solchen Diebstahl verbargen. Nur wie damit weiter umzugehen wäre, dazu fiel ihr nichts ein.

Gedankenverloren hob sie den Deckel der Münzvitrine immer wieder leicht an und begriff erst nach einigen Malen, dass die Vitrine offen war. Jemand musste vergessen haben, sie abzuschließen. Außerdem war sie nicht gesichert, sonst wäre spätestens jetzt der Alarm losgegangen. Sie starrte verblüfft auf das Glas.

»Finger weg von der Vitrine!«, hörte sie eine ruhige, aber bestimmte Stimme vom anderen Ende des Raumes. Der Museumswärter stand im Türrahmen und sah streng zu ihr herüber.

Augenblicklich trat sie einen Schritt zurück, griff nach Igas Hand und zog sie mit. Erst als sie bei Ras angekommen waren, ließ Jess Igas Hand los, kniete sich vor Ras, der immer noch auf seiner Bank saß, und flüsterte aufgeregt: »Die Vitrine mit den Münzen ist offen! Die Vitrine mit den Silbermünzen! Sie steht offen!«

Iga kniete sich neben Jess und schien zu überlegen. Ras sah von seinem Schreibheft auf. »Versteht ihr? Sie ist offen!«, flüsterte Jess hektisch weiter, ohne genau zu wissen, was sie damit eigentlich sagen wollte. Iga nickte.

»Wir klauen es zurück«, führte sie Jess' Gedanken flüsternd zu Ende.

»Ihr wollt das Kunsthistorische Museum bestehlen?«, fragte Ras perplex.

»Warum denn nicht«, sagte Iga. »Die stehlen doch auch.«

»Wovon redest du? Woher willst du das wissen?«

»Und wie kommen die ganzen Sachen aus Ägypten hierher?« Herausfordernd reckte Jess das Kinn nach vorne. »Meinst du, die hat Ägypten einfach so verkauft oder verschenkt?« Ras zog ungläubig die Augenbrauen hoch.

»Und wenn sie es gekauft haben, dann sicher zu keinem fairen Preis«, betonte Iga.

»Nein. Das geht nicht. Die erwischen uns doch!«, widersprach Ras.

Jess' und Igas Blicke trafen sich und sie grinsten. »Dann machen wir es eben zu zweit«, flüsterte Jess.

»Dann machen wir es zu zweit«, wiederholte Iga. Betreten fummelte Ras an seinem Schreibheft herum. Er wollte kein Feigling sein. Das merkte man deutlich.

»Ohne mich schafft ihr das nicht«, stellte er schließlich fest.

»Schwieriger wäre es auf jeden Fall«, bestätigte Jess.

»Und um einiges riskanter«, ergänzte Iga. »Außerdem bist du es, der sich mit alten Sachen auskennt«, betonte sie.

»Das stimmt«, gab Ras Iga Recht. »Aber was machen wir denn mit den Münzen?«, überlegte er und beantwortete seine Frage selbst. »Wir archivieren sie.«

Jess und Iga grinsten wieder und Jess hörte, wie ihr Darm rumorte. Das zweite Mal an einem Tag verließ sie die für sie vorgesehene Bahn. Das zweite Mal an einem Tag legte sie für sich selbst eine neue Bahn aus. Wenn Tifenn sie jetzt sehen könnte. Überall kribbelte es. »Ich muss aufs Klo«, sagte sie leise und lief mit zusammengekniffenen Pobacken los.

Inzwischen war es elf Uhr und sie saßen in der Cafeteria des Museums. Iga und Jess nippten an ihren Espressi, Ras schlürfte eine heiße Schokolade. Ab und an blickten sie von den Getränken auf und lächelten einander konspirativ zu. Gleich würden sie gemeinsam ein Verbrechen begehen. Gleich würden sie Gerechtigkeit walten lassen. Jess betrachtete Iga und danach Ras. Noch nie hatte sie sich anderen Menschen so sehr verbunden gefühlt wie diesen beiden. Die Luft flirrte, als hätte es 40 Grad. Niemand schien sie zu bemerken. Sie waren unsichtbar.

»Wie sollen wir es machen«, fragte Ras.

»Ihr steht an den beiden Eingängen?«, rang Jess sich durch, »und ich hole sie raus.« Aufgeregt versuchte sie, sich vorzustellen, wie das sein würde. Einfach hineingreifen und nehmen. Einfach so. Die Stille und das Warten waren kaum auszuhalten.

»In Ordnung«, sagte Iga. Ras nickte.

Das Glas der Vitrine war derart sauber, dass Jess kurz meinte, hindurchgreifen zu können. Sie dachte an Tifenn und das Haus in den Cévennes. Sie spürte die warmen Sonnenstrahlen des Sommers auf der Haut. Ob die Münzen etwas wert waren? Ob man sie verkaufen könnte? Aber das wäre falsch, korrigierte sie sich. Denn darum ging es nicht.

Iga schnippte mit den Fingern. Jess sah zu ihr hinüber, sah, wie sie den Daumen hochhielt, drehte sich zu Ras, der ebenfalls den Daumen emporstreckte und ihr ein schüchternes Lächeln zuspielte. Jetzt oder nie, dachte Jess. Eine Frau muss unabhängig sein, hörte sie Sandra sagen, hob den Deckel der Vitrine mit der linken Hand hoch, griff mit der rechten hinein und krallte wahllos eine Münze nach der anderen, bis die Faust voll war. Leise schloss sie die Vitrine. Ras räusperte sich, also ging sie in Igas Richtung, verteilte im Gehen die Münzen auf beide Hosentaschen. Jeder Muskel in ihrem Körper vibrierte, die Knie zitterten, die Hände schwitzten. Iga nahm ihre Hand und führte sie zur Garderobe. »Gut gemacht«, flüsterte sie. »Richtig cool!« Jess war nicht imstande, zu antworten. Sie wollte wieder aufs Klo. Ras wartete bereits an der Garderobe, ihre Jacken und Mäntel lagen bereit. Als stünde sie am Ende eines Tunnels, sah Jess Iga dabei zu, wie sie die Kapuze über den Kopf zog. Es war ein Fehler, dachte Jess plötzlich. Eine riesige Dummheit. Wie ein kurzer Windstoß zogen die Gedanken vorbei.

»Komm«, sagte Ras und hängte sich bei ihr ein. So verließen sie das Museum: Jess' rechte Hand in der von Iga, Ras auf der anderen Seite bei ihr eingehängt. In den Hosentaschen drückten die Münzen gegen die Oberschenkel. »Ich hab mir in die Hosen gemacht«, flüsterte sie und wusste, dass es beide gehört hatten. Aber niemand sagte etwas.

Kurz nach Mitternacht kam Iga nach Hause. Müde und glücklich. Sie sperrte die Tür auf. An den fehlenden Schuhen stellte sie fest, dass die Mutter noch nicht zurück war. Gleich darauf läutete das Telefon.

»Sie schläft schon«, antwortete Iga dem Vater, ohne seine Frage abzuwarten.

»Schon lange?«

»Eine Weile.«

»Ich habe gerade erst.«

»Da war ich duschen.«

»Ach so«, zögerte er. »Sagst du ihr?«

»Sie ruft dich morgen früh zurück«, versicherte Iga und legte auf. Dann ging sie in die Werkstatt und holte den Z-Schlüssel aus der Schublade. »Du musst die Ecken noch nachfeilen«, hatte Zoran gesagt. Sie betrachtete die Kopie des Schlüssels, den sie Ras am ersten Schultag aus der Hosentasche gezogen hatte.

Darin war sie geschickt, Schlüssel, Kleingeld, Brieftaschen aus Kleidungsstücken ziehen, ohne dass es jemand merkte. Auf den Pfadfinderlagern hatten sie und Saša es nachts, wenn sie nicht schlafen konnten, geübt. Man musste die Augen fest zumachen, während der andere versuchte, unbemerkt in den Schlafsack zu fahren, und nach dem versteckten Liederbuch suchte.

Seit heute fühlte es sich schlecht an, Ras den Schlüssel gestohlen zu haben. Obwohl sie ihn wieder zurückgelegt hatte. Sie war sicher, dass Ras es ihr übelgenommen hätte. Und seit heute wollte sie nicht mehr, dass Ras ihr etwas übelnahm. Dass er schlecht über sie dachte.

Nur widerwillig hatte Zoran den Schlüssel nachgemacht. »Verboten«, hatte er gesagt, aber Iga hatte nicht lockergelassen. »So was machen wir nicht«, hatte er erklärt und es dann trotzdem getan.

Ob diese Münzen viel wert waren? Ob man sie verdächtigen würde? Im Münzkabinett hatte sie keine Kameras bemerkt. Aber die Museumswärter, die Kellnerin in der Cafeteria und die Garderobefrauen hatten sie gesehen. Nein. Wer verdächtigte schon drei Jugendliche? Eher würden sie die eigenen Mitarbeiterinnen und Mitarbeiter beschuldigen.

Sie legte die Feile zurück in die Schublade und steckte den Z-Schlüssel ein. Wahrscheinlich würde ihre Mutter heute Nacht nicht mehr nach Hause kommen. Dann stopte sie noch einen Pullover in den Rucksack, schmierte sich ein Butterbrot, und während sie kaute, stellte sie sich vor, wie wohl das Gebäude, in dem sich Franziskas Wohnung befand, aussehen würde.

5 Man ist auch Gott.

Bei vielen Menschen verteilen sich die Aufregungen über das ganze Leben. Jede Lebensphase bekommt ihre Aufgeregtheit und dazwischen ist es möglich, sich zu erholen. Das habe ich oft beobachtet.

Für die Eistaucher ballte sich die gesamte Aufgeregtheit in einem Jahr. Außer bei der Fellbaum und mir. Bei der Fellbaum, weil sie älter war als wir und bereits einen Sohn hatte und auch einen Mann, der auch nicht ihr erster war. Das meine ich ganz ohne Groll, dass sie vor ihrem Mann, dem Peter, noch andere gehabt hatte. Männer.

Nicht nur, weil sie schön war. Ich fand sie nicht so schön, wie Iga sie beschrieb oder auch Jess. Sogar der Rilke-Rainer und der schöne Sebastian betonten immer, wie schön sie sei, und das macht nun wirklich keinen Sinn. Aber da war etwas anderes und sogar ich, der sie nicht im Geringsten begehrte, verspürte ein dringendes Bedürfnis nach ihrer Aufmerksamkeit. Sobald sie sich in meiner Nähe aufhielt, wollte ich von ihr beachtet werden. Das war befremdlich und hatte keine Leichtigkeit. Man wollte ihr gefallen. Das meine ich ganz ohne Neid.

Nach einem solchen Jahr verbringt man den Rest des Lebens damit, zu grübeln und zu versuchen, an dem, was geschehen ist, zu rütteln oder die losen Enden zusammenzufügen. So war es auch, nachdem meine Eltern gestorben waren. Obwohl ich damit rein nichts zu tun hatte.

Nie hat jemand von uns wirklich aufgehört, darüber nachzudenken. Ras ohnehin nicht. Ist der Gedanke eingepflanzt, dass Unrecht begangen wurde, schlägt er Wurzeln. Wie Unkraut setzt er sich im Bewusstsein fest.

Es ist schwieriger, die losen Enden zusammenzufügen, wenn neben einem das Longboard liegt und man weiß, man kann damit den Hügel hinuntersurfen und alles reparieren. Das glaubt man anfangs. Dass man es reparieren kann. Weil man doch irgendwie denkt, man ist auch Gott.

Dann fährt man los und die Hoffnung ist stärker als die Angst, an der T-Kreuzung, wo die Straße zu meinem Campingplatz in die Hauptstraße mündet, überfahren zu werden.

Unverrichteter Dinge kehrt man zurück. Enttäuscht. Nach einigen Malen merkt man, dass man immer in denselben Momenten aufschlägt:

An dem Nachmittag, an dem Iga nach allem, was geschehen war, trotzdem zur Fellbaum rennt. Bettgeflüster. Man spürt die Grenzen und es ist furchtbar eng. Als würde Gott über einem stehen und lachen. Und schließlich legt die Arche Noah ohne uns ab. Und das Himmelsgewölbe schallt vor Lachen.

Außer uns haben es immer schon alle gewusst. Darin besteht die eigentliche Demütigung. Der Augenblick, in dem einer wie ich begreift, dass es alle anderen immer schon gewusst haben. Dass alles nur dazu diente, mich am Leben zu halten. Aber eben ohne eine echte Aussicht auf die Arche Noah. Jemand wie ich sollte lediglich dabei helfen, sie zu bauen. Begreift man das, gibt es kein Zurück.

Iga hatte es der Fellbaum erzählt, als Maja noch bei mir wohnte. Weil sie mit einer richtigen Erwachsenen darüber sprechen musste. Obwohl ich 18 Jahre alt war und eine eigene Wohnung hatte und monatlich eine Waisenrente auf mein Konto überwiesen wurde, wodurch ich unabhängig war und niemandem mehr Rechenschaft schuldig. Es war also nicht nötig gewesen, die Fellbaum hinzuzuziehen. Trotzdem wollte Iga es so. Und das, obwohl die Fellbaum sie zuvor verraten hatte. Es war nicht zu begreifen.

Vor Kurzem wurde von Verhaltensforschern beobachtet, dass bei Wölfen in freier Wildbahn die Zuständigkeiten funktional verteilt sind. Wenn sich das Rudel bewegt, richtet sich die Geschwindigkeit nach den Alten und Schwachen. Erst in Gefangenschaft bilden sich Hierarchien. Es wurde auch festgestellt, dass etliche Tierarten wie Krähenvögel oder Oktopusse ein ähnlich ausgeprägtes Gehirn besitzen wie Primaten. Und das ist erst der Anfang.

Früher fürchtete ich andere Menschen. Ich presste mich in der U-Bahn gegen die äußeren Wagenwände. Ich dachte, dass andere zu allem fähig seien.

Seit dem Brand weiß ich, dass ich zu viel mehr fähig bin als die meisten, und ich habe keine Angst mehr. Da ist eine Ruhe. So als könnte mir niemand mehr etwas nehmen. Es ist eine Befreiung, und gleichzeitig stirbt man.

Mitte Oktober und der erste Schnee. Fipps springt aufgeregt im Vorgarten herum, schnappt nach den dicken Flocken. Martin und ich stehen vor der Tür und beobachten ihn. Als zu Wochenbeginn die Temperaturen in der Nacht unter Null fielen, holte ich Martin zu mir ins Haus und richtete das Gästezimmer her. Ich fragte nicht, wann er vorhabe, heimzufahren. Wir wussten beide, dass er noch nicht erhalten hatte, wofür er gekommen war.

Seit dem Hirsch und den toten Tieren im Wald waren keine weiteren ausgebluteten Kadaver gefunden worden. Es hatte sich in den umliegenden Dörfern herumgesprochen. Iga erzählte, dass alle deswegen sehr angespannt seien und in den Nächten abwechselnd Wache gehalten wurde.

Die Eule schreit. Augenpaare blitzen auf. Es raschelt, und mitten im Dunkel des Waldes wird etwas gefressen und etwas frisst.

Das mit der Fellbaum und mir habe ich Iga nie erzählt. Auch Jess nicht oder dem Rilke-Rainer oder dem schönen Sebastian. Ras habe ich es erzählt, hier auf der Steinbank vor dem Haus auf meinem Campingplatz vor fünf Jahren in einer Septembernacht. Wir beide in unseren Flanellhemden. Die Wodkaflasche zwischen uns. Einem Geheimnis folgte das nächste. Er gestand, dass er früher in die Fellbaum verliebt gewesen sei, es aber nie jemandem gesagt habe, nur einmal habe er ihr ein Gedicht zugesteckt. Wir lachten beide. Und ich sagte nicht, dass es alle gewusst hatten. Auch Iga.

Dann erzählte ich meine Geschichte und wir schwiegen. Ich denke nicht, dass er mich verurteilte, er wusste bloß nicht, was er darauf erwidern sollte. Das würde mir ganz gleich ergehen, dass ich nicht wüsste, was ich erwidern sollte. Ohne aber damit ein Urteil zu fällen. Manchmal verschlägt es einem einfach die Sprache, selbst einem berühmten Dichter wie Ras. Es kann allen passieren. So wie das, was Maja passiert war, auch allen passieren könnte.

Es kann immer allen alles passieren, aber trotzdem passiert es dann nur wenigen. Das ist schon erstaunlich.

Nur jetzt, mit dem Etwas, das keine Unterschiede macht, könnte es doch noch gerechter verteilt werden. Auf einmal sitzt er neben mir. Der Atem dampft aus unseren Mündern. »Schlafen Sie nie?«, fragt er und greift nach dem Päckchen in meiner Brusttasche und mir wird warm ums Herz. Ich nicke ihm zu. Bisher habe ich ihn nie rauchen gesehen.

»Vier Stunden«, antworte ich. Er zündet die Zigarette an und hustet. Dicke Rauchschwaden fahren uns ins Gesicht.

»Und wenn ich Ihnen sage, dass ich Ihretwegen hier bin.« Jetzt bläst er Ringe. Drei und einen mitten durch die anderen hindurch. Erstaunlich. Danach reicht er mir die Zigarette und ich ziehe.

Iga und Jess haben ein Kind. Das möchte man beschützen. So sollte es sein. Dass die Kinder beschützt werden. Er heißt Jakob und ist zehn Jahre alt. Manchmal läuft er aus dem Dorf zum Campingplatz hinauf und schläft bei mir. Er hat ein Gesicht wie der Erlöser, und wenn die Sonne auf seine schwarzen Locken und die dunkle Haut fällt, erinnert er mich an die Fellbaum.

Es ist nicht einfach, ein so großes Tier wie den Hirsch zu zerkleinern, aber ihn als Ganzes ins Feuer zu werfen, wäre würdelos gewesen. Nach etlichen Versuchen mit einem, wie ich dachte, scharfen Messer habe ich die Holzsäge geholt. Abwechselnd haben Iga und ich gesägt und sahen bald aus wie Verbrecher. Überall an uns klebten kleine Fleisch- und Fellfetzen. Blut war ja keines mehr da. Selbst Fipps hielt sich von uns fern. Ich denke, dass Gott eine einsame Kreatur ist, und deshalb beneide ich ihn nicht.

Was Martin wohl gesagt hätte, wenn er uns so gesehen hätte, über den Kadaver gebeugt, abwechselnd mit der Holzsäge durch Fleisch und Knochen fahrend. Den Kopf haben wir als Erstes abgesägt, damit uns die Augen nicht anstarren. Auf dem Waldboden mit weit aufgerissenen Augen hatte er gelegen, als wäre etwas über ihn gekommen. Das Geweih haben wir ihm nicht abgesägt.

Ohne es auszusprechen, haben wir uns darauf ge-
einigt, dass es sein Geweih war und auf seinem Kopf zu
bleiben hatte. Obgleich wir Menschen sind und darin
geübt, den Stolz anderer zu brechen.

Das Feuer brannte lichterloh. Wir standen davor und
starrten, wie man eben vor einem Feuer steht und starrt,
weil es nahezu unmöglich ist, sich dem Bann der Flammen zu entziehen. Man muss einfach hinsehen. Aber
sobald man hinsieht, weiß man auch, und das Wissen wird zu einer Erinnerung. Danach ist es zu spät. Je
eindrücklicher die Bilder, desto klarer die Erinnerung.
Weshalb Iga entschied, nach dem zweiten Mal nicht
wieder zurückzufahren.

Als wir herausgefunden hatten, dass das Loaded Dervish
in der Zeit reisen kann, dachten wir zuerst nur an Iga.
Das Board hatte ja neben ihrem Bett im Krankenhaus
gestanden.

»Haben Sie mir überhaupt zugehört?«, fragt er und verschränkt die Arme vor der Brust, als würde er schmollen.
»Wo sind Sie bloß die ganze Zeit?«
    Ganz furchtbar sympathisch ist er. Ich kann nicht an-
ders, als ihn anzulächeln.
    »Sie müssen entschuldigen. Es ist schon spät. Tat-
sächlich habe ich Ihnen nicht mehr zugehört. Morgen
beim Frühstück?« Er nickt und hebt Fipps auf seinen
Schoß.
    »Warten Sie hier, falls Etwas zurückkehrt?« Aber ich

weiß selbst nicht, worauf ich warte. »Der leere Mond«, sage ich und deute zum Himmel. Sein Blick folgt meiner Handbewegung, die Augen weit aufgerissen gegen die Dunkelheit. Er ist wirklich ein sehr schöner Mann.

5 Das Schönste

Rilke-Rainer sah beim Lesen so konzentriert und ernst aus, dass Ras' Hände wie immer, wenn er nervös war, zu schwitzen begannen. Er versteckte sie in seinen Hosentaschen und spürte die gestohlenen Münzen. Nachdem ihm die Aufbewahrung übertragen worden war, hatte er nicht gewagt, sie zu Hause zu lassen, hatte befürchtet, der Müllhaufen könnte sich in seiner Abwesenheit ihrer bemächtigen und sie verschlingen, und das wiederum würde ihm ganz bestimmt niemand glauben.

Jess stand neben ihm und rauchte eine Zigarette, wie immer gelassen, wie immer bestens gekleidet. Wäre er eine Frau, er würde so aussehen und sein wollen wie Jess.

Als Junge, aber auch später als Mann, dachte Ras, war man mit dem Aussehen stets im Nachteil. So fand er, dass sein Vater zwar sehr gut aussah. Stellte sich jedoch die Mutter daneben, wirkte der Vater nur noch wie ein Sonett von Shakespeare neben einem von Louise Labé, und es war ihm seit jeher unverständlich gewesen, warum alle Shakespeare kannten, nicht aber Louise Labé. Dass die Welt, wie sie war, nur wenig Sinn ergab, bestätigte sich Ras täglich aufs Neue, insbesondere, seit sich der Müllhaufen und die Stimme in sein Leben gedrängt hatten.

Der schöne Sebastian setzte seine Brille auf. Obwohl es Mitte November war, trug er nur ein T-Shirt, aber die Gänsehaut auf den Unterarmen verriet ihn. Jetzt reichte der Rilke-Rainer einen Teil der Gedichte an Sebastian weiter und Ras zog die Mütze tiefer in die Stirn.

Es war schlimmer, als beim Hochleithner an der Tafel zu stehen. Sollten sie ihn ablehnen, was würde dann aus ihm werden? Eben erst hatte er begriffen, wozu er berufen, wozu er bestimmt war. Dass er, Rasputin, damit begabt war, das Geschehen der Welt in Worte zu fassen, es für die Nachwelt aufzubahren, wie man einen Leichnam aufbahrt, ihm das Blut abpumpt, ihn einbalsamiert, die Totenstarre löst und ihn schminkt, damit sich das Schauderhafte verflüchtigt und eine Erinnerung entsteht, die der Menschheit Zuversicht verspricht. Dieser Aufgabe wollte Ras nunmehr gerecht werden. Aber dazu brauchte er Anerkennung und Fürsprecher. »Aus dem Nichts heraus«, flüsterte die Stimme ihm zu.

Gleich nach der Busfahrt mit dem Rilke-Rainer und dem schönen Sebastian war er in das Arbeitszimmer der Mutter gestürmt und hatte Rimbaud und Dickinson aus dem Regal gezogen. Noch in derselben Nacht hatte er jedes Gedicht gelesen, jeden Vers akribisch studiert und auseinandergenommen. Wie wunderbar die Worte ineinanderglitten, wie sich das Beschriebene dem Rhythmus unterwarf, wie einem die Tränen in die Augen stiegen, wenn Rimbaud über die Waisenkinder sprach.

»Hast du auch Lyrik von Bachmann?«, hatte er die Mutter beim Frühstück gefragt, aber jene hatte den Kopf geschüttelt. »Ich kann sie dir heute aus der Bibliothek mitbringen«, bot sie an und Ras bejahte, in Gedanken bereits am ersten Vers des eigenen Gedichts feilend.

Auf beinahe unheimliche Weise formten sich Verse in seinem Kopf, ohne dass ihm bewusst war, worüber er eigentlich schrieb. Von allen Seiten kamen ihn die Worte zugeflogen und ließen sich manchmal sanft, manchmal plump auf den leeren Seiten nieder. Es schien, als wären sie die ganze Zeit um ihn gewesen und hätten nur auf ein Zeichen gewartet. Jetzt kam er mit dem Aufschreiben nicht mehr hinterher.

Das ganze Wochenende hatte er in seinem Zimmer am Schreibtisch gesessen, ein Gedicht nach dem anderen verfasst, sich nicht ablenken lassen. Und das, obwohl in der Wochenendbeilage der Stadtzeitung der Münzraub die Titelgeschichte war und sein Vater den Artikel lachend kommentiert hatte.

Die Menschen hier seien wirklich zu blöd für alles, selbst dafür, ihre Nationalschätze zu bewachen. Wo er herkomme, würde man dem Dieb die Hände abhacken, so schnell könnte dieser keine Gebetskerze anzünden. Ras war zusammengefahren und hatte sich, ohne etwas gegessen zu haben, zurückgezogen. »Ist dir wieder nicht gut?«, hatte die Mutter besorgt gefragt. Wer des Diebstahls verdächtigt wurde, darüber stand da nichts. Das immerhin war beruhigend.

An den rechten oberen Rand hatte Ras Datumsangaben der letzten zwei Jahre gekritzelt. Dass er mit vierzehn mit dem Schreiben angefangen hatte, fand er glaubhaft.

Rilke-Rainer blätterte langsam, ließ die Worte auf sich wirken. Sorgsam. Der schöne Sebastian studierte ebenfalls andächtig. Jess hingegen zog nur an ihrer Zigarette und spähte durch das kahle Gestrüpp auf die Straße, wahrscheinlich in der Hoffnung, Iga würde plötzlich auftauchen. Seit der Sache mit den Münzen war Iga nicht mehr in der Schule gewesen. Inzwischen war eine Woche vergangen.

»Bemerkenswert«, sagte Rilke-Rainer, nachdem er die letzte Seite an Sebastian weitergereicht hatte. »Deine frühen Gedichte erinnern mich irgendwie an Rimbaud.«

Unsicher sah Ras zu Jess, die nur mit den Achseln zuckte. Der Rilke-Rainer konnte damit ebenso meinen, dass Ras von Rimbaud abgeschrieben habe, wie, dass Ras' Gedichte denen von Rimbaud um nichts nachstanden. »Hochstapler«, flüsterte die Stimme.

Die Münzen glitten durch die schweißnassen Hände. Der schöne Sebastian faltete die Blätter und steckte sie in die Hosentasche, und Ras wurde das Gefühl nicht los, als hätte der schöne Sebastian gerade Ras' Eingeweide gefaltet und eingesteckt.

»Du kannst jetzt gehen«, sagte Rilke-Rainer, Sebastian nickte bestätigend und Jess zwinkerte ihm zu. »Wir müssen eine Entscheidung treffen.«

»Meine Gedichte?«, fragte Ras heiser und meinte damit: mein Ein und Alles.

»Sobald wir fertig sind, bekommst du sie zurück«, versicherte der Rilke-Rainer.

Widerwillig stand Ras auf und setzte sich in Bewegung. Noch eine Stunde, bis der Nachmittagsunterricht begann. Was sollte er mit der verbleibenden Zeit anfangen? Mit einem Mal war er wieder ganz der pummelige Junge von vor einem Monat, allein und hungrig. Erschrocken tastete er die Kleidung ab. Alles Stücke, die er gemeinsam mit Jess ausgesucht hatte. Schwarzes Hemd, schwarzer Schal, blaue Jeans und Barbourjacke. Erleichtert stellte er fest, dass er sicher gut aussah. Trotzdem breitete sich der Hunger aus und ließ ihn nicht los, sodass er zum Supermarkt lief und sich Wurstsemmeln und Schokolade besorgte, die er im Park neben der Busstation gierig aufaß.

»Bist du verheiratet?«, fragte Iga bei ihrem zweiten Treffen. Dieses Mal hatte Franziska sie am Bahnsteig schon von weitem gesehen und war freudig auf sie zugelaufen.

»Nein«, antwortete Franziska, »verheiratet nicht. Ich habe einen Freund.« Sie saßen im Park Café, als wäre es immer schon so gewesen. Franziska trank einen grünen Tee, Iga einen Espresso. Im Hintergrund spielte jemand Klavier. Franziska beobachtete, wie Iga den Espresso mit Zucker füllte, bis Zucker und Kaffee das Verhältnis eins zu eins erreicht hatten, und war überzeugt, dass Iga ebendieses Verhältnis vorab exakt berechnet hatte.

Igas Finger waren lang und muskulös wie die einer Klavierspielerin. Es waren Hände, über die Franziska gerne schützend die eigenen gelegt hätte. Sie warf einen

Blick auf ihre eigenen zu kurzen Finger mit den zu kleinen Nagelbetten.

»Kinder?«, fragte Iga weiter.

»Einen Sohn. Er ist vier. Aber das weißt du doch. Hat das niemand aus der Klasse erzählt?« Ertappt sah Iga zu ihr und dann beschämt zu Boden. Franziska versuchte zu erkennen, welches Stück es war, das gerade gespielt wurde. Es gelang ihr nicht. Trotz der vielen Jahre Klavierunterricht erkannte sie Musikstücke nur mühsam wieder.

»Wie heißt er?«

»Wie bitte?«

»Dein Sohn. Wie er heißt?«, fragte Iga ungeduldig. Stur war sie also auch, stellte Franziska fest und fühlte sich plötzlich unwohl.

»Jakob. Und jetzt bist du dran«, antwortete sie. Iga lehnte sich zurück und öffnete die Arme zu den Seiten.

Eigentlich hätte Franziska gerne erfahren, wohin Iga, Jess und Ras letzte Woche gefahren waren. Aber dann hätte sie zugeben müssen, dass sie sie gesehen und nicht am Schuleschwänzen gehindert, es auch nicht beim Direktor gemeldet hatte. Sie zögerte und ihr Zögern wurde sofort registriert. Iga lehnte sich vor, die Ellenbogen auf dem Tisch, sodass ihre Gesichter so nah waren, dass Franziska Erregung verspürte und erschrocken zurückwich.

»Na«, fragte Iga schnippisch, »traust du dich nicht?«

Sie sah Iga ernst an und der Gedanke, dass Iga womöglich sehr genau wusste, was sie tat, kam auf, verschwand und übrigblieb das eigene Gewissen. Was war es, was sie hier suchte?

160

Vor dem Fenster unterhielten sich zwei alte Männer über das gestrige Fußballmatch und darüber, dass immer mehr Kriegsflüchtlinge in die Stadt kamen.

»Hast du einen Freund?«, fragte sie Iga und Iga sah sie verwundert an. Natürlich hatte Iga keinen Freund. Ein Mädchen wie sie hatte keinen Freund. Vor einem Mädchen wie ihr hatten gleichaltrige Jungs Angst. Franziska musste sich jetzt zusammenreißen. Ihr gegenüber saß ein Teenager und sie war die Erwachsene. Sie streckte den Rücken durch und verschränkte die Arme vor der Brust.

»Einen besten«, antwortete Iga ruhig, auf einmal sehr in sich gekehrt. »Saša. Er studiert schon.« Nach einer Pause ergänzte sie: »Vor zwei Jahren sind seine Eltern bei einem Autounfall gestorben. Er liest auch gerne Gedichte.« Sie sah hoch und lächelte Franziska an, mit klaren Augen, so groß, dass sie beinahe aus Igas Gesicht fielen. Franziska fühlte sich plötzlich entblößt und beschämt. Als hätte das Blau in Igas Augen Franziskas Zweifel erfasst, Franziskas Bereitschaft, dem, was zwischen ihnen war, für das, was sie hatte, jederzeit den Rücken zu kehren.

»Sobald der Krieg vorbei ist, müssen die wieder weg«, sagte einer der Männer zu dem anderen. Rachmaninow, erkannte Franziska das Stück doch noch. Es war das Klavierkonzert Nr. 2 in C-Moll, Opus 18, das sie mit Peter bei einem Rachmaninow-Special in der Oper gehört hatte.

»Machst du dir Sorgen um ihn?«, fragte sie entrückt, beobachtete durch das Fenster die beiden Männer. Was war es gewesen, das sie Iga eben gefragt hatte? Sie überlegte und wusste es nicht mehr. Die Körperhaltung des Mädchens war steif geworden, die Lider gesenkt, als hätte ihr jemand einen Schlag verpasst.

»Und du?«, fragte Iga langsam zurück, fuhr die Lider hoch. »Machst du das immer? Mit deinen Schülerinnen Kaffee trinken gehen und sie ausfragen?«

In Igas Blick lag eine Feindseligkeit, mit der Franziska weder gerechnet hatte noch umzugehen wusste. Das Klavierstück war zu Ende und die darauffolgende Stille ließ Igas Worte wie dumpfe Trommelschläge durch das Café hallen. Franziska spürte die Röte im Gesicht. Nur noch entfernt nahm sie Igas Aufstehen wahr. Unfähig zu reagieren, beobachtete sie, wie Iga die Münzen für den Espresso auf den Tisch fallen ließ. Ein grußloser Abgang.

Erst ganz nah und dann fort. Der grüne Tee war noch warm. Es gab nichts, das man einem Verschwinden entgegensetzen konnte. Franziska trank die Tasse in einem Zug leer. Machst du das immer, hatte sie gefragt. Mit deinen Schülerinnen Kaffee trinken und sie ausfragen. Machst du das immer? Machst du das immer?

In den sieben Jahren, die sie unterrichtete, hatte sie noch nie weder eine Schülerin noch einen Schüler jemals außerhalb des Unterrichts getroffen. Natürlich ab und an in der Schnellbahn. Das ergab sich. Aber nicht so. Nicht gezielt. Was für ein Bild hatte Iga denn von ihr? Glaubte sie das wirklich?

Nein. Iga hatte sie verletzen wollen. Aber warum? Franziska rieb die Hände an dem Wollpullover.

So irrational, warf ihr der Peter stets vor. Eine Irrationalität, die Franziska davon abhielt, Jakob die Beruhigungsmittel zu geben, die der Psychiater verschrieben hatte. »Du wirst schon merken, wie weit du damit kommst«, predigte der Peter. Aber Franziska sah es nicht ein. Warum ein vierjähriges Kind, das nicht zur Ruhe kam, Beruhigungsmittel schlucken sollte. Nur, weil diese Gesellschaft keinen Platz für unruhige Kinder vorgesehen hatte. Nein. Das sah sie nicht ein. Und Iga würde es auch nicht einsehen. Und beim nächsten Mal würde Franziska Igas Arm festhalten und sagen: »Bitte, geh noch nicht.« Und Iga würde sie hören und sich wieder setzen und alles wäre in Ordnung.

Jess hatte ihm die Augen verbunden, hielt Ras am Ellbogen fest und lotste ihn durch die Schattenwelt, die sich im Dunkeln entfesselt hatte. Jedes Mal, wenn er glaubte, im nächsten Moment gegen eine Tür zu stoßen oder sich eine Tischkante in den Oberschenkel zu rammen, zog sie ihn rechtzeitig nach links oder rechts. Währenddessen brabbelte sie über Rituale und große Ehre, sodass Ras' Bauch immer stärker zu rumoren begann. Wenn er aufgeregt war, hatte er noch mehr Appetit als sonst.

»Gleich sind wir da!«, erklärte Jess, nachdem sie eine Weile an der frischen Luft gelaufen waren.

Ein weißes Hemd und einen dunkelgrünen Pullover mit V-Ausschnitt hatte er für den Anlass angezogen, der Vater hatte ihn anerkennend angesehen und sich mit einem Klaps auf Ras' Schulter verabschiedet. Die

Münzen befanden sich noch immer in der Hosentasche und erinnerten ihn daran, dass er kein Feigling war. Seine rötlichen Locken glänzten von Alexandras Haarwachs. Sogar geduscht hatte er in der Früh, und »irgendwie schick«, hatte seine Schwester bestätigt.

Inzwischen schwitzte Ras und roch den Schweiß. Ganz umsonst die Dusche in der Früh, dachte er, die anderen würden es auch riechen. Sie würden es riechen und denken: Einer, der so stinkt, kommt nicht in die Avantgarde. Besorgt wurde er langsamer.

»Was ist denn«, fragte Jess ungeduldig.

»Ich stinke«, gab Ras zu.

»Logisch«, entgegnete Jess. »Wir laufen. Ich schwitze auch.« Wenn Jess das sagte, war es womöglich nicht schlimm und niemand würde ihn abstoßend finden. Was Jess sagte, das zählte. Er beschleunigte wieder und fragte sich, wo sie wohl genau waren. Gleich darauf hielt Jess an.

Neben ihm knallte es, aber Ras zuckte nicht. Er war schussfest. Die Binde wurde ihm abgenommen. Für eine Sekunde blendete das graue Tageslicht. Dann blickte er auf einen in goldenes Lametta gekleideten Baum. Wie der strahlt, dachte Ras. Ein Lamettabaum speziell für mich. Mitten auf dem Weinberg.

Luftballons an den Astenden. Luftballons in Herzform. Die hatten sie für ihn aufgehängt. In seinem Rücken räusperte sich jemand. Ras drehte sich um. Rilke-Rainer und Sebastian hatten Partyhüte aufgesetzt und trugen beide einen Smoking. Rilke-Rainer hielt eine Flasche Champagner in der Hand. Es war kaum auszuhalten, dass diese Feierlichkeit einzig und allein für ihn veranstaltet wurde.

»Heute ist es soweit«, verkündete Rilke-Rainer andächtig. Der schöne Sebastian nickte und sah in dem Smoking und trotz des Partyhutes so hinreißend aus, dass sich Ras' Bauch vor Zuneigung zusammenzog.

Es schien keine Sonne. In der Ferne zeichnete sich unentschieden eine Regenfront ab. Für Schnee war es nicht kalt genug. Sebastian holte ein Etui und ein Kuvert aus der Innentasche des Jacketts. Beides reichte er Rilke-Rainer. Dann räusperte er sich, streckte die Brust raus und das Kinn nach vorne und rezitierte ein Gedicht von Rimbaud »Die Neujahrsgeschenke der Waisenkinder« zuerst auf Französisch und dann auf Deutsch. Es war ein sehr langes Gedicht und Ras konnte sich kaum auf den Inhalt konzentrieren.

»... Ach! Welch ein Zauber lag doch über jedem Wort! – Wie hat er sich verändert, der vertraute Ort: Ein Feuer brannte im Kamin mit lautem Knistern und hob das ganze alte Zimmer aus dem Düstern; und auf dem Lack der Möbel sprang im Wirbeltanz umher der von ihm ausgesandte Purpurglanz ... – Der Schrank war ohne Schlüssel! ... Dieser Schrank, so mächtig! Man sah auf seine braun und schwarze Tür, bedächtig ... Ohne Schlüssel! ...«

Ras erinnerte sich an den Apothekerschrank in seinem Zimmer und dachte, dass er, seit der Schlüssel verschwunden gewesen war, seine Sammlung kein einziges Mal mehr durchgesehen hatte. Als hätte das Sammeln und Archivieren von Dingen überhaupt nie zu ihm gehört.

Mindestens eine Minute ließen sie nach dem Gedicht verstreichen, eine Minute, in der Ras gerne einen
Marsriegel hinuntergeschlungen hätte und am liebsten noch eine Milka Noisette hinterher. Eine Minute,
die zwei Leben trennte. Ras, den rothaarigen Verlierer,
dem von seinen Mitschülern in verwaisten Ecken des
Schulgebäudes das Taschengeld abgenommen wurde,
der an der Tafel stand und zitterte und von Iga gerettet
werden musste, den der Vater vom Boden der Busstation
aufklaubte und ins Auto steckte, weil er einen Schlüssel
verlegt hatte und deshalb weinend im Dreck wühlte –
und Ras, einen Dichter der Avantgarde, einen Poeten,
zu dem eine Stimme sprach, der die Schule schwänzte
und Silbermünzen aus dem Kunsthistorischen Museum
stahl. Eine Nebelwand schob sich zwischen das Jetzt und
das Davor und das Davor verschwand dahinter, wie ein
Leichnam unter dem Eis.

»Wir haben uns entschieden«, sagte Rilke-Rainer.
»Du bist jetzt einer von uns. Teil der Avantgarde!« Er
klappte das Etui auf, in dem sich ein Brieföffner aus
Messing befand. Jess drückte Ras' Schulter nach unten
und Ras kniete nieder. »Sei treu und beständig. Teil der
Avantgarde«, sagte Rilke-Rainer und legte Ras den Brieföffner auf die rechte Schulter. »Sei freigiebig und de-
mütig. Teil der Avantgarde«, ergänzte er und legte Ras
den Brieföffner auf die linke Schulter. »Sei mutig und
voller Güte. Teil der Avantgarde.« Das kalte Metall berührte Ras' Kopf. »Teil der Avantgarde«, wiederholte er
im Stillen. Ras, der Dichter. Ras, der Poet. Ras, Teil der
Avantgarde.

Der schöne Sebastian reichte Ras die Champagner-
flasche und Ras nahm mehrere Schlucke, ließ das Ge-
tränk auf seinem Gaumen prickeln. »Aus dem Nichts
heraus!«

»Eben«, pflichtete Ras im Stillen der Stimme bei. Aus
dem Nichts heraus bin *ich* jetzt geboren.

Die Flasche wanderte weiter zu Jess, zum Rilke-Rainer, zurück zu Sebastian und ging dann in die zweite
Runde. Der Rausch begann sich über die Gedanken zu
legen. »Freust du dich?«, rief Jess. »Freust du dich?«

»Ja!«, antwortete Ras. »Wir sind die Avantgarde! Wir
sind die Avantgarde!«

»Richtig«, bestätigte Rilke-Rainer, der schöne Sebastian klatschte und reichte Ras das Kuvert. »Meine Gedichte!«, rief Ras und steckte sie ein. Wellen des Glücks
überfluteten ihn. Er spürte, wie sein Ding anschwoll,
und war erleichtert, dass er die enge Unterhose und
nicht die Boxershort angezogen hatte. Alle lachten und
tranken und plötzlich quoll Musik aus einer Boom-Box.
Es waren Vivaldis »Vier Jahreszeiten«. Das war sein Tag.

Bis in die Nacht hinein würde er später versuchen,
wach zu bleiben und diesen Tag festzuhalten. Diesen
seinen Tag! Klatschend, johlend, Jess mit der Boom-Box
auf der Schulter, liefen sie den Weinberg hinunter, zurück in die Schule, wo der Präfekt schon im Klassenzimmer wartete. Der Nachmittagsunterricht hatte bereits
begonnen. Aber das spielte keine Rolle.

»Ihr seid zu spät«, merkte der Präfekt an. Die anderen saßen über die Hausaufgaben gebeugt. Es kümmerte
Ras nicht. »Wir sind die Avantgarde!«, wollte er schreien.

Ein Zwicken von Jess bewahrte ihn vor seinem Übermut. Trotzdem, dachte er. Wir sind die Avantgarde! Und setzte sich neben seinen Banknachbarn, dessen Name ihm entfallen war. Nur, dass sein Nachbar nicht zur Avantgarde gehörte. Das wusste Ras und plötzlich erinnerte er sich an die Münzen, das Diebesgut und an die Worte des Vaters. Wo ich herkomme, würden sie dem Dieb die Hände abhacken.

Angst erfasste ihn, all das Schöne, was er eben bekommen hatte, wieder zu verlieren, und der Laut des Entsetzens, den er ausstieß, lenkte die Aufmerksamkeit des Präfekten und der anderen auf ihn. Fragend sahen sie ihn an. Auch der Rilke-Rainer, Jess und der schöne Sebastian, woraufhin Ras aufstand und sich auf den Stuhl stellte. »Ich heiße Rasputin«, sagte er laut und klar und hielt dabei jedem Blick, der auf ihn gerichtet wurde, stand. »Ihr könnt mich Ras nennen. Aber ich heiße Raspu-tin.« Einige Sekunden ließ er verstreichen, damit die Zeit auch hier das Alte vom Neuen trennte. Dann stieg er hinunter, setzte sich und legte Bücher und Hefte für die Hausaufgaben auf den Tisch.

Um von der empirischen Geometrie zur Geometrie im mathematischen Sinne zu gelangen, waren zwei Schritte notwendig. Iga hatte das Board unter den Arm geklemmt und lief schnell den Gehsteig entlang, wobei sie gezielt jede Querritze der Asphaltierung übersprang. Punkt und Gerade, dachte sie, ließ das Board auf den Gehsteig gleiten und sprang hinauf. Durch zwei Punkte geht stets eine Gerade. Durch zwei Punkte geht nicht mehr als eine Ge-

168

rade. An der Ecke Ritter-Straße/Nonnengasse nahm sie das Board wieder unter den Arm. Die Nonnengasse fiel steil bergab und die Wahrscheinlichkeit, dass aus einer Seitenstraße ein Auto hervorschoss, war hoch. Das Eintreffen von Ereignissen unterlag bei den meisten Zufallsexperimenten gewissen Gesetzmäßigkeiten. Sie drückte den neunten Knopf von oben auf Sašas Gegensprechanlage. Besonders die relative Häufigkeit eines Ereignisses war in großen Versuchsreihen nahezu konstant. »Ja?« Sašas Stimme klang verwundert. Er erwartete niemanden. Iga hatte sich nicht angekündigt. Ein Ereignis, dachte Iga, das bei einem Experiment stets eintrifft, ist ein sicheres Ereignis.

»Ich bin's«, antwortete sie. Gleich darauf surrte es an der Tür, Iga betrat das Gebäude und rannte die Treppe hinauf.

Sobald sie auf Sašas Sofa saß, liefen Tränen ihre Wangen hinunter, ihr, die sonst kaum weinte, aber vor Saša konnte sie es nie zurückhalten. Als wäre Sašas Anwesenheit die Sonnenstrahlung, die ihre Eisschollen zum Schmelzen brachte. So war es immer gewesen. Dann hielt sie es nicht mehr aus und begann zu erzählen.

Von der ersten Französisch-Stunde, dem Moment auf dem Gang, als Franziska ausgesehen hatte wie aus einem Gemälde von Frida Kahlo; dem ersten Kaffeehaus-Treffen und davon, dass ihr Iga zuvor gezeigt hatte, wie man skatet; dem zweiten Treffen und ihrem plötzlichen Abgang, als ihr alles von einer Sekunde auf die andere zu viel geworden war und sie unbedingt gehen musste, von Franziskas entsetztem Gesicht, als sie das

Geld auf den Tisch fallen ließ und tatsächlich ging, vom Schule-Schwänzen mit Jess und Ras, von den Münzen und schließlich von der wiederholten Drohung des Vaters, und dass sie es ehrlich immer wieder versucht hatte, das beteuerte sie, zwei Wochen lang sei sie durchgehend zur Schule gegangen, aber nach dem zweiten Treffen mit Franziska nicht mehr. Der Hochleithner habe es bereits auf sie abgesehen, sagte sie und gestikulierte wild. Er habe zu Hause angerufen. Dann erzählte sie von der Mutter, die noch immer nächtelang nicht nach Hause kam und dass Iga selbst vor dem Vater für sie log und dass sie das alles einfach nicht mehr aushalte. Dass alles zu viel sei und überhaupt verstehe sie nicht, warum sie nie aufhören konnte, an Franziska zu denken, und wie sich dabei der Magen zusammenzog.

Saša hörte zu und sagte nichts.

Darüber, dass sie im Besitz eines Z-Schlüssels war, und wie sie in dessen Besitz gekommen war und sich später damit Zutritt zu Franziskas Mietshaus verschafft hatte, erzählte sie nicht. Auch nicht darüber, dass sie die ganze Nacht auf der Treppe verbracht hatte, von der aus sie Franziskas Wohnungstür beobachten konnte, ohne selbst gesehen zu werden, weil sie den Peter und den Jakob hatte sehen wollen. Als in der Früh der Jakob in den Kindergarten gebracht wurde, hatte der Kleine ihre Anwesenheit gespürt, zur Stiege gelugt und sich schnell weggedreht. Aber davon wollte Iga nicht erzählen, wollte nicht, dass Saša sie danach womöglich anders ansah. Weniger liebevoll und mit weniger Bewunderung in den Augen.

Saša nickte zwischendurch. Hörte weiter zu. So war Saša, und Iga stellte zum wiederholten Mal fest, dass es keinen besseren Freund geben konnte. Er hörte zu, bis Iga ein Kissen nahm und es auf seine Knie legte, ihren Kopf darauf bettete und die tränenverklebten Augen schloss. Im Einschlafen spürte sie seine Finger, wie sie den Haargummi hinunterzogen, um besser an den Haaransatz zu gelangen und dort zu kraulen, und sie atmete erleichtert aus.

Als sie aufwachte, drückte Dunkelheit durch die Fenster. Saša saß noch immer in derselben Position auf dem Sofa und schnarchte. Seine Hand lag schützend auf ihrer Schulter. Vorsichtig entzog sie sich der Umarmung.

Es war so dunkel, dass sie selbst Umrisse nur schwer erkannte. Sašas Wohnung lag im vierten Stock und die Straßenbeleuchtung war zu schwach, um bis nach oben zu kriechen.

Sie versuchte sich zu erinnern, wo sie Rucksack, Longboard, Jacke und Schuhe abgestellt hatte. Die Blase drückte. Aus dem Gedächtnis wich sie den Möbeln aus, schaffte es nahezu geräuschlos bis zur Toilette, machte das Licht nicht an. Saša sollte weiterschlafen. Vom Klo waren es zehn Schritte bis zur Wohnungstür. Auf dem Flur ertastete sie Schuhe, Jacke, Rucksack, Board und verließ leise die Wohnung.

Sie legte das Longboard auf die leere Straße. Föhnig war es, aber es wehte kein Wind. Morgen würde sie in die Schule gehen und sie hoffte, dass Franziska ihr den letzten Mittwoch nicht mehr übelnahm.

»Das geht schief mit dem Mädchen. Ich sag es dir.« Der Hochleithner stellte zwei Kaffeetassen auf den Tisch. »Ich hab mit dem Strassi gesprochen. Er sagt, sie hat schon mehr als die Hälfte an Fehlstunden für das ganze Jahr. Und wir haben gerade mal November!« Franziska sah von den Hausaufgabenheften auf.

Strassi war der Direktor und hieß eigentlich Strassberger und Franziska mochte ihn nicht. Er sah den Schülerinnen der Unterstufenklassen auf eine unangenehme Art nach, und sie war froh, dass er, seit sie an der Schule arbeitete, nicht mehr unterrichtete, sondern auf mysteriöse Weise kurz zuvor zum Direktor befördert worden war.

»Die Kleine aus unserer Klasse, meine ich.« Als ob Franziska das nicht sofort verstanden hätte. »Iga.« Sie nickte.

»Wie ist sie denn bei dir so?«, fragte er.

»Ganz normal«, antwortete Franziska. »Arbeitet gut mit, wenn sie da ist.«

»Eben!«, schloss der Hochleithner an. »Eben. *Wenn* sie da ist.«

Es war 13 Uhr. Das Lehrerzimmer fast leer. Die meisten unterrichteten oder saßen im Buffet beim Mittagessen. Franziska wollte nicht über Iga sprechen. Das letzte Treffen im Park Café lag ihr noch im Magen. Zwar hatte sich Iga heute in der Französisch-Stunde sehr korrekt verhalten, sich am Unterricht beteiligt, die Hausaufgaben waren gemacht gewesen, sogar angelächelt hatte sie Franziska. Wobei Franziska bewusst nicht zurückgelächelt hatte. Aber morgen war wieder Mittwoch und

Franziska ließ den Abend vorfreudig nervös auf sich zukommen.

»Noch dazu ist sie eine Unruhestifterin. Untergräbt die Klassenmoral.« Der Hochleithner hatte sich hingesetzt und ließ Franziska nicht aus den Augen.

»Untergräbt die Klassenmoral?«, fragte Franziska verwundert. Er strich mit den Fingern über seinen Schnurrbart.

»Eine Aufwieglerin«, steigerte er sich hinein, und sie spürte, dass er sie auf seiner Seite haben wollte.

»Wen soll sie denn aufwiegeln, wenn sie nie da ist?«, widersprach sie. Was hatte das Mädchen denn getan, um sich den Unmut vom Hochleithner zuzuziehen? Für gewöhnlich war der für seinen Einsatz und seinen Enthusiasmus bekannt. Kaum ein Lehrer plante so viele außerschulische Aktivitäten. Ein Ausflug ins Theater hier, ein Spaziergang über den Friedhof dort. Sprachschulferien über die Osterfeiertage. Und das alles unbezahlt. Obwohl er selbst auch zwei Kinder hatte. Um die kümmerte sich wahrscheinlich seine Frau.

Franziska wich seinem verständnislosen Blick aus. Auch für seine Strenge war er allerdings verschrien. Trotzdem mochten ihn die Schülerinnen und Schüler. Er war nie ungerecht. Was sollte das also mit Iga? War er um sie besorgt? Vielleicht war sie ihm schlichtweg zu klug.

»Ich glaube, dass etwas mit ihr nicht stimmt.« Er hatte seine Tasse Kaffee leergetrunken und griff nun nach der von Franziska, die er ihr hingestellt, die sie aber nicht angerührt hatte. »Ich meine. Was macht sie die ganzen

Tage, wenn sie nicht in die Schule kommt?« Das hatte Franziska sich allerdings auch schon gefragt.

»Vielleicht schläft sie lange und schaut Fernsehen«, schlug sie vor, aber der Hochleithner schüttelte den Kopf.

»Ich glaube, sie dealt«, flüsterte er, obwohl sie die Einzigen im Lehrerzimmer waren. »Heroin«, führte er aus und hatte dabei die Augenbrauen bis zur Stirnmitte hinaufgezogen, »oder Haschisch«, ergänzte er.

Während der Studienzeit hatte Franziska viel Gras geraucht, aber von harten Drogen immer die Finger gelassen. Wie ein Junkie aussah, wusste sie aber, und Iga passte nicht in dieses Profil.

»Ach komm. Du bist paranoid«, sagte sie und klappte das Hausaufgabenheft, das sie aufgeschlagen vor sich liegen hatte, zu.

»Seit sie zehn sind, habe ich diese Klasse. Und ich werde nicht zulassen, dass mir so ein dahergelaufener Punk, die sich für was weiß ich wie intelligent hält, meine ganze Arbeit, aus diesen Kindern etwas zu machen, in einem Jahr ruiniert.« Jegliche Gelassenheit war aus seinem Ausdruck gewichen, und Franziska verstand mit einem Mal, wie ernst es ihm war. Er machte sich keine Sorgen um Iga. Er wollte sie loswerden.

In Iga erkannte er seine Gegenspielerin. Alles, wofür er hart arbeiten hatte müssen, flog Iga im Vorbeigehen zu. Wofür er nächtelang am Schreibtisch gesessen hatte. All die Beweise.

Würde sie ihre Begabung wenigstens zu schätzen wissen, er ließe womöglich mit sich reden. Aber nicht nur, dass Iga trotz der Fehlstunden problemlos von einer Schulstufe in die nächste surfte, bar jeder Anstrengung eine Eins nach der anderen auf seine Schularbeiten schrieb, tat sie das mit einer Selbstverständlichkeit, die einen Mann wie den Hochleithner rasend machen musste. Alles, was er war, forderte sie heraus und stellte es in Frage. »Und?«, sagte Igas Gesichtsausdruck. »Warum bildest du dir darauf etwas ein? Das ist doch kinderleicht.« Franziska lachte in sich hinein. Ihr Kollege fühlte sich von einer 16-Jährigen bedroht.

»Ich denke, du irrst dich«, sagte sie, um ihn doch noch zu beschwichtigen. Er winkte ab.

»Sie gehört nicht hierher«, postulierte er. »Ich werde dem nachgehen. Ich werde diese Dealerei aufdecken und dem ein Ende setzen.« Dabei sah er Franziska streng an, als hätte auch sie mit Drogen gedealt und müsste nun Rede und Antwort stehen. »Auch wenn du mir nicht dabei hilfst«, fügte er nach einer Pause hinzu, und Franziska hatte die Drohung, die in dem Satz lag, gehört, und für einen Augenblick bekam sie Angst vor ihm, vergaß, dass sie keine Schülerin mehr war, dass sie inzwischen nicht nur erwachsen, sondern auch Lehrerin war und der Hochleithner ihr Kollege. Verwirrt erhob sie sich, um von oben auf ihn herabsehen zu können.

»Du bist ja verrückt«, antwortete sie und zog das Jackett von der Stuhllehne. »Pass bloß auf, dass am Ende nicht du der bist, der geht.«

Sein Mund stand offen, aber es kamen keine Worte heraus. Er starrte sie an, und als er den Mund wieder schloss, ohne etwas gesagt zu haben, musterte er sie.

Sie spürte, wie der Blick an ihr hinauf- und hinabglitt, an verschiedenen Körperstellen hineindrückte, aufzudecken versuchte, was sich hinter Franziskas Sympathie für Iga verbarg. Wäre sie ein Mann, er hätte sie sofort im Verdacht. Aber sie war ja eine Frau. Eine Frau mit Kind. Eine Frau mit Kind und Mann, wenn auch in einem unehelichen Verhältnis. Was sollte er schon denken?

»Interessant«, sagte er schließlich, sehr langsam und laut, sodass Franziska zusammenfuhr. »Sehr interessant.«

Dann ließ er sie stehen. Die Schulglocke läutete. Das Lehrerzimmer begann sich zu füllen. Franziska stand vor dem Schreibtisch und bebte innerlich. Wusste, dass sie gleich unterrichten müsste, ohne korrigierte Hausaufgaben, ohne Vorbereitung, mit den Worten des Hochleithner im Ohr.

Was hatte sie denn getan? Einen Kaffee getrunken und sich mit Iga unterhalten. Daran war rein gar nichts verkehrt. Rein gar nichts war daran verkehrt. Weder hatte sie Iga angefasst noch sie mit nach Hause genommen. Nichts dergleichen!

Es war der Hochleithner. Er hatte es geschafft, dass sie sich schmutzig fühlte, ohne etwas verbrochen zu haben. Seine Stimme klebte an ihr wie Teer.

Die Schulglocke läutete ein zweites Mal. Jetzt musste sie sich zusammenreißen. Sie war Lehrerin. Eine gute Lehrerin. Nur noch zwei Unterrichtsstunden und der Tag wäre vorbei.

Vielleicht würde Iga morgen nicht auf dem Bahnsteig auf sie warten, und wenn doch, würde Franziska ihr freundlich erklären, dass es nicht möglich sei, das mit ihnen beiden und dem Kaffeetrinken. Dass es ihr leidtäte, aber dass sie ihren Kompetenzbereich als Lehrerin damit überschreite. Ob Iga das verstehe? Sie würde mit ihr reden wie mit einer Erwachsenen. Und danach würde sie nach Hause gehen. Wo sie hinge-hörte. Zu ihrem Kind und ihrem Mann. Und alles wäre wie immer.

»Was soll denn das sein? Die Avantgarde?«, fragte Iga ab-schätzig und starrte dabei auf den Fluss, der unter der Brücke, auf der sie standen, reißend dahinstob. Er floss durch den Westteil der Stadt und speiste sich aus den Niederschlägen.

Erst musste Jess lachen. Die Avantgarde. So, wie Iga es aussprach, verlor das Wort schlagartig an Würde und Überlegenheit. Aus Igas Mund klang es wie eine Mi-schung aus Tankstelle und Parkhaus.

»Und warum soll ich da mitmachen?«, fragte Iga wei-ter, noch immer dem Fluss und nicht Jess und Ras zuge-wandt. Es war später Nachmittag und der Park, der an die Brücke anschloss, nahezu leer. »Dann wären wir alle dabei«, antwortete Jess und zuckte mit den Schultern. »Ja«, bestätigte Ras, »alle!«

»Aber wozu?«, fragte Iga. Darauf hatten weder Ras noch sie eine Antwort. Jess betrachtete Iga, das schwarze Hip-Hop-Capi, die ruhigen Augen, die auf dem Wasser lagen und ihm folgten, und ihr kam vor, dass Iga ein Mensch war, der keine anderen Menschen brauchte. Sie war eine Insel in arktischen Gewässern. Ein eigener

Staat. Menschenleer. Dort lebte nur Iga, lief von einem Ende der Eisscholle zum anderen und zwischendurch sprang sie ins Wasser und tauchte unter ihrem Reich hindurch. Das war Iga. Eine Eistaucherin. Und Jess dachte weiter, mit einem Schmerz, der sich über den Brustkorb verteilte, dass Iga eigentlich auch Ras und sie nicht brauchte.

Und abschließend dachte Jess, dass sie das nicht widerstandslos hinnehmen wollte.

»Was ist denn mit dir?«, platzte sie Iga an. »Sind wir dir egal?« Anders als nach dem Brief von Tifenn war ihr jetzt heiß und das Blut pulsierte in den Adern. Die Finger zuckten und sie hätte Iga, die sie verwundert ansah, als gäbe es für Jess' Verhalten keinen Grund, gerne eine runtergehauen. Ras legte die Hand auf ihre Schulter. Sie schüttelte sie ab.

»Was hast du denn?«, fragte Iga, noch immer ruhig, inzwischen auch nachdenklich. »Nur weil ich mich nicht darum reiße, in einer Schreibgruppe zu sein?«

»Das ist keine Schreibgruppe«, schrie Jess. »Es ist die Avantgarde!«

»Außerdem schreibst du doch selbst auch keine Gedichte«, beharrte Iga, noch immer sachlich, Jess' Mimik studierend, als lägen dort die Antworten. Es war nicht mehr auszuhalten, und Jess packte Igas Capi und warf es in den Fluss, und im selben Moment, da das Capi durch die Luft dem Wasser entgegensegelte, verflog auch der Ärger und Jess wurde leichter.

»Ej! Spinnst du!«, schrie Iga.

Mit den Tränen hatten weder Jess noch Ras gerech-

178

net. Verdutzt blickten sie auf eine schluchzende Iga. »Das hat mir Saša geschenkt!« Iga suchte an das Geländer gepresst in der Tiefe nach dem Capi. Die Strömung hatte es im Nu mit sich gerissen. »Das hat mir Saša geschenkt«, wiederholte Iga matt und sah Jess jetzt resigniert an. Nicht wütend, nicht kampflustig, nicht zu einem Gegenschlag ausholend, nur resigniert, sodass sich Jess wie ein Arschloch fühlte.

»Es tut mir leid«, stammelte sie. »I-ich weiß auch nicht …« Und sie wusste es wirklich nicht. Verstand nicht, wo dieser Zorn auf einmal hergekommen war und im nächsten Moment mit dem Capi im Fluss verschwinden konnte.

»Wenn es so wichtig ist«, schluchzte Iga auf, bereits gefasster, »dann komm ich halt in die Avantgarde.« So verletzlich hatte sie Iga noch nie gesehen und auch Ras schien verstört, hielt sich am Geländer fest. »Okay!«, beteuerte Iga erneut, »okay! Dann eben die Avantgarde!«

All das, was sie eben noch über Iga angenommen hatte, schien sich zu widerlegen. Wenn es jemanden gegeben hätte, von der Jess überzeugt gewesen wäre, sie niemals weinen zu sehen, schon gar nicht wegen einem Capi, dann war das Iga. Aber jetzt stand Iga vor ihr und weinte um dieses Capi von Saša. So sehr hing sie an einem Geschenk ihres besten Freundes. Und jetzt, da Iga begriffen hatte, wie wichtig Jess und Ras ihr Beitritt in die Avantgarde war, würde sie mitmachen. Das allein reichte Iga als Grund.

Zwischen Anziehung und Abwehr pendelnd, überlegte Jess, dass es sich womöglich genau andersrum verhielt. Es war nicht Entfremdung, die Iga ausmachte, sondern Verbundenheit.

»Vielleicht brauchen wir drei einen eigenen Namen«, sagte Jess und ein starkes Bedürfnis, Iga in den Arm zu nehmen, überkam sie. Stattdessen klopfte sie ihr auf die Schulter, zog die Packung Casablanca aus dem Mantel, zündete eine Zigarette an und reichte sie ihr. Iga rauchte. Eine ganze Weile sagte niemand etwas, so lange, bis Iga den Filter in den Fluss schnippte, den Haargummi aus der Hosentasche zog und sich einen Pferdeschwanz band.

»Die Eistaucher«, sagte Ras dann. Aus dem Nichts heraus. »Wir sind die Eistaucher.«

Verblüfft starrte Jess ihn an. Hatte er ihre Gedanken gelesen?

Iga nickte langsam. »Die Eistaucher«, wiederholte sie, um den Namen mit ihrer eigenen Stimme zu hören.

»Die Eistaucher«, sagte schließlich auch Jess und dachte, dass nicht nur die Zeit ein Kunstwerk war, sondern alles, und dass sich nichts, aber auch gar nichts, vom anderen trennen ließ.

Ras fuhr mit der Hand in die Hosentasche und als er sie wieder herauszog und die Faust öffnete, lagen die Silbermünzen aus dem Münzkabinett darin, gestohlen und glänzend.

»Echt jetzt«, sagte Jess.

»Hattest du sie immer dabei?«, fragte Iga. Ras schüttelte den Kopf. »Nur manchmal.«

»Was machen wir jetzt damit?«, fragte Iga.

»Logisch«, sagte Jess, nahm Ras die Münzen aus der

180

Hand und warf sie über die Schulter in den Fluss. »Ich liebe euch. Ich liebe euch wirklich.« Die Münzen fielen und Jess meinte zu hören, wie sie die Wasseroberfläche berührten.

Und obwohl das unmöglich war, dachten sie alle drei in diesem Moment dasselbe. Dass sie nun einen Namen hatten. Dass sie Eistaucher hießen. Dass sie zusammengehörten. Und dass sich, was zusammengehörte, nicht mehr so einfach trennen ließ.

Franziska betrat das Park Café und sah Iga schon vom Eingang aus an einem der hinteren Tische in der Ecke sitzen und an der rechten Augenbraue zupfend ein Buch lesen. So konzentriert, mit dem jugendlichen Ernst im Gesicht. Hinreißend fand Franziska sie und tadelte sich gleichsam dafür.

Was wollte sie hier? Warum war sie hergekommen? Iga hatte schließlich nicht am Bahnsteig auf sie gewartet. Hatte ihr die Wahl gelassen. Wenn du möchtest, dann komm ins Park Café, hatte ihre Abwesenheit am Bahnsteig geheißen. Trotzdem stand Franziska jetzt im Eingang des Cafés und beobachtete ihre Schülerin wie ein Spanner. Ach was, dachte sie. Jetzt bist du schon hier, dann geh zu ihr rüber und setz dich.

Iga sah auf und schlug das Buch zu, sodass Franziska den Titel lesen konnte. »Noch immer Statistik?«, fragte sie und setzte sich.

»Es tut mir leid«, sagte Iga ohne Umschweife, an ihr letztes Treffen anknüpfend, als wäre keine Zeit dazwischen vergangen.

»Wo ist dein Longboard?«, fragte Franziska. Aber sie brauchte nur auf die Straße und die Gehwege zu schauen. Es war alles voller Schnee. Iga lächelte. Und wenn Iga lächelte, konnte man nicht anders, als auch zu lächeln, also lächelte Franziska auch. Dann schwiegen sie eine Weile und sahen einander nur an mit der Erleichterung derer im Blick, die befürchtet hatten, etwas verloren zu haben.

»Ich habe jetzt schon zu viele Fehlstunden«, sagte Iga irgendwann verschämt. Franziska nickte.

»Ja. Ich weiß.« Der Kellner kam und Franziska bestellte ein Glas Rotwein, Iga einen weiteren Espresso.

»Weil ich es nicht aushalte«, erklärte Iga, »als wäre man ein Tier. Ich bekomme keine Luft.« Sie lachte. Im ersten Moment wollte Franziska sie zurechtweisen, weil sie ihn kommen sah, den Rausschmiss, angeführt vom Hochleithner: zu viele Fehlstunden und der Verdacht auf Drogenhandel.

»Wenn sie mich rausschmeißen, müssen meine Mutter und ich zu meinem Vater ziehen.«

»Warum?«, fragte Franziska und hörte, wie die eigene Stimme panisch in die Höhe sprang. Aber Iga bemerkte es nicht, war damit beschäftigt, den Espresso mit Zucker aufzufüllen.

»Das ist eine Abmachung zwischen ihm und mir. Als er die Firma aufgebaut hat, wollte er, dass wir alle umziehen. Aber ich wollte hierbleiben und hier die Schule fertigmachen. Ich wollte nicht nach Polen. Wen kenne ich dort schon? Die Sprache spreche ich auch nicht gut.«

»Und deine Mutter?«

»Sie sagt, sie wolle zu ihm, aber in Wirklichkeit will sie nicht.«

»Das ist die Abmachung? Solange du die Schule schaffst, können du und deine Mutter bleiben?«

»Nicht irgendeine Schule«, betonte Iga.

»Natürlich. Nicht irgendeine. Eine Privatschule. Mit Aussicht auf.«

»Genau. Das ist der Deal.« Iga nahm einen Schluck Espresso und verzog die Lippen zu einem Grinsen. »Aber das Geld geht ihm aus. Die Firma. Na ja. Ich weiß nicht, warum ich dir das erzähle.«

Franziska spürte, wie ihr die Röte ins Gesicht stieg. Sie wollte protestieren. Dass es sie sehr wohl etwas anginge, wenn plötzlich keine Iga mehr ihren Französisch-Unterricht vorantriebe und sie zum Lachen brächte.

Schon während sie es dachte, wusste sie, dass es gelogen wäre. Dass es bei Weitem nicht nur um den Unterricht ging. Weshalb sie, anstatt etwas zu sagen, einfach ihre Hand mit den zu kurzen Fingern und zu kleinen Nägeln auf Igas Klavierspielhand legte und begann, mit dem Daumen an Igas Zeigefinger hinauf- und hinabzufahren.

Wenige Sekunden, vielleicht sogar noch kürzer, bevor Iga ihr die Hand ruckartig entzog.

Sofort wollte Franziska aufspringen und gehen, wollte dieses Mal schneller sein als Iga, die womöglich denselben Plan verfolgte. Auf keinen Fall wollte Franziska ein zweites Mal zurückgelassen werden. Aber Iga machte keinerlei Anstalten.

»Hast du gewusst«, sagte Iga ruhig, »dass die Wahrscheinlichkeit, eine Sechs zu würfeln, immer ein Sechstel ist?« Franziska richtete sich auf. »Jedes Mal, wenn du mit dem Würfel zum Wurf ansetzt, ist die Wahrscheinlichkeit wieder ein Sechstel.«

»Ja, natürlich«, antwortete sie verwirrt.

»Aber trotzdem«, fuhr Iga fort, »musst du würfeln. Wenn du nicht würfelst, kannst du auch keine Sechs würfeln.« Sie verstand nicht, worauf Iga hinauswollte, aber es war einerlei, solange sie nicht aufgesprungen war und das Café verlassen, Franziska allein zurückgelassen hatte. »Von allen möglichen Abkürzungen deines Namens finde ich Franzi die hübscheste«, erklärte Iga konzentriert, als würde sie einen Beweis zu Ende führen, und Franziskas Halsschlagader pochte. »Trotzdem möchte ich immer Franziska sagen. Es ist das Schönste der Welt.«

4 Radikale Akzeptanz

Ras und ich wurden aufgegriffen, als wir uns von dem brennenden Haus entfernten. Es war, nachdem ich ihn niedergeschlagen hatte. Weil ich nicht wollte, dass er sah, dass alles schiefgegangen war.

Bei mir zu Hause schliefen Jess und Iga. Das glaubte ich.

Damals wusste ich noch nicht, dass Iga die Fellbaum angerufen hatte.

Sie trennten uns auf der Polizeiwache und später auch auf der Psychiatrie. Das bedeutet, dass Ras und ich in unterschiedlichen Stockwerken eingesperrt waren.

Der mir zugewiesene Therapeut meinte nach einigen Jahren, das Grübeln bringe nichts. Er war ein Verfechter des Weges, den man unter dem Stichwort »Radikale Akzeptanz« nachschlagen kann. »Radikale Akzeptanz« ist das Gegenteil von Wollen. Mit aller Ernsthaftigkeit habe ich diesen Weg zu gehen versucht, aber ich bin dafür nicht gemacht. Solange Luft meine Lungen füllt, werden mich die Verbindungen zwischen den Dingen beschäftigen und das Verstehenwollen wird zentral sein. Vermutlich geht es den meisten Verbrechern so.

Um verstehen zu können, braucht es einen Vergleich, etwas, zu dem ich das, was ich verstehen möchte, in ein Verhältnis setze.

Als Iga von ihrem Vater in die katholische Privatschule geschickt worden war, hatte ich mir eine Bibel gekauft. Eines Nachts fand Iga sie, obwohl ich das Buch in einem überfüllten Regal versteckt hatte. Am Morgen lag die Bibel aufgeschlagen auf dem Couchtisch. Iga ist Polin. Sie kennt die Bibel.

»Glaubst du an Gott?«, fragte ich. Das kam ganz spontan. Ich erinnere mich nicht, es jemals vorher jemanden gefragt zu haben, noch hatte es mich selbst je beschäftigt, aber an dem Morgen mit dem Buch auf dem Tisch. Warum sollte man die Frage nicht stellen? Ich wusste noch viel zu wenig, um eine derartige Frage beantworten zu können. Iga kaute an ihrer Toastscheibe. Sie nahm meine Frage ernst. »Wenn ich eine Steigung hinunterfahre. Dann glaube ich.«

Zwei Arten von Sünden unterscheiden wir. Jene, die vergeben werden können, und Todsünden, bei denen man unrettbar brennt.

Die ersten Tage, die Maja bei mir wohnte, sprachen wir wenig miteinander. Sie war sehr schwach. Alle Stunden schüttelte sie ein Entzugskrampf. Man merkte, dass sie gerne meine Wohnung verlassen und sich etwas besorgt hätte. Nur ihre Verletzungen hinderten sie daran. Die Schmerzen waren stärker als die Sucht. Deshalb glaubte ich ihre Geschichte. Das ganze Geld und das bisschen Schmuck meiner Mutter brachte ich aber in Sicherheit.

In ihrem Blick lag eine hohe Bereitschaft. Wir saßen auf der Couch. Eigentlich saß nur ich, denn sie lag. Sie lag die meiste Zeit. Sie konnte im Grunde nur liegen. Manchmal robbte sie zum Klo und kotzte oder pisste oder das Dritte.

Ihr Kopf war auf ein Kissen gebettet, das an meinen Oberschenkel stieß. So muss man sich das vorstellen. Im Fernsehen lief »MacGyver« mit dem Typen, der immer alles repariert und dabei witzig und charmant ist und viele Frauen küsst.

Plötzlich lag ihre Hand auf meinem Schritt. Ich muss es wohl erst nicht gemerkt haben, aber dann spürte ich, wie ich steif wurde, und es war furchtbar unangenehm. Eine Weile konnte ich mich nicht bewegen. Und dann das steife Glied in der Hose.

Es schien sie zu ermutigen, denn sie fingerte an meinem Gürtel herum, ohne dabei den Kopf zu heben. Offensichtlich war sie zu schwach und wollte gar nicht wirklich, dachte aber wahrscheinlich, dass sie bereits seit zwei Wochen in meiner Wohnung schlief und ich für uns Essen einkaufte, Geld hatte sie ja keines, mit dem sie bezahlen hätte können.

Als sie die Gürtelschnalle geöffnet hatte, war es, wie wenn ich aufwachte. Ich legte meine Hand auf ihre und sagte: »Bitte. Nicht.« Das erstaunte nicht nur Maja, sondern auch mich. Ich hörte meine Stimme aus einiger Entfernung. Sofort zog sie den Arm zurück und setzte sich auf. »Entschuldige«, sagte sie und fuhr mit den Fingern über meine Wange und meine Augen und meine Lippen. Alles beruhigte sich und mein Glied erschlaffte. Beinahe hätte ich geweint. Dann zog sie meinen Kopf zu sich auf den Schoß und strich durch mein Haar, so, wie es sonst nur Iga tut. Das müssen Stunden gewesen sein.

Wenn das Eine macht. Stundenlang durch dein Haar zu fahren. So lange, bis dir die Augen zufallen und du in einen Schlaf voller Geborgenheit sinkst. Danach kannst du ihr nichts mehr abschlagen.

Mitten in der Nacht beginnt der Schnee in dicken Flocken die Landschaft einzunehmen. Er kommt über die Landschaft, wie das Etwas über den Hirsch und die anderen Waldtiere gekommen war. Er kommt geruchlos. Als ich aufwache, ist er da.

Warum das Etwas noch immer keine Menschen erfasst hatte, wundert mich. Womöglich handelt es doch nicht so wahllos, wie anfangs angenommen. Vielleicht hat es einen Plan.

Wir stehen vor meinem Haus unter dem Vordach und rauchen. Ich beobachte wachsam, wie Fipps durch den Schnee springt. Er ist um ein Mehrfaches tiefer, als Fipps groß ist. Ein grauer Ball, der plötzlich auftaucht und gleich wieder versinkt.

»Wir haben früher schon einmal miteinander gesprochen«, erzählt Martin ganz zwanglos.

»Wann soll das gewesen sein?«, frage ich. Aber die Ahnung kriecht schon in meinen Knochen hoch.

»Es lässt sich doch nichts mehr zurücknehmen. Das haben Sie damals zu mir gesagt. Ich stand unten im Dorf und wartete auf den Bus. Und danach erzählten Sie, dass alles in Flammen aufgegangen war. Das Feuer brannte lichterloh. Das waren Ihre Worte.«

Niemand kann zu uns hochkommen und auch der Empfang erstirbt beim Frühstück. Ich zünde mir mit dem Ende der Zigarette die nächste an. Fipps nähert sich dem Waldrand und ich stolpere einen Schritt nach vorne. »Gehen Sie ruhig«, sagt er. »Holen Sie den Hund. Wir haben alle Zeit der Welt.« Ich werfe den Stummel fort, wie früher, als man Zigaretten einfach wegschnippte.

Fipps' kurzen Bellgeräuschen folgend, wate ich durch den Schnee, der mir bis zur Hüfte geht. Inzwischen hat es aufgehört zu schneien. Die Temperaturen sinken rasant. Kälte greift um sich. »Fipps«, rufe ich und merke, wie meine Stimme zittert. Es ist ja nicht der Tod, den ich fürchte.

Endlich bekomme ich das kleine Tier zu fassen. Vergnügt leckt er Schnee von seiner Schnauze. »Ach, Fipps«, sage ich und drücke ihn fest an meine Brust.

Ich wusste, dass Iga der Fellbaum folgte. Dass sie besessen war. Es war schließlich Iga, und Iga machte keine halben Sachen. Iga liebte die Fellbaum und ich liebte Iga. So muss man sich das vorstellen.

Vor der Fellbaum war ich derjenige gewesen, mit dem Iga ihre Zeit verbringen wollte. Und für mich fand Wirklichkeit überhaupt erst statt, wenn ich sie Iga erzählt hatte. Mir vertraute Iga. Ich bekam ihre unzensierten Gedanken. Neben mir stieg sie unter die Dusche, während ich Zähne putzte. In der Nacht schlief sie an meinen Rücken gedrückt.

Aber mit der Fellbaum und mit der Avantgarde begann sich alles zu verschieben. Man muss verstehen, dass so etwas kränkend ist. Erst ist man jemand, weil sie einen sieht. Je weniger sie einen sieht, desto weniger wird man. Bis man Gefahr läuft, ganz zu verschwinden.

Weil Iga die Fellbaum liebte, folgte sie ihr, und weil ich Iga liebte, folgte ich Iga. Ob die Fellbaum etwas bemerkte, weiß ich nicht. Warum sie sich überhaupt auf Iga einließ, ist nicht zu begreifen. Mit dem Mann und dem Kind und Iga, die fünfzehn Jahre jünger war und obendrein ihre Schülerin. Es kam einem verrückt und sehr unanständig vor. Etwas, das man nur von einem Mann erwarten würde. Einem alten Mann, dessen Frau ihm keine Aufmerksamkeit mehr schenkt. Aber weder war die Fellbaum sehr alt, noch wurde sie von ihrem Mann vernachlässigt. Mehrmals hatte ich sie mit dem Peter beobachtet. War ihnen nachgegangen und hatte mich im Restaurant an den Nebentisch gesetzt. Ihnen sogar zugelächelt. Damals kannte mich die Fellbaum nicht. Ich konnte tun und lassen, was ich wollte. Sie sahen gut zusammen aus. Franziska und der Peter. Das sage ich ganz ohne Neid. Man saß gerne am Nebentisch und hörte ihnen zu. Da war viel Liebe in den Gesprächen. Das wünschte man sich auch. Und deshalb fragte man sich, was sie eigentlich von Iga wollte. Ob sie nicht genug bekommen konnte in ihrem Leben. So etwas fragt man sich dann, wenn man für Iga den Pastis holt und mit ihr trinkt und sie immer nur Franziska dies und Franziska jenes, und selbst hat man noch nicht erzählt, was letzte Woche an der Uni los war, und dann ist es, als hätte es die letzte Woche gar nicht gegeben, weil Iga es nicht gehört hat. So etwas ist dann sehr frustrierend.

»Ich bin Saša«, sagte ich, und sie: »Von Iga?« Ich nickte. Da trat sie zur Seite und ließ mich rein. Der Geruch von Iga hing in der Luft. Beinahe konnte ich Igas Stimme hören, obwohl ich sie kurz vorher dabei beobachtet hatte, wie sie das Haus verließ. Die Gesichtszüge ganz zerrissen. Ich wusste sofort, was geschehen war. Sie sprang auf ihr Longboard. Gleich darauf bog Peter mit dem Jakob an der Hand um die Ecke. Jakob zerrte am Arm vom Peter, wollte offenbar noch nicht nach Hause. Der Peter mit dem Schlüssel in der einen Hand und Jakob an der anderen. Man sah, dass er dem Kind nichts abschlagen konnte. Also steckte er den Schlüssel zurück in die Manteltasche und sie liefen weiter, wahrscheinlich zu einem Supermarkt oder einem Kiosk, wahrscheinlich, um dem Jakob noch etwas Süßes zu kaufen.

Noch nie hatte ich jemanden, keinen Mann und auch keine Frau, auf diese Art gewollt. Nicht einmal Maja, nachdem sie es angeboten hatte. Ich war verwirrt.

Womöglich war es wegen dem Geruch. Er kroch an einem hoch und man wusste, dass sie miteinander geschlafen hatten. Das machte einen ganz wahnsinnig.

Sie verstand sofort und sagte so etwas wie »In Ordnung« oder »Dann machen wir das« oder sie sagte nichts, führte mich nur an der Hand ins Schlafzimmer, wo der Geruch unerträglich wurde.

Ich denke nicht, dass ich lange gebraucht habe. Im Grunde hätte die Geste genügt, aber dann machte ich es doch bis zum Schluss, und sie machte nicht viel, aber sie wehrte sich auch nicht. Es war wichtig, dass sie sich nicht wehrte, sonst hätte ich es nicht gekonnt. Ich denke nicht, dass ich es sonst gekonnt hätte. Und ich denke, das wusste sie. Dass ich ihr im Grunde nicht weh tun wollte, weil es ja im Grunde um Iga ging. Ich denke, das wusste sie, und ich denke, dass das in Ordnung war.

6 Die Avantgarde

Es war der 30. November, als Rainer und Sebastian im Café am Ende der Stadt saßen, jeder ein Glas Rotwein vor sich. Sie nippten daran. Draußen war es dunkel. Das Café würde bald schließen. Rainer hielt sein Glas vor das Gesicht und ließ den Wein kreisen, beobachtete dabei durch das trübe Rot Sebastian, der, sein Kinn auf die Hände gestützt, die Stirn gerunzelt, vor sich hin träumte.

Seit einer Stunde warteten sie auf Jess, Ras und zum ersten Mal auch auf Iga, die heute ganz offiziell der Avantgarde beitreten sollte. Für Igas Beitritt hatte sich Rainer etwas Besonderes ausgedacht.

Da sie weder Gedichte schrieb noch zu erwarten war, dass sie welche rezitieren könnte, sollte sie als Zeichen ihrer Wertschätzung für die Avantgarde eine Mutprobe bestehen und eine Wand hinaufklettern. Weshalb Rainer das Café am Ende der Stadt ausgewählt hatte. Um die Ecke stand ein Flakturm, Überbleibsel des Zweiten Weltkriegs, an dessen Südseite Klettergriffe befestigt waren und ambitionierte Touristinnen und Touristen im Sommer, statt den Aufzug zu nehmen, zur Aussichtsplattform hinaufklettern konnten. Mit Gurten und

Seilen und einem Trainer, verstand sich. Der Turm war 55 Meter hoch.

Auf die Idee hatte ihn »Cliffhanger«, der Film mit Silvester Stallone, gebracht. Die Vorstellung, jemand müsste für den Eintritt in die Avantgarde sein Leben riskieren, fand Rainer außerordentlich romantisch.

In der Innentasche seines Sakkos spürte er das Etui mit dem Brieföffner seines Großvaters gegen seine Brust drücken. Ein Erbstück. Bereits sein Großvater hatte der literarischen Avantgarde angehört und Rainer erfüllten Stolz und Zuversicht, wenn er daran dachte. Dessen einziger, aber deshalb umso gewichtigerer Gedichtband »Unter den Knochen verdirbt die Saat« stand auf einer Marmorsäule unter einer Glasglocke im Salon, damit dem Familienstolz weder Staub noch die stets glitschigen Finger des vierjährigen Bruders etwas anhaben konnten.

»Und wenn sie nicht kommen?«, fragte Sebastian, das Kinn noch immer auf die Fäuste gestützt, sodass beim Sprechen seine Zähne hart aufeinanderkrachten. Unangenehm war dieses Geräusch und Rainer kniff kurz die Augen zusammen.

»Natürlich kommen sie«, entgegnete er, denn es stand für ihn außer Frage. Immerhin machten sie Jess zuliebe für diese Iga eine Ausnahme. Aus für Rainer unerklärlichen Gründen hatte Jess an ihr einen Narren gefressen. Dabei war Iga in Rainers Augen einfach nur peinlich.

Die Kleidung abgewetzt, spröde Umgangsformen, keine Manieren und das, ohne auf eine dieses Verhalten entschuldigende Familiengeschichte zurückgreifen zu können. Wahrscheinlich hatte ihr Vater nach der Wende mit irgendeinem Start-up ein wenig Geld auf die Seite gelegt und steckte es in die Ausbildung der einzigen Tochter, die, statt es zu nutzen, mit irgendwelchen Prolls durch die Gegend skatete. Überhaupt dieses Skateboard. Es schickte sich nicht. Aber da er Jess liebte, war er gewillt, darüber hinwegzusehen. Schließlich ließen sich Frauen nicht begreifen.

Ganz und gar verändert war Jess nach diesem Sommer in die Schule zurückgekommen. Verschlossen. Trotzdem strahlte sie wie nie zuvor, sodass er sich noch stärker zu ihr hingezogen fühlte. Das Bedürfnis, seine Finger durch ihr Haar gleiten zu lassen, wurde manchmal so dringlich, dass es ihm Schmerzen bereitete, sich zurückzuhalten, und er schämte sich für die Bilder, die ihm vor dem Einschlafen durch den Kopf gingen. Wie er Jess an die Wand schob und sich gegen sie drückte, seine Lippen auf ihre presste und mit der Zunge in ihren Mund drang. Gleichzeitig mit den Händen unter ihrem T-Shirt nach oben fahrend, wo die Brustwarzen hart wurden, und wie sie aufstöhnte.

»Hej! Woran denkst du?« Sebastian hatte sich aufgerichtet und sein Glas in einem Zug geleert. Er streckte den Arm nach oben und winkte dem Kellner.

Rainer hasste es, wenn Sebastian so etwas fragte und dabei zusätzlich einen Dackelblick aufsetzte. Gleich würde er nach Rainers Hand fassen und sie kurz drücken, ihm über den Handrücken streicheln.

»Ein Gedicht von Rimbaud«, antwortete Rainer. »Hab ich gestern gelernt.« Sebastian wartete darauf, dass

Rainer das Gedicht zu rezitieren begann, und Rainer suchte nach einem Gedicht von Rimbaud, das er auswendig konnte.

Es war ein Spiel zwischen ihnen beiden. Entweder er oder Sebastian begannen damit, ein Gedicht zu rezitieren, und der jeweils andere fuhr fort.

Bedauerlicherweise konnte er das mit Jess nicht spielen. Jess kannte keine Gedichte auswendig. Im Grunde hatte er den Verdacht, dass sie sich aus Lyrik nichts machte und nur aus Liebe zu ihm in der Avantgarde war. Das wiederum konnte er ihr nicht übelnehmen. Wäre er eine Frau, er würde sich auch an dem Mann, den er liebte, orientieren.

»Hej!« Sebastian stupste ihn an, ganz sanft, wie es seine Art war, was Rainer noch immer manchmal wunderte. Ein muskulöser Junge und dann dieses sanfte, zärtliche Stupsen, dem sich Rainer nicht entziehen konnte, denn alles an ihm wurde schlagartig weich und nachgiebig und er wusste nichts anderes darauf zu antworten, als einen ebenso sanften und verträumten Blick aufzusetzen. Ein Gedicht von Rimbaud sollte Sebastian kriegen:

»Ein grüner Winkel den ein Bach befeuchtet
Der toll das Gras mit Silberflecken säumt
Wohin vom stolzen Berg die Sonne leuchtet –
Ein kleiner Wasserfall von Strahlen schäumt.«

Sebastian lächelte ihn an. Rainer wusste, dass es eines seiner Lieblingsgedichte war. Gestern vor der Mathe-Stunde hatte er gesehen, wie Sebastian etwas auf ein Blatt Papier gekritzelt hatte. Als er ihn darauf ansprach, hatte Sebastian ausweichend nach seiner Brille gegriffen und sie zurechtgerückt, und Rainer vermutete, dass er ein Gedicht geschrieben hatte, sich aber nicht traute, es ihm zu zeigen. Vielleicht sogar ein Liebesgedicht. Aber für wen?

Wenn sie über Frauen sprachen, waren es bei Sebastian immer Filmstars, die ihm gefielen, und natürlich die Fellbaum. Aber alle, egal ob Jungs oder Mädchen, schwärmten für die Fellbaum. Alle stellten sich vor, ihr die Bluse aufzuknöpfen. Alle träumten in den Französisch-Stunden davon, dass ihr womöglich doch, wenn sie sich leger auf den Lehrertisch setzte, der Rock so weit hinaufrutschen würde, dass sie einen kurzen Blick auf ihr Höschen erhaschen könnten.

»Ein Kriegsmann jung barhaupt mit offenem Munde«, fuhr Sebastian fort, das Gedicht zu rezitieren,

»Den Nacken badend in dem blauen Kraut
Schläft unter freiem Himmel bleich am Grunde
Gestreckt im grünen Bett vom Licht betaut.«

Rainer fand, dass Sebastian bei Rimbauds Gedichten die Worte wie Rosenblüten aus dem Mund fielen. Bei Rimbaud wurde Sebastian wahrlich zum Poeten. Wenn Sebastian Rimbaud rezitierte, verspürte Rainer etwas. Dann wurde Sebastian in seinen Augen schön wie Graf Wronskij, der auf dem weißen Ross über eine blühende Wiese schritt. Wie Alexej Wronskij, nur dass statt Anna Karenina Rainer in der Sommerwiese lag und döste, während Wronskij fast lautlos von Frou-Frou glitt, sich rittlings auf Rainer setzte und ihn mit einem Schmetterlingskuss aus dem Schlaf fächelte.

»Was denkst du jetzt?«, fragte Sebastian, und Rainer fuhr zusammen.

»Nichts. Gar nichts!«, antwortete er rasch. »Warum fragst du das?« Sebastian zuckte verteidigend mit den Schultern.

»Du warst so weit weg. Plötzlich.« Verärgert schüttelte Rainer den Kopf.

»Nirgends war ich. Zugehört hab ich dir.«

»Aber die Strophe war doch zu Ende. Du bist doch dran.« Noch bevor Rainer etwas zu seiner Verteidigung erwidern konnte, standen Jess und Iga an ihrem Tisch und Rainer blickte erleichtert zu ihnen hoch.

»Rutsch rüber«, befahl Jess und schob sich neben Rainer auf die Bank. Iga wartete, bis Sebastian ihr Platz gemacht hatte. Dann setzte sie sich, lehnte ihr komisches Skateboard an die Bank.

»Nicht, dass ich darüber stolpere«, mahnte der Kellner, der mit dem Notizblock in der einen Hand und dem Stift in der anderen schon auf die Bestellung wartete.

»Ein großes Bier«, sagte Jess. »Für mich auch«, fügte Iga hinzu. »Ein Viertel Rot«, bat Rainer. Sebastian tippte auf das noch volle Glas.

Alles kein Zufall, dachte Ras. Es war auch nicht möglich, dass jemand einen Jux mit ihm trieb. Jetzt, nachdem er den Müllberg berührt und gespürt hatte, war er über den Verdacht einer bloßen Sinnestäuschung erhaben. Er hatte das angerotzte Taschentuch herausgezogen und vor dem Gesicht hin- und herbaumeln lassen. Ein mit Blut vollgesogenes Tampon zwischen Daumen und Zeigefinger zerdrückt. Dabei waren ihm Eireste vom Frühstück bis in die Speiseröhre hochgestoßen. Er hatte Speichel im Mund gesammelt, um alles wieder hinunterzuschlucken. Trotz des Ekels hatte er nicht auf-hören können, im Müllberg zu wühlen. Die Neugierde, was am Grund des Berges verborgen sein könnte, hatte ihn gepackt. Erst als er einen kleinen, toten Vogel, aus dessen Bauchdecke Maden krochen, in der Hand hielt und die Würmer seinen Arm hinaufzukrabbeln be-gannen, schleuderte er den Leichnam zurück auf den Müllhaufen, streifte hektisch die Maden ab und rannte ins Bad. Der nackte Wahnsinn, resümierte Ras und dachte an den Horla.

Fünf Blini hatte seine Mutter ihm mit auf den Weg gegeben. Die aß er, in der U-Bahn sitzend, und starrte den Müllberg an, der ihm nunmehr, seit er ihn berührt hatte, nicht mehr von der Seite wich. Wo er auch hin-ging, der Müllberg folgte ihm. Und die Stimme lachte ihn zwischendurch aus. Ein leises, aber deutliches Kichern, das so menschlich und demütigend klang, dass er inmit-ten von Gesprächen mit Jess, Iga, dem Rilke-Rainer oder Sebastian manchmal einen von ihnen des Gekichers verdächtigte.

Am liebsten hätte er Iga davon erzählt. Iga, die den Regeln der Logik folgte. Er hätte sie gerne gefragt, für wie real sie die Existenz der Stimme und des Müllberges hielt. Rein wissenschaftlich, verstand sich.

Darauf bezog sich seine Unschlüssigkeit: ob der Wahnsinn nicht in der Tat eine höhere Vernunft war. Bisher hatte die Verunsicherung lediglich seiner Wahrnehmung gegolten, nun befiel sie die Sprache. Sein Werkzeug.

Bei diesem Gedanken verharrte er und aß das letzte Blini. Dann warf er die Tupperdose auf den Müllberg. Dort landete sie geräuschlos zwischen einer geknickten Cola-Dose und einer halben Wurstsemmel.

Ras zog die Augenbrauen zusammen. »In einer Welt ohne Teufel ...«, hörte er plötzlich hinter sich und hätte sich beinahe verschluckt. Ruckartig drehte er sich um. »... geschieht ein Ereignis aus dem Nichts heraus.« Mit einem Mal hatte er furchtbare Angst. Das Kichern, das folgte, war so schrill, dass er sich die Ohren zuhielt. Sein Herz trommelte. Wie bei seinem ersten Versuch, den Müllberg zu berühren, floss ihm der Schweiß die Wirbelsäule hinab, während gleichzeitig eine solche Hitze seinen Körper hinauffuhr, dass er meinte, im nächsten Augenblick zu verglühen. Die Neonröhren im Waggon flackerten, kurz bevor die Bahn aus dem Tunnel und in die Station einfuhr. Türen schnellten auf, drei Fahrgäste stiegen ein, mit einem Knall rasteten die Türen wieder ein. Jedes Geräusch ratterte durch seinen Kopf und verteilte sich ungefiltert in dem dünnen Spalt zwischen Gehirn und Schädeldecke. Nicht auszuhalten war das.

Jemand fasste ihn schroff an der Schulter. »Dein Fahrschein!« Es war ein großer Mann mit Bart und buschigen Augenbrauen. Der war real. Er hielt ein Gerät in der Hand. Ras fischte die Jahreskarte aus der Hosentasche und hielt sie dem Mann hin. Kommentarlos gab der sie ihm zurück und ging weiter.

Die Stimme war nun eine ferne Erinnerung, aber die Worte hallten in Ras' Gedächtnis: In einer Welt ohne Teufel geschieht ein Ereignis aus dem Nichts heraus. Der Müllberg lag regungslos vor ihm.

Es musste einen Weg geben, herauszufinden, ob wirklich nur er ihn sah, ob wirklich nur er die Stimme hörte. Ob vielleicht Jess und Iga den Müll ebenfalls sahen und, genauso wie er, so taten, als wäre nichts. Vielleicht sahen ihn ja alle, hatten ihn alle immer schon gesehen und erwähnten es einfach nicht, weil der Müllberg so normal war wie die Luft, die sie einatmeten, und das Kohlendioxid, das sie ausstießen.

Sprache war kein Lager von Wörtern, sondern ein Mechanismus. In einer Welt ohne Teufel geschah ein Ereignis, das sich aus den Gesetzen dieser Welt nicht erklären ließ. Jedes Gedicht änderte die Gesamtheit der möglichen Gedichte, jedes neue Beispiel änderte die Spezies. Woher nur kamen auf einmal diese Gedanken? Wann hatte er begonnen, so zu denken? Etwas hatte mit ihm Kontakt aufgenommen. Das waren nicht seine Worte.

Bisher waren ihm weder der Müllberg noch die Stimme bedrohlich erschienen. Natürlich erschrak er. Wer würde das nicht? Aber sie fügten ihm kein Leid zu. Sein Körper blieb bei den Berührungen mit dem Müllberg unversehrt. Und das war es doch, was zählte. Er war heil. Wenn er heil war, dann konnte der Müllberg keine reale Bedrohung sein. Womöglich war der Müllberg sogar ein Wunder, das ihm zuteilwurde, dessen Zeuge er sein durfte. Der Horla.

Hätte der Erzähler dem Horla keine bösen Absichten unterstellt, hätte er einfach einen Weg des friedlichen Miteinanders finden können. All das Schlimme hätte nicht zu geschehen brauchen. Vielleicht war eben das die Lösung.

Wieder kicherte es in seinem Rücken. Aber dieses Mal widerstand Ras dem Impuls, sich zu ducken. In einer Welt ohne Teufel, wiederholte er still, geschieht ein Ereignis aus dem Nichts heraus.

Dann fiel ihm ein, dass er Dichter war. Nicht nur das. Ein Dichter der Avantgarde. Es musste die Muse sein, die Eingebung, die wie ein Lichtstrahl Gottes in ihn fuhr. Das und nichts anderes musste es sein.

Er spürte, wie sich seine Muskeln entspannten, die Schultern nach vorne fielen. »Sonettenstraße« dröhnte es aus dem Lautsprecher. Ras nickte dem Müllhaufen wie einem Hund zu und stand auf.

Als er das Café am Ende der Stadt betrat, sah er Jess, Iga, den Rilke-Rainer und den schönen Sebastian gemeinsam an einem Tisch sitzen und lachen. Dorthin wollte er. Zu ihnen gehörte er. Am Kopf des Tisches würde er auf jenem Stuhl sitzen, auf dem Väter, Könige und Poeten schon immer gesessen hatten. Die Eistaucher, die Avantgarde. Sie waren real. Das war sein Leben und er liebte es.

Der Abend schritt voran und Jess spürte, wie sie zunehmend betrunkener und heiterer wurde. Der Faden des Gesprächs war ihr vor einer Weile entglitten. Trotzdem schaffte sie es immer wieder anzuknüpfen. »Die Beschreibung eines Phänomens setzt nicht die Beobachtung sämtlicher Einzelmomente voraus«, erklärte der schöne Sebastian und Rilke-Rainer ergänzte: »Wir erkennen einem Ereignis das Recht zu, einen Platz in der Geschichte einzunehmen, sofern es eine Veränderung der Vorstellung erbringt, die man sich bis zu diesem Zeitpunkt von der Geschichte gemacht hat.« Logisch, dachte Jess und beobachtete, wie Iga den letzten Schluck Bier austrank. »Ein Postulat bedarf keiner Beweise. Aber seine Brauchbarkeit lässt sich an den Resultaten ablesen, zu denen man gelangt, wenn man es akzeptiert«, sagte Iga.

Iga war einfach so tiefsinnig und klug, dachte Jess. Beinahe wie Tifenn. Tifenn erklärte Jess auch immer Sachverhalte, die, sobald sie ausgesprochen waren, wirkten, als hätte man sie immer schon gewusst. »Genau so ist es«, bestätigte Rilke-Rainer und prostete Iga zu und Iga lächelte. Sie lächelte tatsächlich den Rilke-Rainer an! »Überschreitungen kann es erst geben, wenn die Norm fühlbar geworden ist«, fügte Iga hinzu, und der Rilke-Rainer nickte anerkennend. Kurz war es still. Alle dachten wohl über Igas letzten Satz nach.

Dann erhob Ras, der bisher ruhig am Tischkopf gesessen und an einem Wodka genippt hatte, seine Stimme: »Die Winde selbst sind unsichtbar, aber wir spüren ihr Herannahen.« Jess überlegte, was er damit meinte. Schön klang der Satz jedenfalls und in dem Klang verloren sagte sie: »Ich sehe, was besser ist, und billige es. Ich folge aber dem Schlechteren.« Sogleich stimmte Rilke-Rainer in ihre Überlegung ein: »Obwohl ich weiß, welches Übel ich zu tun vorhabe. Aber stärker als meine Überlegungen ist das, was mich antreibt.« Und Iga: »Ein Individuum handelt rational, wenn es seinen Nutzen maximiert. Wenn es seine Bedürfnisse befriedigt, indem es die zur Verfügung stehenden Alternativen abwägt. Somit ist das, was einen antreibt, die bestmögliche Alternative.«

»Ich weiß nicht«, haderte Sebastian.

»Doch«, beharrte Iga. »Aus dem Aggregat der individuellen Nutzen entsteht der gesellschaftliche Nutzen.«

»Alle Wissenschaften beruhen auf einer methodischen Reduktion der Vielfalt auf eine die jeweilige Wissenschaft konstituierende Perspektive.« Rilke-Rainer hob den Arm und winkte dem Kellner. Wie immer hatte er bemerkt, dass allen die Getränke ausgegangen waren. Stets behielt er den Überblick, dachte Jess. Er war der Ritter, den sich jede Prinzessin wünschte, und das wusste er.

»Ein Diskurs kann weder richtig noch falsch sein, er kann nur stimmig sein in Bezug auf seine eigenen Prämissen«, erklärte Jess.

Getränke wurden bestellt. »Letzte Runde«, mahnte der Kellner. Kurz darauf stießen sie alle miteinander an.

»Auf uns!«, rief Sebastian.

»Auf die Avantgarde!«, rief Ras.

»Auf die Avantgarde!«, wiederholten alle. Auch Iga. Jess nahm zufrieden einen großen Schluck Bier. Der Schaum kitzelte sie an der Oberlippe.

»Ich möchte euch ein Geheimnis verraten«, sagte Ras ernst. Alle stellten die Gläser ab und sahen ihn an. Ein Geheimnis, überlegte Jess. Was konnte Ras für Geheimnisse haben? Und warum hatte er dieses Geheimnis nicht schon längst ihr und Iga, den Eistauchern, erzählt? Auch Iga hatte die Stirn gerunzelt. Der Rilke-Rainer und der schöne Sebastian warteten neugierig.

»Es gibt etwas, das ich sehe«, setzte Ras an, »und etwas, das ich höre.« Er schüttete den doppelten Wodka, der vor ihm auf dem Tisch stand, in sich hinein. Sein Blick ruhte auf dem leeren Schnapsglas und er wagte es nicht, jemandem in die Augen zu sehen. Als nach einer langen Stille, auch das Café hatte sich größtenteils geleert, nichts mehr kam, fragte Jess: »Was denn, Ras? Was siehst und hörst du denn?«

Mit dem Satz »In einer Welt ohne Teufel geschieht ein Ereignis aus dem Nichts heraus«, beendete Ras seine Ausführungen. Wieder schwiegen alle. Der schöne Sebastian rutschte unruhig auf der Bank hin und her. Iga zupfte weiter an der Augenbraue und der Rilke-Rainer hielt sich die Hand vor den Mund, als müsste er kontrollieren, dass ihm nichts unabsichtlich rausrutschte.

Jess versuchte, Ras' Geschichte zu ordnen. Ein Müllberg, der plötzlich in Ras' Zimmer aufgetaucht war und ihm jetzt folgte, sich gegenwärtig direkt neben ihnen befand, den aber niemand außer Ras sah. Auch wenn das noch keiner von ihnen zugegeben hatte. Und eine Stimme, die wahrscheinlich auch nur Ras hörte. Die bisher immer nur »Aus dem Nichts heraus« gesagt, aber heute den Satz erstmals vervollständigt hatte. Sie überlegte. Überschreitungen konnte es erst geben, wenn die Norm fühlbar geworden war, hatte Iga gesagt. Eben. Wer legte fest, dass es normal war, keine Stimme zu hören, von keinem Müllberg begleitet zu werden? Der Alkohol ließ die Gedanken ins Trübe gleiten.

Als sie merkte, dass Rilke-Rainer die Hand vom Mund nahm, drängte sie sich vor.

»Ich möchte euch auch ein Geheimnis erzählen!«, sagte sie. Ras sah erleichtert vom leeren Wodka-Glas auf. »Ich habe mich diesen Sommer in ein Mädchen verliebt«, fuhr sie fort. »Sie heißt Tifenn und lebt in Frankreich und sobald wir genug Geld haben, kaufen wir uns ein Stück Land in den Cévennes und bauen ein Haus und pflanzen einen Garten und züchten Hühner.«

Fast schien es, als würde Jess' Enthüllung die von Ras übertrumpfen. Jegliche Farbe war aus dem Gesicht vom Rilke-Rainer gewichen. Er wagte es nicht einmal, Jess aus dem Augenwinkel anzusehen. Anders als Rilke-Rainer starrte ihr der schöne Sebastian unverblümt ins Gesicht.

»Und *ich* habe Ras am Anfang des Schuljahres einen Schlüssel gestohlen«, gestand Iga. Ras zuckte zusammen.

»Warum?«, fragte der schöne Sebastian.

»Es ist ein Z-Schlüssel«, erklärte Iga.

»Was soll das sein?«, fragte Sebastian weiter.

»Ein Schlüssel für alle Gegensprechanlagen. Damit kommt man in jedes Haus.«

»Aha.« Sebastian schien unbeeindruckt.

»Es tut mir leid«, sagte Iga, nun zu Ras gewandt. Aber Ras reagierte nicht. Sein Blick war gesenkt.

»An *dem* Abend hat es angefangen«, sagte er mehr zu sich selbst als zu Iga.

»Die Stimme?«, fragte sie und Ras nickte.

»Ich habe auch ein Geheimnis«, eröffnete der schöne Sebastian. »Ich liebe den Rainer.«

Wenigstens brachten Sebastians Worte wieder Farbe in das Gesicht vom Rilke-Rainer. Jess betrachtete die beiden abwechselnd. Hatte der Rilke-Rainer das wirklich nicht gewusst? Das wussten doch alle. Die ganze Klasse wusste das. Sogar die Lehrer. Der Hochleithner hatte es seiner Frau, die dem Ernst und der Ernst der Sandra erzählt und die hatte Jess gefragt, ob es denn stimme.

»Rainer«, setzte Sebastian tapfer an. »Mein Herz schlägt nur für dich!« Er sagte es so sanft, dass Jess eine Gänsehaut bekam. Rilke-Rainer erwiderte immer noch nichts. Es schien, als hätte er einen Schock. Jess boxte ihn vorsichtig mit dem Ellenbogen in die Seite. Alle Blicke ruhten auf ihm. Er strich sich mit der Hand die Stirnfransen aus dem Gesicht.

»Ich habe kein Geheimnis«, sagte er nur und: »Wir sollten jetzt los zum Flakturm.«

Erwartungen hingen an Wahrscheinlichkeiten, dachte Iga, an deren Berechnung, während Berechnungen an den Variablen hingen, mit denen gerechnet wurde. Variable, die man als signifikant einstufte. Für die man sich entschied. Diese flossen in die Gleichung ein. So entstand ein komplexes und fragiles Gerüst. Erwartungen fluktuierten. Was jemand erwartete, konnte sich mit den Umständen ändern.

Iga war nur Jess und Ras zuliebe bereit gewesen, sich von einer Idee, die ihr bisher noch niemand hinreichend erklären hatte können, vereinnahmen zu lassen. Die Avantgarde. Und warum waren die anderen dabei?

Ras suchte nach Anerkennung. Jess wollte eine Familie, der schöne Sebastian den Rilke-Rainer. Und der Rilke-Rainer? Bei ihm war es das Erbe, das er aufgeladen bekommen hatte. Ein Vermächtnis aus früheren Generationen, das immer weitergereicht werden sollte. Für ihn war die Avantgarde ein Kontinuum der Erwartungen, die in der Vergangenheit bereits eingelöst worden waren. Eine Aussicht, auf die Verlass war. Kein Zweifel, dass sein Name die Zeit überdauern würde. Während für die anderen und insbesondere für Iga das Ergebnis offenblieb. Liebe, Eitelkeit, Sicherheit, Rückhalt und Stolz waren ihr akkumulierter Antrieb.

Sie standen vor der südöstlichen Fassade des Flakturms mit den Klettergriffen.

Es war kalt, aber feierlich. Am Boden glänzte die weiße Schneekruste im Licht des vollen Monds. Die Griffe an der Kletterwand glänzten ebenfalls. Die Stimmung war andächtig. Niemand sprach, alle warteten, ihre Aufmerksamkeit lag auf dem Rilke-Rainer. Heiße Atemschlieren durchbrachen die klare Luft, und Iga begann zu ahnen, wozu sie hierhergekommen waren.

»Es ist nun so«, erhob der Rilke-Rainer das Wort, »dass du, Iga, uns keine Lyrik übergeben hast. Weder deine eigene, noch gehen wir davon aus, dass du vorbereitet wärst, die Lyrik anderer zu rezitieren.«

Ob er mit wir nur sich selbst oder sich selbst und den schönen Sebastian oder die gesamte Avantgarde meinte, ließ sich für Iga aus dem Gesagten nicht ableiten. Aber ein Unbehagen beschlich sie.

In Jess' Gesichtsausdruck zeichnete sich Verwirrung ab, während Ras' Blick verwundert vom Rilke-Rainer zu Iga und zurück pendelte. Natürlich hatte sie keine Lyrik gelesen, geschweige denn auswendig gelernt. Sie hatte keine Ahnung von Lyrik. Aber das hatten sowohl Jess als auch Ras gewusst. Was jetzt folgen würde, war also nicht mit allen abgesprochen.

Iga begann abzuschätzen, wie hoch sie wohl klettern sollte und wie groß die Wahrscheinlichkeit war, dass sie die nach oben zurückgelegte Strecke mit den rutschigen Haltegriffen wieder hinunterschaffte. Zwar war sie als Kind oft auf Bäume geklettert, bouldern war sie jedoch noch nie gewesen, weder in einer Halle noch in den Bergen. »Sebastian wird als Erster klettern und so die Grenze festlegen«, erklärte Rainer. »Bist du bereit, diese Mutprobe auf dich zu nehmen? Bist du bereit, zu zeigen, was dir die Avantgarde bedeutet?«

Er fragte es mit einer derartigen Intensität und Bedeutsamkeit, dass es wie ein Geschenk und nicht wie eine Zumutung klang. Iga hörte ihren Herzschlag und merkte, dass ihre Knie schlackerten.

»Du bist ja nicht ganz dicht!«, rief Jess. »Die Griffe sind total rutschig!«

»Mir macht das nichts aus«, erklärte der schöne Sebastian. Er holte einen kleinen Beutel aus dem Rucksack, öffnete den Gürtel und zog ihn durch eine Schlaufe, die

an die Außenseite des Beutels genäht war. »Magnesiumpulver.« Er deutete auf den Beutel. »Gebe ich dir dann
auch.« Iga wusste nicht, was sie sagen sollte, starrte nur
auf das Magnesiumpulver und dann auf Sebastian. Sie
meinten es wirklich ernst.

»Das ist total unlogisch!«, protestierte Jess weiterhin.
»Die Avantgarde ist keine Klettereinheit.«

»Wir sind mehr als eine Lyrikgruppe«, widersprach
jetzt Ras. Verwundert schwenkte Igas Blick von Sebastian
zu Ras. Als sie seinen Gesichtsausdruck las, verstand sie,
dass er wollte, dass sie kletterte. Er wollte, dass sie etwas
riskierte, weil sie ihm den Schlüssel gestohlen hatte. Er
nahm es ihr übel und sie konnte es nachvollziehen.

»Ich werde klettern«, sagte sie prompt.

»Blödsinn!«, rief Jess. »Niemand wird klettern!«

»Du bist hier nicht der Boss«, stellte Sebastian klar
und setzte seine Hände bereits auf zwei Griffe.

»Wir sind alle betrunken«, gab Jess nicht auf.

»Ich werde klettern«, wiederholte Iga. »Wenn Ras
das möchte, werde ich klettern.« Sie sah Ras fragend an,
hoffte noch, aber er drehte den Kopf weg und ließ sie mit
der Entscheidung allein.

Sebastians Beine hatten den Boden verlassen, die
Füße waren auf zwei Griffe in einem Meter Höhe gestützt. Er kletterte schnell. Schon waren es mindestens
fünf Meter. Als würde er den Weg kennen, als hätte er
vorab entschieden, welche Route er nehmen würde. In
seinen Bewegungen lag eine Leichtigkeit, die Iga zusätzlich Angst machte. Womöglich war er in der Lage,
bis ganz nach oben zu klettern. Aber sie?

Iga spürte den Muskeln in ihrem Körper nach. Beine, Bauch und der untere Rücken waren durch das Skaten trainiert, den Armen jedoch wie auch dem oberen Rücken fehlte es an Substanz. Von Technik ganz zu schweigen. Aber wie schwierig konnte es sein? Trotzdem wurde ihr mulmig, als Sebastian nicht aufhörte, weiter hinaufzuklettern. Wie sollte sie das jemals schaffen?

»Schluss jetzt!«, rief Jess.

»Das reicht«, rief nun auch der Rilke-Rainer. Sebastian lugte über die Schulter zu ihnen hinunter. Zehn Meter, schätzte Iga. Zehn Meter waren verdammt hoch, wenn man fiel.

»Im Ernst?«, rief Sebastian ungläubig.

»Das reicht«, wiederholte Rilke-Rainer, und daraufhin begann Sebastian, hinunterzuklettern.

Hinunter wirkte es anstrengender. Er kletterte langsamer. Seine Arme waren durchgestreckt, wie man es aus Tierdokus über Affen kannte. Zuerst in die Knie, mit den Händen niedrigere Griffe ertasten, die Arme durchstrecken. Dann erst mit den Beinen nach unten. So verbrauchte er wahrscheinlich ein Minimum an Muskelkraft.

Iga fasste sich an die Oberschenkel. Den letzten Meter sprang Sebastian nach hinten ab und landete sicher auf dem Boden, klopfte sich das Magnesiumpulver von den Händen. Auf seinem Gesicht glänzte der Schweiß. Er zog den Gürtel samt dem Beutel aus den Schlaufen der Jeans und reichte ihn Iga.

»Hier, bitte«, sagte er außer Atem und lächelte.

Für Ras, dachte Iga. Für die Eistaucher.

Das würde sie nicht schaffen, wurde Sebastian bewusst, als er zusah, wie sie ungelenk, aber viel zu schnell einen Meter nach dem anderen hinaufstieg. Es war schon für ihn anstrengend gewesen. Er hätte nicht so übertreiben sollen. Aber Rainers Blick war auf seinem Rücken gelegen und hatte ihn angetrieben.

Er wusste, wie sehr Rainer seine Sportlichkeit gefiel. Dass Rainer ihn manchmal beim Basketball im Turnunterricht beobachtete, wenn er so hochsprang, dass er den Ball direkt in den Korb dunkte. Wenn er beim Fußball nach einem Tor drei Flick-Flacks hintereinander machte und noch einen Salto rückwärts hinzufügte. Den Salto rückwärts nur noch für Rainer. Und wenn Rainer dastand, am Wiesenrand, die Arme vor der Brust verschränkt, im Trainingsanzug, der an ihm ebenso gut aussah wie ein Ralph-Lauren-Hemd und eine Anzughose. Dastand mit der ihm eigenen Ruhe und Zuversicht in den Augen, als könnte sich nichts in seinen Weg stellen.

Trotzdem bereute Sebastian es jetzt, sich nicht zurückgenommen zu haben. Seine Muskeln pulsierten noch immer und Iga wirkte keineswegs erfahren. Geradezu unbeholfen tastete sie nach dem nächsten Griff, entschied sich kurzerhand für einen anderen, versuchte nicht, den Weg nach oben zu planen, sondern schob sich Stück für Stück vorwärts.

Mit dem Magnesiumpulver hatte er die Stelle markiert. Als Iga auf halber Strecke innehielt und hilflos über die Schulter nach unten lugte, bereute er es vollends.

Auch wenn sie ihm suspekt war. Nun hatte er riskiert, dass sie fiel. Es wäre seine Schuld. Seine und die vom

Rainer. Eigentlich die vom Rainer. Aber Rainer sah ruhig zu, von der Tragweite des Möglichen völlig unberührt. Ein echter Anführer war er. Jemand, zu dem die Welt eines Tages aufsehen würde.

Vor nicht einmal einer Stunde hatte Sebastian Rainer im Café am Ende der Welt seine Liebe gestanden. Er hatte es gesagt: Ich liebe dich. Vor allen. Er hatte sich gezeigt, während sich Rainer weiterhin bedeckt hielt. Ob er genauso empfand? Aus dem Augenwinkel tastete Sebastian nach Anzeichen in Rainers Mimik, aber dessen Aufmerksamkeit lag konzentriert auf Iga. Und Iga verharrte bereits zulange an derselben Stelle. Sie kletterte nicht weiter. Woran sie wohl dachte? Ob sie Angst hatte? Aber dieses Mädchen und Angst? Es war kaum vorstellbar.

»Was ist denn los?«, rief Rainer.

»Ihr Idioten«, schluchzte Jess. »Wenn sie stirbt! Ich bring euch um!«

»Das sind keine fünf Meter«, beteuerte Sebastian.

»Du Arschloch«, fauchte Jess.

»Es geht schon«, rief Iga. »Brauche nur ne kurze Pause.«

»Nein!«, rief Sebastian. »Rauf oder runter. Wenn du wartest, verbrauchst du die ganze Kraft!«

Er wischte schnell über seine Brille, die sich beschlagen hatte, und sah wieder hinauf. Sie hielt sich mit angewinkelten Armen an einem Griff fest.

»Links von dir ist einer«, erklärte er. »Der ist gut.«

Iga tastete mit den Fingern nach links und fasste den Griff. Danach schien es leichter, und sie kletterte zügig weiter.

»Das machst du richtig gut«, feuerte Sebastian sie an. Auf einmal wollte er, dass sie es schaffte. Und tatsächlich erreichte sie die markierte Stelle.

»Ich bin hier!«, rief Iga. »Ich bin hier!«

Jess kreischte vor Begeisterung. Rainer klatschte. Nur Ras blickte emotionslos nach oben. Vielleicht sprach irgendeine Stimme gerade mit ihm. Vielleicht verfasste er zusammen mit der Stimme ein neues Gedicht. Alle hatten etwas Besonderes. Nur er, Sebastian, er war banal.

»Und jetzt runter!«, forderte Jess.

»Aber ganz langsam«, rief Sebastian. »Ich lotse dich.«

»Okay!«, rief Iga und tastete mit dem linken Fuß nach einem Griff, in den sie sich einhaken konnte. Der Fuß rutschte ab und hing für einen Moment in der Luft. Sebastian versteinerte. Jess packte seine Hand und drückte zu.

Iga klebte an der Wand und bewegte sich nicht. Lange würde sie das nicht durchhalten. Ihre Unterarme und Finger waren bestimmt schon geschwollen.

»Ich kann nicht mehr«, rief sie dann, und: »Ich hab Angst!«

»Natürlich kannst du«, rief Sebastian, befreite sich aus Jess' Griff und begann zu Iga hochzuklettern. Er würde sie von der Höhe ablenken. Ihr die guten Griffe zeigen. Er würde sie retten. Seine Knie zitterten. Warum zitterten seine Knie?

»Ich bin hier«, sagte er, als er auf ihrer Höhe angekommen war. Sie drehte das Gesicht zu ihm. Tränen standen in ihren Augen und Schweiß lag auf der Stirn, an der Haarsträhnen klebten.

»Ich hab Angst«, flüsterte sie.

»Das brauchst du nicht«, log er, denn auch er hatte Angst um sie. Und Angst um sich, sollte ihr etwas passieren. Oh Gott, dachte er. Wenn sie heil unten ankommt, werde ich so etwas nie wieder tun, ich verspreche es.

Dann kletterte er unter ihr, schob ihre Beine zu den richtigen Griffen, drückte die Fußspitzen hinein. Sie würde es schaffen. Sie würden es gemeinsam schaffen. Was hatte sich der Rainer bloß dabei gedacht.

»Und jetzt die Hände!« Sie gehorchte widerstandslos. »Gleich sind wir unten!«, beteuerte er. »Ja«, wimmerte sie. »Ja.«

»Das war eine bescheuerte Idee«, schrie Jess Rilke-Rainer ins Ohr.

»Wie bitte?«, schrie er zurück. Es war fast unmöglich, sich zu unterhalten, so laut war die Musik.

Iga kam mit fünf Tequilas, den dazugehörigen Zitronen und einem kleinen Salzstreuer auf sie zu, die Augen bereits glasig. Jedes Mal, wenn sie Tequila brachte, hatte sie vorab an der Bar schon ein Glas getrunken. Das war Jess nicht entgangen. Kein Wunder, dachte sie. Der Schock dieser bescheuerten Mutprobe saß ihr bestimmt in den Knochen.

»Willkommen in der Avantgarde«, hatte Rilke-Rainer nur gesagt, als sie und Sebastian unten angekommen waren. Den Brieföffner hatte er nicht mehr ausgepackt. Und Iga darauf: »Ich will jetzt Party machen. Lasst uns Party machen!« Und der Sebastian wie ein Echo: »Ja. Party. Ja!«

Jess kannte die Cocktailbar aus Bennis Saufgeschichten und sie war genauso, wie er sie beschrieben hatte. Knallvoll, laut, aber dadurch auch irgendwie gemütlich. Nur unterhalten konnte man sich kaum. Aber außer Jess schien ohnehin niemandem nach Reden zumute zu sein.

Ras hatte seit der Kletterwand kein Wort mehr gesagt, nur weggesehen, wenn Iga versucht hatte, seinen Blick aufzufangen. Ich habe es für dich getan, sagte ihr Blick. Aber Ras wollte es nicht sehen. Und Jess begriff nicht, was es denn mit diesem Schlüssel auf sich hatte. Warum es so schlimm war, obwohl ihn Iga letztlich zurückgelegt hatte.

Was, wenn Iga gefallen wäre, überlegte Jess und merkte, dass sie sich ein Leben ohne Iga nicht mehr vorstellen wollte. Im Grunde wollte sie sich ein Leben ohne Iga, Ras, den Rilke-Rainer und den schönen Sebastian nicht mehr vorstellen. Auch nicht ohne den Rilke-Rainer, auf den sie noch immer wütend war. Aber wenn Jess sie alle ansah, empfand sie nur Zuneigung und den Wunsch, ihre gemeinsame Zeit würde niemals enden. Sie sollten alle mit ihr nach Frankreich ziehen, wo sie in einer Kommune zusammenleben und arbeiten und Kinder großziehen könnten.

»Hej!«, schrie sie und stupste Rilke-Rainer in die Seite. Er schob das Kinn fragend noch vorne. »Bist *du* eigentlich sauer?«

»Du hättest es mir früher sagen können«, schrie er zurück.

»Ich weiß«, schrie Jess und deutete in Richtung Bar. »Ich geb dir einen aus.«

Es dauerte einen Moment, bis er lachte, aber dann lachte er. Logisch. Es war nicht sein Stil, eifersüchtig zu sein. Obwohl er in sie verliebt war oder es sich zumindest einbildete. Sie bestellte fünf weitere Tequila. An der Bar blies ihr ein Mann Rauch ins Gesicht und grinste. »Gib mir lieber eine!«, sagte sie. Er hielt ihr das Päckchen hin. Sie zog eine Zigarette heraus und drehte sich weg.

»Wie ist sie, diese Tifenn?«, fragte Rilke-Rainer dicht an ihr Ohr gedrängt.

Jess sah zu dem Tisch, an dem Ras und der schöne Sebastian schweigend nebeneinandersaßen und Iga beobachteten, wie sie in der Mitte des Raumes mit geschlossenen Augen zur Musik hin- und herwippte, als wäre sie in Trance. Immer wieder überraschte Iga Jess.

»Was willst du wissen?«, fragte Jess und drückte Rainer einen Tequila und ein Stück Zitrone in die Hand. Sie verrieben die Zitrone auf der Innenhandkante, streuten Salz darauf, leckten es ab. »Auf ex«, sagte Jess.

»Auf ex«, bestätigte Rilke-Rainer.

»Wenn sie neben mir steht«, erklärte Jess, »hört der Rest der Welt auf zu sein. Irgendwie so.« Wieder dauerte es, bis er nickte.

Die Cranberries drängten aus den Lautsprechern und Iga ging jetzt total ab. Arme nach oben gerissen, Augen noch immer geschlossen. Die langen blonden Haare flatterten über das Gesicht. Ihre Lippenbewegungen verrieten, dass sie laut mitsang. Es hatte sich ein kleiner Kreis um sie gebildet und sie sah ungewohnt verführerisch aus.

»Schau mal!«, rief der Rilke-Rainer und deutete zur

Tür. Jess folgte seiner Hand und erkannte durch die Rauchschwaden die Fellbaum und einen Mann, der mit ihr gemeinsam die Cocktailbar betrat. »Das ist doch«, vergewisserte er sich und Jess nickte.

Ohne es zu merken, steuerten die beiden geradewegs auf sie zu, die Fellbaum hinter dem Mann, der irgendwie zu alt wirkte, um überhaupt hier zu sein. Ob das der Peter war? Den hatte sie sich ganz anders vorgestellt. Irgendwie gutaussehend. So wie die Fellbaum. Er trug ein kariertes Flanellhemd, darüber ein Sakko, das mindestens eine Größe zu groß war. Und überhaupt ein Flanellhemd! Dass die Fellbaum das zuließ!

Erst als die beiden an der Bar ankamen und die Fellbaum hinter dem Mann hervortrat, erkannte sie Jess und den Rilke-Rainer und stutzte. Man spürte sofort, dass sie gerne auf der Stelle umgedreht wäre.

»Frau Professor«, grüßte der Rilke-Rainer.

»Ja, hallo«, sagte sie, mit aller Gelassenheit, die sie aufbringen konnte. Der Mann neben ihr sah sie fragend an. »Peter«, sagte sie und fasste ihn am Oberarm. Es war also wirklich der Peter. »Das sind Rainer und Jessica, zwei meiner Schüler.«

»Jess«, korrigierte Jess und hielt dem Peter die Hand hin. Er grinste und erwiderte die Geste.

»Freut mich. Ich heiße Seger«, stellte er sich vor.

»Dort drüben sind noch mehr von uns«, erläuterte Jess und der Blick der Fellbaum folgte ihrer Kopfbewegung und blieb auf der tanzenden Iga haften.

»Na«, sagte die Fellbaum, »ihr habt ja schon einiges intus.« Der Rilke-Rainer lachte verlegen.

»Wusste gar nicht«, erwiderte Jess, »dass man in Ihrem Alter noch in solche Lokale geht.« Woraufhin der Peter lachte, die Fellbaum aber nicht.

»Wollen Sie einen Tequila mit uns trinken?«, fragte Jess und merkte jetzt, wie betrunken sie war.

»Klar!«, antwortete der Peter, noch bevor die Fellbaum protestieren konnte. »Sieben Tequila«, rief er dem Barmann zu. Der Peter wollte gerne der coole Peter sein. Da hätte er aber etwas anderes anziehen müssen. Jess winkte Ras und Sebastian zu, aber Ras schüttelte den Kopf.

»Seid ihr so was wie eine Clique?«, fragte der Peter.

»So was«, antwortete Jess. »Und Sie? Wer sind Sie?«

»Ich bin Franziskas Mann«, erklärte er und es lag viel Stolz darin, wie er es sagte.

»Sie heißen doch Seger.« Rilke-Rainer sah ihn herausfordernd an.

»Wir sind nicht verheiratet«, antwortete die Fellbaum für den Peter, der bei der Frage verhalten geworden war.

»Ach so«, sagte Rilke-Rainer. Sebastian stieß zu ihnen, die betrunkene Iga im Schlepptau.

Aus dünnen Schlitzen begutachtete sie die Fellbaum, dann den Peter, dann wieder die Fellbaum. Die war plötzlich sehr unruhig.

»Lass uns gehen, Peter. Hier ist es so verraucht.«

»Seit wann stört dich denn Rauch?«, fragte er amüsiert und ergänzte: »Wir haben den Tequila noch nicht getrunken.«

»Mehr Tequila«, lallte Iga, an den Sebastian gelehnt. »Ich bin Iga!«

»Seger. Sehr erfreut.«

»Ach ja?«, fragte Iga und blieb mit den Augen starr auf der Fellbaum haften.

»Sie hat zu viel getrunken«, erklärte Sebastian.

»Das seh ich«, sagte die Fellbaum streng.

»Aber Franzi«, beschwichtigte sie der Peter. »So waren wir doch auch mal.«

»Wirklich?«, fragte Jess schnippisch. »Wie waren Sie denn mit sechzehn, Frau Professor?«

»Daran kann ich mich nicht erinnern.«

»Ach kommen Sie, Frau Professor«, bohrte Sebastian nach. »Wie waren Sie denn? Erzählen Sie mal.«

»Ja! Erzählen Sie mal«, lallte Iga.

»Die Klügste«, verriet der Peter und legte den Arm um die Fellbaum. »Und die Hübscheste weit und breit. Alle waren in sie verliebt.« Dann zog er sie zu sich und küsste sie auf die Wange. Total peinlich war das. Jess konnte gar nicht hinsehen. »Heute ist unser Jahrestag«, erklärte er verträumt.

»Kein Scheiß!«, lallte Iga und griff nach einem der Tequilagläser, die serviert worden waren. »Na dann Prost!«, rief sie und kippte den Tequila hinunter, noch bevor jemand anderer nach seinem Glas gegriffen hatte.

»Prost«, erwiderte der Peter, nahm sein Glas und sah Iga belustigt an. »Ist sie immer so?«, fragte er in die Runde.

»Peter«, ermahnte ihn die Fellbaum.

»Hej. Ich steh hier!«, schrie Iga, wippte hin und her und kippte dabei dem Peter beinahe ins Gesicht. »Ich hör dich!«

Mit einem Mal wurden alle sehr ruhig und ernst. Rilke-Rainer und Sebastian senkten die Blicke.

»Was ist denn mit Rasputin?«, fragte die Fellbaum. Aber Iga ließ sich nicht ablenken.

»Scheiß auf Ras!«, lallte sie noch, halb an den Peter gelehnt. »Der hätte mich sterben lassen!«

Der Peter legte Iga die Hand auf die Schulter und schob sie sanft Richtung Sebastian.

»Wieso sterben lassen?«, fragte er aufmerksam nach.

»Das geht uns sicher gar nichts an«, sagte die Fellbaum.

»Sie macht nur Spaß«, berichtigte der Rilke-Rainer.

Etwas musste geschehen, dachte Jess und fühlte sich schlagartig sehr nüchtern. »Komm, Iga. Wir gehen an die frische Luft!«

»Gute Idee«, bestärkte die Fellbaum, woraufhin Iga sie einen endlosen Moment lang ansah, als hätte die Fellbaum ihr gerade quer über das Gesicht geschlagen. Danach ließ sie sich widerstandslos von Jess aus der Cocktailbar schieben.

Jess und Iga waren nicht mehr zurückgekommen, Rainer, Sebastian und Rasputin kurz darauf auch gegangen. Den Tequila hatten sie nur noch höflichkeitshalber mit ihnen ausgetrunken. Franziska betrachtete Jakob, wie er friedlich schlief. Ihr Sohn. Dann kehrte sie zu Peter ins Wohnzimmer zurück.

Er saß auf der Couch und sah auf die Terrasse in die Dunkelheit hinaus. In seinem Schoß lag Susi und schnurrte. Franziska setzte sich zu ihm, und er legte den Arm um sie. Sie imitierte Susi und schnurrte ebenfalls.

»Was wäre ich ohne meine zwei Frauen«, sagte Peter

stolz und zufrieden und drückte Franziska dichter an sich. »Das war ein schöner Jahrestag«, dachte er laut und sie schnurrte noch einmal und fragte sich, wie es Iga wohl ging. Ob sie inzwischen in ihrem Bett lag und den Rausch ausschlief? Ob sie wütend auf Franziska war, jetzt, nachdem sie Franziska mit ihrem Mann gesehen hatte?

»Franziska. Es ist das Schönste der Welt«, hatte Iga bei ihrem letzten Treffen gesagt. Das Schönste der Welt. So gerne hätte Franziska sie heute Abend zur Seite genommen und geküsst. Diesen Mund, der »Kein Scheiß!« gelallt hatte.

Susi war von Peters Schoß gesprungen und bewegte sich zielstrebig in Richtung Kinderzimmer.

»Jetzt schnurrt nur noch eine«, sagte Peter und zog den Reißverschluss ihres Kleides nach unten. Seine Achselhöhle roch nach Schweiß und Old Spice, Franziskas Lieblingsmischung. Wann hatten sie das letzte Mal miteinander geschlafen? Es musste über zwei Monate her sein. Sie erinnerte sich nicht. Dann bemerkte sie, dass der BH nur noch lose auf ihren Brüsten lag. Seine warmen Hände streichelten über ihren Hals, schoben sie sanft nach hinten, bis sie auf dem Rücken lag und sein Gewicht sie tiefer in die Couch drückte. Sie fuhr ihm durch das schüttere Haar, kraulte hinter seinen Ohren. Das mochte er gerne. Währenddessen versuchte sie sich zu erinnern, wie es sich angefühlt hatte, Igas Finger zu streicheln. Und dann hatte Iga ruckartig die Hand weggezogen.

Ohne darüber nachdenken zu müssen, öffnete sie ihm den Gürtel, knöpfte die Hose auf, schob sie mitsamt der Unterhose nach unten. Der Ausdruck in Igas Augen heute Abend, kurz bevor sie mit Jess das Lokal verlassen hatte. So verletzt. Als hätte Franziska ihr eine gewischt. Aber wie hätte sich Franziska anders verhalten sollen? Schließlich hatte ihr Mann neben ihr gestanden. Wusste Iga denn nicht, dass es Franziska auch schmerzte, *ihre* Gefühle zu verbergen.

Sie merkte erst, dass er in ihr war, als er sich schon eine Weile bewegte. Ihr Körper hatte sich ohne Dazutun an seine Bewegungen angepasst. Er küsste sie, sie öffnete den Mund. Alles war vertraut und warm und sie umklammerte ihn fester. Ob Iga kommenden Mittwoch trotzdem im Park Café auf sie warten würde? Ob sie für Franziska ihre Haare offen tragen würde? Ob sie Franziska erlauben würde, ihre Hand zu berühren?

Fast lautlos kam er und blieb danach noch still auf ihr liegen. Sie mochte sein Gewicht. Ihre Finger knubbelten an seinem Ohr. Mit keinem ihrer früheren Partner hätte sie ein Kind haben wollen. Aber mit Peter hatte sie sich von Anfang an ein ganzes Leben vorgestellt. Auf ihn konnte sie sich verlassen. Darauf, dass seine Zärtlichkeit nicht vergehen würde. Auch wenn sie sich manchmal stritten. Er ließ sie so, wie sie war. Was konnte man mehr verlangen?

»Komm, wir gehen ins Bett«, flüsterte er ihr ins Ohr. Sie nickte. Und folgte ihm.

Morgen hatte die Igas Klasse Französisch. Ob Iga in die Schule kommen würde? Wahrscheinlich nicht. Wahrscheinlich nahm sie Franziska den Abend doch übel. Kurz erfasste Franziska Panik, dass sie Iga nie wiedersehen könnte. Sie schnappte nach Luft.

»Alles in Ordnung?«, fragte Peter besorgt.

»Ja, ja«, antwortete sie. »Alles gut.«

Sie schlüpften ins Bett und er umschlang sie von hinten, grub die Nase in ihren Nacken und schlief gleich ein. Nein, ganz bestimmt würde sie Iga wiedersehen. Spätestens am Mittwoch würde Iga im Park Café auf sie warten. Davon war Franziska überzeugt. Dann schlief auch sie ein.

3 Wer liebt schon die Menschheit?

Niemand riskiert gerne das eigene Leben. Nicht einmal Gott. Nicht einmal der. Aber die Fellbaum haben alle geliebt. Selbst nach dem Verrat an Iga. Anfangs waren alle wütend gewesen. Auch Jess. Aber nach und nach verziehen sie ihr. Weil der Wunsch, ihr zu gefallen, stärker war. Sogar Iga verzieh ihr. Sonst wäre sie nicht zu ihr. Sonst hätte sie sie nicht angerufen.

Außer mir. Ich konnte ihr nicht verzeihen. Und trotzdem bin ich es, der immer wieder auf das Longboard steigt und den Hügel hinunterfährt.

Heute ist es so weit. Heute holt mich die Vergangenheit ein. Und das, obwohl unter meinem Bett eine Zeitmaschine liegt. Ich könnte die Achsen des Loaded Dervish abschrauben und auf dem Board den zugeschneiten Hügel hinabgleiten. Es wäre möglich.

Die Fellbaum hätte mir Iga nicht wegnehmen sollen. Wo sie doch alles hatte. Den Peter und das Kind und die Katze. Dazu die Couch mit den Kuhlen darin. Dass man, auch wenn gerade niemand darauf saß, wusste, dass dann doch bald wieder jemand darauf sitzen würde.

Während ich allein lebte und nur Iga auf meiner Couch lag. Und später dann Maja. Aber nicht lange.

Hinzu kommt die Verantwortung. Etwas, worüber ich ausgiebig nachgedacht habe. Es hat mit den Asymmetrien zu tun. Letztlich war Franziska Igas Lehrerin. Selbst wenn Iga es gewollt hatte. Dass es ihr nicht guttat, war offensichtlich. Alle sahen es. Nicht nur ich sah das, und es war nicht nur, weil ich eifersüchtig war.

Die Eifersucht werde ich nicht leugnen. Darüber habe ich mit dem Therapeuten oft gesprochen, dass das wohl der Hauptgrund gewesen war. Aber um Verantwortung ging es eben auch. Weil man Menschen, die man liebt, beschützen möchte und deshalb Verantwortung für sie übernimmt. So war es auch bei Maja. Jemand musste die Verantwortung übernehmen. Und ich war schließlich der Älteste und hatte wenig zu verlieren. Gott würde mich ohnehin nie auf die Arche Noah lassen.

Iga holte mich damals aus der Klinik ab und brachte mich hierher und ich bekam den Campingplatz und Fipps und manchmal kommt Jakob und wir spielen auf der Wiese. Und manchmal kommt Jess und wir trinken einen Kaffee. Und einmal im Jahr kommt Ras und dann ist es für einige Tage ganz wie damals, vor dem Feuer. Als wir zusammen bei Iga im Krankenhaus saßen und darauf warteten, dass ihre Beine heilten. Wir. Die Eistaucher.

»Mein Vater war ein guter Vater«, erklärt Martin und ich verstehe erst nicht, woher er plötzlich aufgetaucht ist.

Zeit, die zwischen den Fingern zerronnen ist. Er hält mir die Packung Zigaretten hin und ich ziehe eine heraus.

»Erzählen Sie«, fordere ich, obwohl wir beide wissen, worauf das hier hinausläuft.

»Er hat alles für uns getan. Die ganze Welt hat er mir und meiner Mutter zu Füßen gelegt.«

»Und weiter?«

»Auch Onkel Hans. Eine echte Männerfreundschaft. Wie im Film.« Martin bläst den Rauch aus und sieht mich an. Die blauen Augen in dem gebräunten Gesicht funkeln. Jetzt erkenne ich zum ersten Mal die Ähnlichkeit mit seinem Vater. »Ich habe alles von den beiden gelernt. Alles, was ein Mann wissen und können muss.«

Was bleibt mir anderes, als zu nicken. Mein Vater hatte mir nie etwas gezeigt, und dann wusste ich doch, was zu tun war.

»Als sie starben, riss der Boden unter meinen Füßen auf.«

Wieder nicke ich. Er weiß, dass er mich quält. Wir wissen beide, worauf das hier hinausläuft. »Wo ist denn Fipps?«, fragt er und ich zucke zusammen.

Jemandem, der beinahe nichts hat, auch noch das Beinahe-Nichts wegzunehmen, das würde nicht einmal der Teufel vorschlagen, weil sowohl der Teufel als auch Gott davon ausgehen, dass jemanden, der nichts hat, zu demütigen, nichts bringt. Es macht keinen Spaß.

Deshalb ertrug ich es nicht, was die Fellbaum mit Iga machte. Wie sie Iga zappeln ließ und dann doch die Tür öffnete.

Ich sah zu, wie Iga im Haus der Fellbaum verschwand und nach drei Stunden hinausgestolpert kam mit diesem Gesichtsausdruck, wie ein Punk, dem man das Brustwarzenpiercing herausgerissen hatte. So muss man sich das vorstellen.

Was danach geschah, nachdem Iga die Wohnung und das Mietshaus verlassen hatte. Es musste sein. Wir wussten, die Fellbaum und ich, dass das nicht in Ordnung war. Dass wir dafür brennen würden. Auch, wenn dann nur die Fellbaum wirklich brannte. Und rückblickend war das wahrscheinlich nicht die beste Lösung, weil sie den Peter und den Jakob und letztlich auch Iga zurückließ. Trotzdem bringe ich es nicht über mich, ihr zu verzeihen. Egal, wie oft ich zurückfahre. Der Stoß bleibt. Ich sehe mir dabei zu, wie ich sie in das brennende Haus stoße und die Tür verkeile. Immer wieder. Vielleicht kommt man sich selbst nicht aus.

Im Wald ist es zauberhaft. Der Schnee ist gefroren und trägt nun sogar das Gewicht von Martin und mir. Eine kalte Sonne fährt durch die Äste der Laubbäume in den Raureif und unsere Gesichter. Martin treibt mich von hinten mit einem Stock an, wie Weidevieh. Die Straße zum Haus wurde noch nicht geräumt. Iga und Jess werden nicht kommen. Es ist sehr viel Zeit vergangen, seit Martin bei mir wohnt, sodass niemand mehr argwöhnisch ist, nicht einmal Iga. Er brauchte nur zu warten, mit seiner Zuversicht. Jetzt kann er mich vor sich her treiben, trainiert, wie er ist, und die Rache im Blut.

»Gleich sind wir da«, verkündet er. Ich drehe mich um und sehe ihm in die Augen.

In fünf Schritten stehen wir auf der kleinen Lichtung, die ich vor zwei Jahren für Jakob und mich mit einer Feuerstelle versehen habe. »Weiter«, sagt er ruhig. Beinahe hört es sich nicht an wie ein Befehl.

Erst erkenne ich ihn nicht oder ich möchte ihn nicht erkennen. Genausogut könnte es ein Hase sein, wenn auch Martin nicht wie ein Jäger auf mich wirkt, aber wer weiß, ich habe mich bereits mehrmals täuschen lassen. In jedem Fall wurde die Haut sauber abgezogen. Kein Haar steht mehr. Die Feuerstelle ist hergerichtet, als wäre Sommer. Der Schnee in einem Umkreis von zwei Metern freigeschaufelt. Sogar eine kleine Treppe hat er aus dem Eis geschlagen.

Fipps wurde über einen Metallspieß gezogen und hängt über der kalten Feuerstelle wie ein Spanferkel. Ich spüre, wie mein Herz schneller schlägt, jetzt, da ich zur Gänze begriffen habe. »Du warst das mit den Tieren«, sage ich. Inzwischen sind wir uns für ein Sie viel zu nahe. Er sieht mich überrascht an, deutet mit der Hand, ich solle mit dem bereitgestellten Benzin das Feuer entfachen.

»Wer sonst?«, antwortet er, sobald er merkt, dass ich mich nicht wehre. Die ersten Flammen schießen gen Himmel. Fipps' Haut brutzelt. Die kleinen Beinchen stehen nach oben ab und beten zu Gott.

7 Der Verrat

»Drei ganze Wochen«, lobte Iga sich selbst.

»Gratuliere!«, bestätigte Saša. »Und? War es schlimm?«

»Furchtbar«, antwortete sie und dachte an diese drei Dezemberwochen, an all die Stunden, die sie wortkarg in der Klasse verbracht und aus dem Fenster gestarrt hatte. An die Französisch-Stunden, die sie gemeinsam mit Jess rauchend auf dem Klo verbracht hatte.

Drei Wochen war es her, als sie Franziska zum letzten Mal gesehen hatte. Es kam ihr vor wie die Länge der Kommastellen der Zahl Pi. »Und das hat die Fellbaum nicht gemeldet?«, fragte Saša misstrauisch.

Iga zuckte mit den Schultern. Selbst der Hochleithner, der für gewöhnlich keine Gelegenheit ausließ, sie an die Tafel zu zitieren, wenn er meinte, es könnte sich um eine Aufgabe handeln, die Iga überfordern müsste, hatte sie in Ruhe gelassen. In der letzten Stunde, mitten während der Berechnung einer Determinante, hatte er sogar vorgeschlagen, Iga solle ins Krankenzimmer gehen und Fieber messen. Fieber hatte sie zwar keines gehabt, aber nach Hause hatte die Schwester sie trotzdem geschickt. Mit dem Auftrag, regelmäßiger zu essen. Wobei essen kaum möglich war. Es ging einfach nicht.

Sie sah auf die Bibel, die auf Sašas Küchentisch lag. Gestern Nacht, als sie nicht schlafen hatte können und sein Bücherregal durchstöberte, fand sie sie eingepfercht zwischen den alten Kochbüchern von Sašas Mutter. Verwundert, dass Saša überhaupt eine Bibel besaß, hatte Iga das Buch herausgezogen. Es war lange her, dass sie in einer Bibel geblättert hatte. Seit ihre Großmutter gestorben war.

»Eigentlich sind alle Geschichten in der Bibel, aber besonders das Alte Testament, nichts anderes als mathematische Beweise in Worten. Wahrscheinlichkeitsrechnungen«, sagte sie nachdenklich und beobachtete, wie Saša die Espressokanne auswusch und erneut Kaffeepulver hineindrückte.

»Ach ja?«, fragte er.

»Wer auch immer sie verfasst hat, es müssen mathematisch denkende Menschen gewesen sein. Nimm zum Beispiel die Geschichte von der Arche Noah«, fuhr Iga fort, von dem Gedanken ganz und gar eingenommen. »Das ist nichts anderes als eine Wahrscheinlichkeitsrechnung.« Saša drehte die Espressokanne zu und das Gas auf. »Wer kommt auf so ein Schiff? Der reiche, gebildete weiße Mann und seine Familie. Würde die Fragestellung lauten: Wenn in x Tagen der Wasserspiegel so hoch steigt, dass nur noch Wasser die Erde bedeckt. Wer hätte als Erster die Mittel, um ein tragfähiges Schiff zu bauen, und wer würde überleben? Die Architektur der Titanic spiegelte die Machtverteilung der Welt. Ebenso zerlegt die Bibel die Machtverhältnisse in kleine Erzählungen, in mathematische Gleichnisse und zementiert sie. Man ist verleitet zu glauben, es handle sich um Axiome. Aber das stimmt nicht. Es sind bereits Gleichnisse, die jeder weiteren Beobachtung, die gemacht wird, zugrunde gelegt werden.«

Saša stellte ihr eine Tasse mit schwarzem Kaffee hin, daneben den Zucker und sie löffelte.

»Das hört sich an, als hätten wir keine Wahl, keine Möglichkeiten, weil Menschen wie wir ohnehin niemals einen Platz auf der Arche bekommen werden.« Dann setzte er sich und tat es Iga mit dem Zucker gleich.

»Einerseits stimmt das«, überlegte Iga, »aber andererseits sind jene, die einen Platz auf der Arche kriegen, ihr ganzes Leben damit beschäftigt, eben jenen Platz zu halten, und jene, die die Plätze vergeben, eben damit, die Plätze zu vergeben. Während wir die Freiheit haben, das zu tun, wofür es sich tatsächlich zu leben lohnt.«

»Gehst du deshalb so wenig zur Schule? Weil du das denkst?«

Iga zuckte wieder mit den Schultern und grinste albern.

»Vielleicht«, gab sie zu.

»Aber dir ist schon klar, dass du dir das nur leisten kannst, weil du trotzdem gute Noten schreibst?«, entgegnete Saša und grinste ebenfalls.

»Ja, logisch«, erwiderte sie.

»Logisch?«, fragte Saša, von der Wortwahl überrascht.

»Das sagt Jess ständig. Logisch dies, logisch das«, erklärte Iga.

Irritiert stand er auf und ging zur Spüle, drehte sich zu

ihr zurück. »Und so schlau, wie du bist. Hast du bereits herausgefunden, was es ist, wofür es sich lohnt?«

»Logisch«, antwortete sie und lachte und es kam ihr ewig weit weg vor, dass sie das letzte Mal gelacht hatte.

»Und was ist das?«, fragte Saša und lachte auch.

»Die Liebe«, sagte Iga und lachte noch mehr.

»Und was ist das, die Liebe?«, fragte Saša.

Sie kratzte den Zucker aus der leeren Tasse. »Die Verbindungen, für die wir uns entscheiden. Was man zu riskieren bereit ist. Und das offene Herz«, antwortete sie ernst und merkte, dass ihre Augen strahlten, als sie es aussprach, und sie wusste, dass sie strahlten, weil sie dabei an Franziska dachte und in Sašas Gesichtsausdruck sah sie, dass er es auch wusste, weil er sie mild, aber auch distanziert ansah, als wollte er sich von ihr abwenden und dann wieder nicht.

Saša schüttelte den Kopf, drehte den Wasserhahn auf, hielt die Finger unter den Strahl und spritzte ihr Tropfen ins Gesicht, woraufhin sie zu kichern begann. Auf einmal war es wie vor vier Jahren, bevor Sašas Eltern bei dem Autounfall gestorben waren, bevor Igas Vater nach Polen gegangen war, um seine Firma aufzubauen, bevor Igas Mutter diese Affäre angefangen hatte, bevor Igas Großmutter gestorben war, als Iga und Saša noch in die gleiche Schule gingen, als alles noch heil und schön gewesen war.

Abrupt hörten beide zu lachen auf. Wahrscheinlich, begriff Iga, weil sie beide zeitgleich dasselbe dachten, und sie fragte sich, ob wenigstens das für immer so bleiben könnte und wie wahrscheinlich das war, und sie merkte, dass sie das mit den Wahrscheinlichkeiten eigentlich nicht mehr interessierte.

Am ersten Mittwochabend nach der Mutprobe, nach ihrer Aufnahme in die Avantgarde, nach dem Vorfall in der Cocktailbar, lehnte Iga an einem Baum schräg gegenüber vom Park Café, die Arme vor der Brust verschränkt, und wartete, ob Franziska kommen würde.

Das Bild von Franziska und dem Peter, wie er sie zu sich zog und auf die Wange küsste, ging ihr nicht aus dem Kopf. Am liebsten wäre sie in Franziskas Wohnung eingebrochen und hätte alles kaputtgemacht. Oder zumindest alles im Schlafzimmer oder zumindest den Fernseher.

Irgendetwas, überlegte sie nächtelang, es musste doch irgendetwas geben, was auch Franziska verletzen würde, damit sie endlich begriff, was Iga für sie bedeutete. Dass ihr Leben ohne Iga ein langweiliges Leben werden würde. Dass es ohne Iga keinen Sinn machte. Nur durch den Schmerz eines möglichen Verlustes gewann das, was man liebte, seinen Wert. Davon war Iga überzeugt. So war es immer gewesen.

Seit jener Nacht in der Bar hatte Iga zu zählen aufgehört. Am Morgen danach war sie aufgewacht und fand es albern, überholt. Ein Verhalten, aus dem sie herausgewachsen war.

So wie Ras, als er mit dem Sammeln aufgehört hatte.

Es hatte keinen Sinn mehr gemacht. Stattdessen waren die Stimme und der Müllberg aufgetaucht und nun schrieb er Lyrik und war Teil der Avantgarde. Sein

Leben hatte einen neuen Sinn bekommen und es hatte mit dem Verschwinden des Schlüssels, also mit Igas Diebstahl angefangen. Es sei sozusagen ein Schlüsselmoment gewesen, hatte Ras einmal erklärt und ihr einen Schokoriegel angeboten, den Iga gewohnheitsmäßig abgelehnt hatte, damit ihn Ras selbst essen konnte. Danach hatte er sich bei ihr für die Mutprobe entschuldigt. Was wohl für Iga den Platz des Rechnens einnehmen würde?

Sie sah auf die Uhr. Es war kurz vor 19 Uhr. Für einen Winterabend war die Luft mild. Die Straßen waren trocken gewesen und Iga war auf dem Longboard dahingesurft. Das wenigstens, dachte sie, würde ihr immer Freude bereiten.

Dann ging Franziska auf der anderen Straßenseite an Iga vorbei und betrat das Park Café. Sie war also gekommen. Wieder erinnerte sich Iga an sie und den Peter.

Sie hob eine Kastanie vom Boden auf und warf sie in Richtung Park Café.

Auch den Mittwoch darauf entschied Iga Franziska warten zu lassen. Allerdings spürte sie, dass ein Teil der Wut verflogen war. Das Bild von Franziska und dem Peter wurde blasser. Befürchtungen nahmen den freien Raum ein.

Bestimmt hatte Franziska Iga, längst vergessen. Bestimmt würde sie diese Woche nicht mehr kommen und auf Iga warten. Bestimmt liebte Franziska Iga nicht so sehr, wie Iga sie liebte.

Iga fuhr sich mit der Hand über den Nacken. Es war kalt. Der Winter zog bis in die Knochen.

Wie in der Woche zuvor betrat Franziska um 19 Uhr das Park Café.

Sie war wieder gekommen, stellte Iga erleichtert fest. Noch hatte sie Iga nicht vergessen. Aber Iga würde ihr trotzdem nicht nachrennen und sich zu ihr setzen. *Sie* würde Franziska nicht hinterherlaufen.

Kopf hoch und Brust raus, sagte ihr Vater immer. Was die können, können wir besser. Kopf hoch und Brust raus, wiederholte Iga.

Eineinhalb Stunden später verließ Franziska das Park Café. Sie war eine halbe Stunde länger geblieben als am vorigen Mittwoch, hatte eine halbe Stunde länger auf Iga gewartet. Die Erinnerung an Franziskas Hand auf Igas kehrte zurück. Die erste Französisch-Stunde. Iga? Est-ce-que tu nous suis? ... J'aime aussi des Piroggen. Es ist das Schönste der Welt, hatte Iga zu ihr gesagt. Und es stimmte. Das war Franziska für sie. Das Schönste der Welt.

Am dritten Mittwochabend waren Igas Füße vom wässrigen Schnee durchnässt. Den ganzen Tag hatte es geschneit und getaut. Nach der Schule war Iga durch die Stadt spaziert wie durch eine große Pfütze. Im Bauch rumorte es, aber an Essen war noch immer nicht zu denken. Sie hatte einen Fehler gemacht, dachte sie. Sie hätte Franziska letzte Woche nicht warten lassen sollen, sondern ihr ins Café folgen, sich zu ihr setzen, ihre Finger berühren. Sie hätte Franziska dabei in die Augen sehen sollen und sagen ...

Was eigentlich? Was hätte sie gesagt? Was würde sie jetzt sagen? Wenn Franziska überhaupt noch käme. Womöglich hatte sie inzwischen das Interesse an Iga restlos verloren. Iga könnte es ihr nicht verdenken. Was hatte sie sich dabei gedacht, Franziska so lange warten zu lassen?

Wenn Franziska wirklich nicht mehr käme?

Wie ausradiert waren die Gedanken an Peter und Jakob. Sie erinnerte sich, wie ihr Fuß aus dem Klettergriff gerutscht war und in der Luft baumelte. Beinahe hätte sie sich in die Hose gemacht. Wie Jess im Museum. Für einen Moment war sie überzeugt gewesen, nicht mehr heil hinunterzukommen und im Laufe der Nacht von einer Eiskruste überzogen mit der Wand zu verschmelzen. Bis Sebastian hinaufgeklettert war und sie gerettet hatte.

Seit jener Nacht war Iga Teil eines Wolfsrudels. Wölfe ließen die Schwächsten vorauslaufen. Wölfe mochte sie. Irgendwann würde sie dort leben, wo es Wölfe gab.

Wieder war es 19 Uhr, als Iga Franziska das Café betreten sah. Dieses Mal musste sie ihr nachgehen. Noch einmal durfte sie Franziska nicht warten lassen.

Aber etwas hielt sie zurück. Sie fischte eine Zigarette aus der Packung, die Jess in Igas Jacke vergessen hatte. Der erste Zug machte sie schwindlig. Sie sah zu den leuchtenden Fenstern des Park Cafés hinüber, stellte sich vor, wie Franziska die Tasse Tee mit beiden Händen umklammerte, und begriff, dass das, was zwischen ihr und Franziska war, eine Melodie hatte. Es war Poesie, dachte Iga und ließ die Zigarette fallen.

Zielstrebig lief sie auf das Fenster zu, wo sie Franziskas Tisch vermutete. Es war Poesie, wiederholte sie den Gedanken und klopfte an die Scheibe.

Franziska musste dicht an das Fenster heran, um Iga zu sehen. Als sie Iga erkannte, lächelte sie. Die Augen leuchteten auf und gingen in ein Strahlen über, und Iga hatte keine Zweifel mehr. Im Grunde gehörte Franziska nur ihr.

»Kommst du jetzt wieder öfter?«, fragte Jess, nachdem Iga eine Woche gefehlt hatte, und reichte ihr die Zigarette. Sie hockten dicht an dicht in einer Kabine des Mädchenklos. Iga nickte und zog. Am Gang waren Schritte zu hören. Beide hielten kurz inne, bereit, die Zigarette ins Klo zu schmeißen. Die Schritte entfernten sich.

Vor zwei Tagen hatte ein dicker Umschlag aus Frankreich im Briefkasten gelegen. Jess hatte sich nicht getraut, ihn aufzumachen. Aus Angst, Tifenn könnte erneut zu dem Schluss gekommen sein, dass sie der Horla sei und aus ihnen beiden nichts werden könne. Jetzt zog sie den Umschlag aus der Hosentasche und reichte ihn Iga. »Ist von Tifenn«, erklärte sie. Iga nahm ihn mit einem fragenden Blick entgegen. »Du musst ihn für mich lesen«, ergänzte Jess. Iga zog ein weiteres Mal, warf den Stummel ins Klo, öffnete den Umschlag und las.

Jess beobachtete sie. Wie Iga alles, was sie tat, immer ganz machte. Und wie schön sie dabei wurde.

Ein Kunstwerk nimmt einen, sofern man sich ihm überlässt, total und absolut in Anspruch, dachte Jess. Wenn die Kunst überhaupt etwas war, dann war sie alles. Und dieses Alles begann sich gerade vor ihr in der Gestalt von Iga zu entfalten.

Sie erinnerte sich an Iga beim Surfen auf dem Longboard, Iga an der Kletterwand, Iga an der Tafel beim
Lösen von Beispielen, Iga im Französisch-Unterricht, Iga
in der Bar, wo sie getanzt hatte, als könnte schon morgen
das Leben vorbei sein.

Iga, die weinte, wenn man das Capi von Saša in den
Fluss warf. Nichts an Iga zielte auf eine Wirkung ab, und
Jess stellte fest, dass eben die Abwesenheit von Absicht
in Igas Verhalten bewirkte, dass Jess von Iga total und absolut eingenommen wurde.

Iga sah auf. Sie faltete die beiden Briefseiten und
schob sie in den Umschlag zurück. »Soll ich dir jetzt
davon erzählen?«, fragte sie ernst.

Ebenso ernst hätte sie gefragt, wenn Jess sie darum
gebeten hätte, einen medizinischen Befund oder ein
Schreiben des Direktors für sie zu exzerpieren. Für Iga
machte der Inhalt keinen Unterschied. Für Iga war nur
entscheidend, dass es Jess wichtig war. So war Iga.

Die Verbindungen, für die wir uns entscheiden, und
die Risiken, die wir für sie einzugehen bereit sind. Das
oder etwas Ähnliches hatte Iga einmal gesagt und Jess
hatte es damals lächerlich gefunden, aber jetzt begriff sie,
dass Iga recht hatte, dass eben nur das wirklich zählte.

»Ja, erzähl«, antwortete sie und zündete sich eine
weitere Zigarette an. Zum ersten Mal bewirkte eine Erkenntnis bei Jess nicht die gewohnte Erregung, bei der
ihre Hand automatisch in die Hose fuhr. Zum ersten Mal
verteilte sich einfach nur Wärme über den Brustkorb.

Es sei nicht der Horla, fasste Iga zusammen. Sondern
Tifenn habe sich in eine andere verliebt. Eben das tue

ihr unendlich leid. So sei es nun aber. Ob ihr Jess verzeihen könne. Ob die Möglichkeit bestehe, Freundinnen zu bleiben. Iga sah Jess fragend an.

Schon bevor Iga zu sprechen angefangen hatte, interessierte Jess der Inhalt des Briefes nicht mehr, interessierte sie Tifenn nicht mehr, kam ihr diese Sommerliebe neben der Haut von Igas Oberarm, der gegen ihren drückte, wie eine kindische Schwärmerei vor. Nicht der Rede wert. Was hatte sie sich jemals dabei gedacht?

Iga drehte den Kopf zu Jess und eine Strähne fiel ihr ins Gesicht. Da konnte Jess sich nicht mehr zurückhalten. Sie legte die Hand in Igas Nacken, zog sie zu sich und küsste sie.

Später hätte Jess nicht sicher sagen können, wie lange der Kuss gedauert hatte, ob währenddessen andere Schülerinnen in den anderen Kabinen aufs Klo gegangen waren, ob sie die Zigarette vorher ausgemacht hatte oder diese bis zum Filter hinuntergebrannt war und es deshalb plötzlich so gestunken hatte.

Sie erinnerte sich an den Schreck und die Irritation, die sie empfunden hatte, als der Hochleithner plötzlich vor ihnen gestanden und Iga zurück in die Klasse geschickt hatte. Sich danach neben Jess auf den Boden gesetzt und ganz auf Kumpel etwas über Treue und Werte und Ähnliches gefaselt hatte.

Auch hätte sie nicht mit Gewissheit bestätigen können, dass sie während des Kusses überhaupt einen Körper gehabt hatte. Alles hatte sich mit allem vermengt. Ihre Lippen mit denen von Iga. Ihr Speichel mit dem von Iga. Ihre Zunge mit der von Iga. Bis irgendwann Zeit aufgehört hatte, eine messbare Einheit zu sein. Bis der Hochleithner sich eingemischt hatte.

Inzwischen fragte sich Jess, was den Hochleithner eigentlich so aufgebracht hatte. Geraucht wurde auf den Toiletten andauernd. Geknutscht auch. Dass er Iga danach sofort nach Hause geschickt hatte mit den Worten, sie brauche diese Woche erst gar nicht wiederzukommen. Das war wirklich übertrieben gewesen.

Jess wollte zurück in Igas Arme. Sie wollte genau an der Stelle weitermachen, an der sie aufgehört hatten. Überhaupt wollte sie nie wieder irgendetwas anderes tun.

Die Pausenglocke läutete. Jess sprang auf, stopfte die Bücher in den Rucksack und rannte los. »Hej«, rief Ras ihr nach, aber sie winkte nur, ohne sich umzudrehen. Kurz vor der Straßenbahnhaltestelle hielt sie abrupt inne.

Was, wenn es Iga nicht genauso ging? Was, wenn Jess sie mit einem plötzlichen Auftauchen bei ihr zu Hause überfordern würde? Was, wenn Iga mehr Zeit brauchte als Jess? Was, wenn Iga all das noch überdenken musste?

Sie verlangsamte den Schritt, erwog für einen Moment, umzukehren, zu Ras und Rilke-Rainer und dem schönen Sebastian zurückzulaufen. Ihnen alles zu erzählen. Aber sofort fühlte es sich falsch an, das zu tun, und sie schlenderte weiter zur Straßenbahn und fuhr nach Hause.

Unruhig saß Franziska an ihrem Tisch im Lehrerzimmer und nippte an dem bereits kalten Kaffee. Der Strassi hatte sie ins Sekretariat bestellt. Das bedeutete selten Erfreuliches. Es war die letzte Woche vor den Weihnachtsferien. Was konnte er von ihr wollen?

Von den Eltern hatte es beim Sprechtag keine Beschwerden gegeben. Nicht einmal mit denen vom Robert, der eine Fünf im Zwischenzeugnis stehen haben würde, musste sie lange diskutieren. Sie hatten schnell eingesehen, dass ihr Sohn perspektivisch im Realgymnasium besser aufgehoben sein würde. Aber außer dem Robert hatten alle in Französisch bestanden. Selbst Vierer waren die Ausnahme. Eine merkwürdige Vorahnung beschlich sie, während sie die Handtasche einräumte und sich auf den Weg ins Sekretariat machte.

Schon auf dem Flur hörte sie das vertraute laute Lachen des Hochleithner, stets zum Scherzen aufgelegt, und als sie die Tür öffnete, war ihr klar, worüber der Hochleithner, der Strassi und sie sprechen würden.

Die Sekretärin war nach Hause gegangen. Auffallend leer wirkte das Zimmer in ihrer Abwesenheit. Stets freundliches Gekicher, das Telefon am Ohr, die langen, leuchtend rosa Fingernägel, immer hielt sie ihr die Dose mit den selbstgebackenen Keksen entgegen.

Statt der Sekräterin saß jetzt der Hochleithner auf dem Platz und hörte sofort zu lachen auf, als Franziska hereinkam. Ernst und Anspannung zeichneten seine Gesichtszüge und eine Bestimmtheit im Blick. Er hatte sich auf dieses Treffen vorbereitet. Daran bestand kein Zweifel. Er hatte ein Ziel.

Sie setzte sich auf den freien Stuhl zwischen dem Hochleithner und dem Strassi, rückte ein wenig nach hinten, um beide zumindest aus den Augenwinkeln im Blick zu haben. Vor dem Strassi lag ein Notizblock. Vor dem Hochleithner eine dünne Dokumentenmappe aus Karton. Sonst lag nichts auf dem Tisch, und Franziska hatte auch nichts dabei, das sie hätte dazulegen können.

Draußen war es dunkel. Das Neonlicht tauchte ihre Gesichter in ein kahles Weiß.

Im Gegensatz zum Hochleithner wirkte der Strassi entspannt und lächelte sie an. Trotzdem ließ er einen langen Moment verstreichen, ließ Franziska für einen langen Moment im Ungewissen, bevor er schließlich damit rausrückte, dass sie heute hier beisammen seien, um sich über die Zukunft einer gemeinsamen Schülerin von ihr und dem Hochleithner klarzuwerden. Noch im selben Satz fiel der Name Iga. Franziska schlug ein Bein über das andere.

»Warum mit mir? Ich bin doch nur ihre Französisch-Lehrerin«, wehrte sie sich.

»Du bist hier«, erklärte der Strassi, »weil es mir ein Anliegen ist, einen differenzierten Eindruck zu bekommen. Und Herbert meinte, du seist von dieser Schülerin recht angetan.«

»Was soll denn das heißen, recht angetan?«, wehrte sich Franziska abermals.

»Dass du womöglich Positives über sie zu berichten hast«, erklärte der Strassi ruhig und schien doch verwundert über Franziskas Reaktion.

Aus dem Augenwinkel sah sie, wie dem Hochleithner ein süffisantes Lächeln entglitt, weshalb sie ihre Haltung korrigierte und sich betont gelassen zurücklehnte.

243

»Also, Herbert. Was ist deiner Meinung nach das Problem mit dieser Schülerin außer der offensichtlich zu hohen Anzahl an Fehlstunden?«, fragte der Strassi, und Franziska dachte, dass er das doch bestimmt längst wusste und dass dieses Theater ausschließlich für sie veranstaltet wurde. Dass die Entscheidung längst feststand.

»Es liegt die Vermutung nahe, dass sie dealt«, startete der Hochleithner mit der alten Leier, und noch bevor Franziska dem etwas entgegensetzen konnte, stoppte ihn der Strassi.

»Das ist eine sehr schwerwiegende Anschuldigung. Gibt es dafür Beweise?«

»Nicht direkt«, gab der Hochleithner widerstandslos zu und öffnete im selben Moment die Dokumentenmappe. »Allerdings habe ich eine graphologische Analyse ihrer Handschrift in Auftrag gegeben ...«

»Du hast was?«, unterbrach ihn jetzt Franziska. Offensichtlich war der Hochleithner doch gestörter, als sie vermutet hatte.

»Ganz ruhig. Wir wollen uns doch hier nicht streiten«, beschwichtigte der Strassi. »Ein ungewöhnlicher Schritt, Herbert. Ich schätze kreativen Einsatz bei meinem Lehrkörper.«

Als sie beobachtete, wie der Hochleithner auf das Lob vom Strassi hin strahlte, wurde ihr klar, was für eine Art Schüler er selbst gewesen sein musste. Einer dieser Streber, dessen Erfolg weniger auf den eigenen Leistungen als auf Gefälligkeiten für seine Lehrerinnen und Lehrer beruht hatte. Eine Petze war er gewesen und Mitschülerinnen wie Iga seine Feindinnen. Hatten ihn wahrscheinlich

244

aufgrund seiner Schleimerei ausgelacht. Ihm das Gefühl gegeben, unzulänglich und dumm zu sein. Es war eine alte Rechnung, die hier auf Igas Kosten beglichen wurde.

»Ist das überhaupt zulässig, ohne das Einverständnis der Schülerin oder eines Elternteils ein graphologisches Gutachten erstellen zu lassen?«, wendete sie ein. »Unethisch ist es auf jeden Fall.«

»Ethik jenen, denen Ethik gebührt«, widersprach der Hochleithner und strich den Schnurrbart glatt.

»Na, na, na«, winkte der Strassi ab. »Jetzt wollen wir mal nicht so streng sein. Ich finde es interessant. Zeig doch mal her.«

Stolz legte der Hochleithner ein vollgekritzeltes Blatt Papier auf den Tisch und daneben eines, das auf der Schreibmaschine getippt worden war.

Mit einem Mal standen sowohl der Strassi als auch Franziska auf und beugten sich über das Blatt mit dem Gekritzel.

Franziska versuchte sich Igas Hausaufgabenheft ins Gedächtnis zu rufen. Natürlich hatte sie Igas Aufsätze immer mehrmals gelesen. Sich über Igas fließendes Französisch und ihren Einfallsreichtum gefreut.

»Das ist Igas Handschrift?«, fragte sie verwundert. Denn die Buchstaben auf dem Blatt neigten sich unregelmäßig nach links, während sich Franziska deutlich erinnerte, dass sich jene in Igas Hausaufgabenheft gleichmäßig nach rechts neigten. Ganz allgemein wirkten die Worte auf dem Blatt wie jene einer Volksschülerin oder einer Rechtshänderin, die mit links zu schreiben versuchte.

Franziska erinnerte sich, dass Igas bester Freund Saša Psychologie studierte, und überlegte, ob Iga vielleicht absichtlich ihre Handschrift vor dem Hochleithner verstellt hatte. Gleich darauf verwarf sie den Gedanken. Wer vermutete denn so etwas? Niemand, nicht einmal Iga, würde auf die Idee kommen, dass jemand sie etwas auf ein Blatt Papier schreiben ließ, um es dann zu einer Graphologin zu bringen. Es war tatsächlich vollkommen absurd. Wer hier das eigentliche Problem hatte, sollten sie diskutieren und nicht über Igas Handschrift gebeugt Mutmaßungen anstellen.

»Ich habe sie diesen Satz während meiner Stunde so oft schreiben lassen, bis das Blatt Papier voll war.«

Morgen werde ich pünktlich in die Schule kommen und meine Aufgaben abgeben, wie alle anderen auch.

»Seht ihr hier die Großbuchstaben am Anfang? Sie stechen derart überproportional hervor, dass es in Kombination mit der nach links geneigten Schrift auf eine narzisstische Persönlichkeitsstörung verweist. Hinzu kommen die viel zu kleinen Abstände zwischen den Worten. Emotional und chaotisch mit wenig Distanz zur Realität. Und dann noch die markanten Buchstaben am Ende der Worte. Oppositionell. Regelrechte Rädelsführerin. Unruhestifterin. So eine ist sie.«

Er ging vollkommen in seiner Analyse auf, und der Strassi machte einen interessierten, beinahe schon überzeugten Eindruck. Angestrengt suchte Franziska nach Gegenargumenten, welche die Angriffe des Hochleithner entkräften könnten. Es fielen ihr keine ein.

Sollte sie darauf hinweisen, dass Igas Handschrift in

den Französisch-Heften ganz anders aussah? Auch das wäre kein Pluspunkt im Hinblick auf Igas Persönlichkeit. Mit allen anderen Einwänden stellte sie sich selbst in ein zweifelhaftes Licht. Und eine zweite Gymnasialklasse in der selben Schulstufe gab es nicht, sodass eine Verlegung von Iga ausgeschlossen war.

»Wenn wir jetzt nicht handeln, wird sie zu einer Gefahr für alle werden. Das Dealen lässt sich zwar nicht nachweisen, weil sie dafür zu schlau ist. Sie kennt keine Grenzen. Und ihre Intelligenz paart sich mit einem starken Hang zur Manipulation. Das steht eindeutig in dem graphologischen Gutachten«, schloss der Hochleithner vorerst die Beweisführung ab und schob die zwei Blätter zurück in die Dokumentenmappe. Dann setzte er sich, woraufhin sich der Strassi und Franziska auch wieder hinsetzten.

Eine Minute oder länger schwiegen alle, bis der Hochleithner seinen letzten Trumpf ausspielte.

»Außerdem habe ich sie gestern mit Jess knutschend auf dem Klo erwischt. Und das, obwohl alle wissen, dass Jessica eine Freundin hat. Dieses Mädchen hat vor nichts Respekt. Nicht vor dem Lehrkörper, nicht vor Regeln und auch nicht vor den Beziehungen anderer. Nichts ist ihr heilig. Ein zukünftiger Psychopath ist sie, und ich sehe mich außer Stande, das in den Griff zu kriegen.«

Franziskas Mund stand offen. Sie bemerkte es und schloss ihn, ohne etwas gesagt zu haben. Der Strassi sah sie nachdenklich an.

Die Vorstellung von Iga und Jess zusammen in einer Kabine des Mädchenklos kroch die Wirbelsäule hoch und breitete sich im Kopf aus. Durch und durch heiß war ihr plötzlich. Wie Jess Igas Wange streichelte. Wie die Lippen aufeinandertrafen. Die Augen geschlossen. Zungen, die sich berührten. Wahrscheinlich nicht zum ersten Mal! Warum hatte Franziska angenommen, sie sei die Einzige? Schließlich war Iga ein Teenager. Eigentlich noch ein Kind.

Iga hatte sich über Franziska lustig gemacht. Hatte vermutlich allen in der Klasse erzählt, dass sie mit der Fellbaum jeden Mittwoch im Park Café saß und Händchen hielt. Das Gespött der gesamten Oberstufe war Franziska inzwischen. Der gesamten Schule. Und der Hochleithner und der Strassi wussten es offensichtlich auch. Deshalb war sie hier. Deswegen das süffisante Lächeln vom Hochleithner.

Alles in ihr vibrierte und sie merkte, dass sie keinen klaren Gedanken mehr fassen konnte. Dass sie den eigenen Gefühlen, die im Sekundentakt zwischen der Angst, Iga zu verlieren, und ihrem Stolz hin- und herpendelten, völlig ausgeliefert war. Sie schluckte und atmete so leise es ging tief ein. Es waren weder Ort noch Zeit, um auseinanderzufallen. Auseinanderfallen würde sie später, wenn sie allein unter der Dusche stand. Hier musste sie die Fassung wahren, sonst würde sie nicht nur Iga, sondern auch ihren Job verlieren und in der Konsequenz auch noch Peter und im schlimmsten Fall Jakob. Ihr ganzes Leben.

Dann lieber Iga, dachte sie. Dann soll lieber Iga gehen.

Niemand sagte etwas. Sie warteten darauf, dass

Franziska etwas sagte. Sie sollte Farbe bekennen. Die Karten lagen auf dem Tisch.

»Vielleicht hat der Herbert recht«, sagte sie schließlich. »Vielleicht habe ich das Mädchen unterschätzt. Und dann noch die vielen Fehlstunden.«

Wieder lag da das süffisante Lächeln im rechten Mundwinkel des Hochleithner. Aber Franziska gelang es nicht mehr, dagegenzuhalten. Sie hatte eine Entscheidung getroffen.

»Das denke ich auch«, pflichtete ihr der Strassi nach einer weiteren Pause bei. »Die Fehlstunden wären schon Grund genug. Ich werde ihre Eltern zu einem Gespräch laden und sie bitten, Iga aus der Schule zu nehmen. Es scheint mir zum Besten aller. Ich danke euch für eure Ehrlichkeit. Letztendlich müssen wir auch an die anderen Kinder denken. Unser Erziehungspotential hat schließlich Grenzen.«

2 Weiße Wände

Das mit der Zeitreise muss man sich wie folgt vorstellen. Im Leben eines jeden Menschen gibt es Wendepunkte. Es funktioniert sehr mathematisch. An diese Wendepunkte bringt einen das Loaded Dervish. Von dort aus sieht man seinem alten Ich zu und könnte etwas unternehmen. Zum Beispiel hätte ich mir selbst einen Stein an den Kopf werfen können oder etwas Größeres. Sodass ich die Fellbaum nicht hineinstoßen hätte können. Denn das ist einer meiner Wendepunkte.

Als Iga nach dem Unfall aus dem Krankenhaus kam, feierten wir bis in die Nacht hinein. Es war das erste Mal, dass wir wieder zusammen ausgelassen waren. Maja war verschwunden, aber die Molotow-Cocktails lagen in der Speisekammer meiner Wohnung bereit. Irgendwann schnarchten alle über das Wohnzimmer verteilt. Das dachten Ras und ich jedenfalls. Aber jemand rief wohl doch die Fellbaum an, nachdem wir bereits losgefahren waren. Vermutlich Iga. Ich habe sie nie danach gefragt. Aber sie muss es gewesen sein. Jedenfalls stand die Fellbaum plötzlich hinter mir, nachdem ich bereits alle Brandsätze hineingeschmissen hatte. Erst war ich wie gebannt. Wo Ras zu diesem Zeitpunkt war, weiß ich nicht.

Dann rüttelte sie an dem Tor und schrie »Feuer!« und »Hilfe!« und es donnerte in meinem Kopf, als würden Schüsse neben mir in den Boden fahren. Ich roch den Rauch.

Schließlich gelang es ihr, das Tor zu öffnen. Vielleicht hatte sie erwartet, dass nun die Massen hinausströmen würden und ihr um den Hals fallen.

Dass sie nie genug bekam, dachte ich damals, und ich dachte es jedes Mal aufs Neue, wenn ich uns zusah. Ich denke es heute noch. Dass sie nie genug bekommen konnte.

So sind sie. Jene, die einen Platz auf der Arche kriegen. Egal, wie viel sie von allem bereits haben. Es ist nie genug.

Ich hob ein Brett vom Boden auf. Es lag da, neben einer Baustelle. Damit schlug ich auf ihren Kopf. Sie taumelte. Dann stieß ich sie in den Flur, machte das Tor zu und verkeilte das Brett unter der Klinke.

Als wir viele Jahre später hier ankamen, Iga und ich, war das Haus auf dem Campingplatz dabei, auseinanderzufallen. Es war, nachdem ich aus der Klinik entlassen worden war. Die Renovierung dauerte ein Jahr, mit all der Hilfe aus dem Dorf. Anders als die meisten Dörfer waren jene rund um das Naturschutzgebiet sehr jung. Menschen hatten Geld bekommen, um herzuziehen und hier sesshaft zu werden. Es gab nichts außer Hügeln, Wäldern, wilden Tieren und den Gräbern entlang der Grenze. Sie siedelten und bauten Straßen, pflanzten Gärten und töteten das Wild. Sie fällten Bäume und errichteten Häuser, kleine Gaststätten, und irgendwann kamen Touristen und wanderten über die ungezähmten Hügel und genossen die Aussicht.

Die gemeinsame Geschichte dieser Menschen ist eine kurze und nicht von Eitelkeiten durchsetzt. Obwohl die Winter rau sind, ist das Klima mild.

Tropf, tropf, tropf. Von einem Schweinekörper erwartet man, dass er, über dem Feuer gedreht, Fett ausdünstet. Obwohl ich auch nie Schweinefleisch essen mochte. Überhaupt bevorzuge ich vegetarische Kost. Die Vorstellung, was auf einer Leiche alles herumkrabbelt. Unangenehm.

Fipps war selbst mit dem Pelz kein stämmiger Gefährte gewesen. Mein kleiner Freund. Hob man ihn vom Boden, spürte man sofort die Knochen. Und trotzdem schwitzt sein Körper über den Flammen. Martin dreht den Spieß gewissenhaft. Ich frage mich, wie lange er plant, mich zu quälen. Im selben Augenblick ermahne ich mich: Du sollst doch um Fipps trauern. Sei traurig um dein totes Tier!

Noah war der Erbe der Gerechtigkeit, die aus dem Glauben entspringt. Gott bewahrte nur Noah, den Verkünder der Gerechtigkeit, zusammen mit sieben anderen, während die Welt der Gottlosen unterging. So muss man sich das vorstellen.

Jedenfalls war das wohl der Grund, warum ich mich dazu bereiterklären konnte, die Verantwortung zu übernehmen. Auch wenn wir es damals nicht so analysieren konnten. Letztlich waren wir Kinder. Besonders die anderen. Außer der Fellbaum.

Jess, Iga, Ras und ich. Wir waren verloren, noch bevor das Auswahlverfahren eingeleitet worden war. Und die anderen rochen das.

Wenn man sich konzentriert, kann man es riechen. Es hat mit der Ausbildung des Ekels zu tun. Erst riecht man es nur schwach. Kaum eigentlich. Je älter man wird, desto stärker wird der Geruch, bis man nicht mehr umhinkommt, von vornherein einen Bogen zu machen, von vornherein auszuweichen.

Deshalb war ich es, der die Molotow-Cocktails warf.

Nur waren es wohl vielzuviele, was daran lag, dass wir uns verrechnet hatten. Wir waren ja keine Profis. An einem kleinen Hochstand auf einer Lichtung hatten wir es ausprobiert, für den wir zwei gebraucht hatten. Weshalb wir davon ausgingen, dass wir für ein Polizeirevier das Zehnfache brauchen würden. Mindestens. Dass das Polizeirevier Teil eines Mietshauses war und dass sich Feuer ausbreitet, so etwas weiß man zwar, und trotzdem bedachten wir es nicht. Ich bastelte dann noch zehn weitere. Für alle Fälle.

Mit Feuer ist es so, dass man nicht aufhören kann. Bis heute verstehe ich nicht, warum, aber es ist so. Das muss ich akzeptieren. Jedenfalls brannte dann das ganze Haus.

Hätte die Ärztin im Krankenhaus nicht die Handschellenschlüssel aus Maja herausgezogen und sie nicht im nächsten Moment in den Müll geschmissen. Womöglich hätten wir es hingenommen. Es werden ständig Frauen und Kinder vergewaltigt. Männer werden auch vergewaltigt. Aber eben auch von Männern. Männer vergewaltigen Frauen und Männer vergewaltigen Männer. Nur die Sache mit den Schlüsseln. Das war dann doch zu viel. Besonders für Iga und Jess. Auch für Ras. Die haben das kaum ausgehalten. Die haben sich völlig damit identifiziert. Während der Rilke-Rainer und der schöne Sebastian ... Natürlich fanden die es auch furchtbar. Aber sie nahmen es nicht persönlich.

Dieses Detail. Es war entscheidend.

Nun stürzt doch noch alles über mir zusammen. Dabei war es nicht das Feuer, sondern ein Wasserfleck, der wuchs und die Decke nach und nach aufweichte, bis sie nachgab. Trotz all der Hilfe aus dem Dorf hatten wir das Haus nicht gründlich genug renoviert. Wir waren eben keine Profis. Keine Spezialisten. Wir gaben einfach nur unser Bestes und schoben die Dachziegel einen über den anderen. Jetzt sehe ich durch das Loch im Dach hinauf in den Himmel. Nichts mehr, das mir die Sicht verstellt, und nichts mehr, das mich schützt.

Wenn ich mich auf das Loaded Dervish stelle und vom Gefälle den Hügel hinunterziehen lasse, muss ich mich fokussieren. Inzwischen bin ich so oft zurückgefahren. Iga würde meinen, dass ich darüber wahrscheinlich den

Verstand verloren habe. Aber sie weiß es ja nicht. Sie glaubt immer noch, dass nur sie auf dem Loaded Dervish zurückfahren kann. Und es ist besser so. Jene, die man liebt, muss man schützen. Eben das bedeutet Verantwortung. Dass man nicht alles erzählt. Dass man das Schlimmste für sich behält, es auf dem eigenen Rücken trägt, obwohl man dadurch schrumpft.

Wie sehr ich mich auch in der knappen Minute, in der ich den Hügel hinuntergleite, konzentriere, am Ende, kurz bevor ich durch die warme Luftfront segle, weiß ich es. Ich werde immer entweder in dem Moment landen, in dem Iga das Haus der Fellbaum verlässt und ich daraufhin unten läute. Oder kurz bevor ich die Fellbaum ins Feuer stoße.

Das habe ich verstanden und trotzdem steige ich erneut auf das Loaded Dervish und fahre los. Ich lande. Ich sehe mir dabei zu, wie ich bei der Fellbaum läute und dann die Stiegen hinaufrenne. Ich schließe die Augen. Der Geruch von den beiden dringt in meine Nase, legt sich über mich und ich packe sie und schiebe sie in ihr Schlafzimmer, auf eine Art, wie ich noch nie jemanden irgendwohin geschoben habe. Und sie wehrt sich nicht. Vielleicht spürt sie es auch, dass es keinen Ausweg gibt. Sie sagt ja nicht Nein, sondern lässt es geschehen. Wenn sie sich gewehrt oder etwas gesagt hätte. Ein Flüstern hätte genügt. Der Geruch ist allumfassend und in mir gespeichert, als hätte ihn ein Mann an den nächsten weitergereicht, als hätte ihn eine Epoche der nächsten übergeben, als wäre er von einem Jahrhundert ins nächste und ins nächste und ins nächste geglitten. Als hätte sich noch nie eine Frau gewehrt, als hätte sie noch nie Nein gesagt.

Dem Geruch kann ich mich nicht entziehen. Das Blut strömt aus meinem ganzen Körper und sammelt sich an einem Punkt und die Geschichte wiederholt sich wieder und wieder. So muss man sich das vorstellen.

8 Maja

Jess merkte, dass sie wie jedes Mal, wenn sie bei Rilke-Rainer zu Besuch war, auf die Säule starrte, auf der das Buch seines Großvaters prunkte. Außer der Säule befanden sich in dem 50 Quadratmeter großen Salon lediglich ein riesiger runder Tisch aus Mahagoni und dazu passende Stühle.

Mindestens vier Meter hoch war der Salon, weiße Wände, Stuck an der Decke. Der Boden aus weißem Marmor. Kein einziges Bild hing an der Wand. Keine Dekorationen oder Fotos der Familienmitglieder auf dem Kaminsims. Nicht einmal ein Weihnachtsbaum stand mehr in einer Ecke, obwohl Weihnachten kaum eine Woche her war. Die Fensterfront ging gen Süden, in der Mitte führte eine Glastür in den Garten.

Wie es sich wohl anfühlte, in einem solchen Haus aufzuwachsen? Worüber jemand wie der Rilke-Rainer nachdachte, wenn er an seine Zukunft dachte? Es konnte nichts mit dem Verdienen von Geld zu tun haben.

Jetzt geht es um Iga, ermahnte sie sich und kehrte an den Tisch zurück, an dem die Avantgarde saß, dazwischen Iga, Ras und sie, die Eistaucher. Alle schwiegen.

Nachdem Iga den baldigen Umzug zu ihrem Vater

nach Polen verkündet und gestanden hatte, dass sie abermals der Schule verwiesen worden war, in weniger als einem Monat sollte es so weit sein, verfiel die Avantgarde in eine apathische Unruhe.

Selbst Jess' Seidenbluse lag nach Igas Worten wie ein Acrylfetzen auf den Schultern. Schweiß bildete sich in den Achselhöhlen. Eine Welt ohne Iga. Unvorstellbar. Und das so kurz nach dem Kuss. So kurz nachdem sich ihre Lippen gefunden hatten. Nun würde ihr Iga entzogen.

Sie hasste die Welt. Sie hasste die Schule. Sie hasste den Hochleithner und sie hasste auch die Fellbaum. Sie hasste alle Erwachsenen.

Die Fellbaum und der Hochleithner, so hatte Igas Vater nach seinem Gespräch mit dem Direktor berichtet, seien einvernehmlich zu dem Schluss gekommen, dass Iga aufgrund ihrer permanenten Absenz die Moral der gesamten Klasse untergrabe und außerdem Andere, und damit war wohl die Kloszene gemeint, zu unethischem Handeln ermutige.

Das hätte Jess nicht von der Fellbaum erwartet. Immer hatte sie geglaubt, die Fellbaum sei anders. Letztlich war sie auch nur eine Erwachsene. Nie wieder würde sich Jess in ihrer Stunde zu Wort melden.

Iga sah aus dem Fenster und Ras' Blick hing rechts am Boden, wo wahrscheinlich auf dem sauberen Marmor der Müllhaufen lag. Rilke-Rainer und der schöne Sebastian saßen dicht nebeneinander. Seit der Nacht in der Cocktailbar waren sie ein Paar, hielten sich dauernd an den Händen und knutschten bei jeder Gelegenheit.

Nach dem Kuss im Klo hatte Iga sie nicht noch einmal geküsst. Hatte im Gegenteil so getan, als wäre im Grunde nichts gewesen. Vollkommen irritiert hatte das Jess.

Überhaupt hatte Iga die letzten Schultage vor Weihnachten wie weggetreten gewirkt. Wie neben sich war sie bei allen Treffen der Avantgarde und auch bei den geheimen Treffen der Eistaucher gestanden. War weder auf Jess' enthusiastische Vorschläge eingegangen, weitere Museen ihrer Nationalschätze zu berauben oder zumindest eine der Kaufhausketten, die ihre Kleidung zu unvertretbaren Löhnen produzieren ließen, zu bestehlen, noch hatte sie auf vorgetragene Gedichte reagiert, nicht einmal so getan, als hörte sie zu. Bis der Rilke-Rainer sie diesbezüglich ermahnte und sie daraufhin ein leises »Tut mir leid« von sich gab.

Aber nun verstand Jess, auf welche Umstände Igas Verhalten zurückzuführen war und dass es nichts mit Jess' mangelnder erotischer Ausstrahlung zu tun hatte. Das beruhigte sie.

Unbestreitbar jedoch war, dass diese Ungerechtigkeit nicht einfach hingenommen werden durfte. Es war Zeit, zu zeigen, dass sie mehr waren als eine Gruppe, die sich über Lyrik unterhielt und für tote Autorinnen und Autoren schwärmte. Es war Zeit, dass sie in Erscheinung traten. Die Welt sollte mitbekommen, dass es sie gab, und sich für das Unrecht an Iga, für das Unrecht allgemein entschuldigen.

»So kann es nicht weitergehen!«, fuhr Jess in das Schweigen hinein. »Wir müssen etwas tun!« Iga sah kurz auf und zupfte übergangslos weiter an ihrer Augenbraue.

Der Rilke-Rainer ließ Sebastians Hand los.

»Was meinst du denn?«, fragte er.

»Niemand kennt uns. Niemand weiß, dass wir existieren. Iga wird einfach so aus der Schule geschmissen. Niemanden interessiert es!«, antwortete Jess.

Ras' Blick kehrte in die Runde zurück. »Ich finde das auch. Wir sollten etwas unternehmen«, sagte er.

»Aber was können wir denn tun?«, fragte der schöne Sebastian. »Sollen wir zum Strassi gehen und uns beschweren? Das hat doch eh keinen Sinn.«

»Das ist wahr«, gab Rainer Sebastian Recht.

Jess stand auf und stellte sich vor die Fensterfront. Es war ein sonderbares Gefühl, das sie erfasste. So wie damals, als sie die Münzen aus dem Kasten im Museum gestohlen hatten. Sie veränderte ihre Bahn. Abermals. Vor ihren Augen erstreckte sich ein endloser Garten. Alles war möglich, wenn man es nur wollte. Wenn man es bloß versuchte. Mehr als scheitern konnte man nicht. Und es war besser zu scheitern, als es nie versucht zu haben. Sie drehte sich zu den anderen zurück.

»Vielleicht macht es keinen Sinn. Vielleicht aber schon. Solange wir es nicht probieren, werden wir es auch nicht wissen«, verkündete sie.

»Was schlägst du also vor?«, fragte der Rilke-Rainer.

»Wir gehen geschlossen hin. Die ganze Klasse. Alle gehen zum Strassi und wir bleiben so lange in seinem Büro, bis er nachgibt.«

»Schließlich kann er uns nicht alle aus der Schule schmeißen«, bestätigte Ras.

»Aber warum sollten die anderen mitkommen?«,

wendete der schöne Sebastian ein.

»Weil sie keine Feiglinge sein wollen. Wer möchte schon gerne ein Feigling sein?«, erklärte der Rilke-Rainer.

»Niemand«, gab Ras zu.

Zufrieden blickte Jess sich um. Nur Iga hatte noch nichts gesagt und alle sahen sie fragend an. Schließlich ging es doch auch um ihr Schicksal. Sie ließ von der Augenbraue ab.

»Warum nicht«, sagte sie matt. »Einen Versuch ist es wert. Aber ich werde nicht mitkommen. Sonst heißt es wieder, dass ich die Klassenmoral untergrabe.«

»Logisch. Du gehst in dein Café und wir erledigen das«, versicherte Jess.

»Und was, wenn er einfach unsere Eltern anruft?«, warf der schöne Sebastian ein.

»Glaubst du wirklich, dass er von zwanzig Schülerinnen und Schülern auch noch die Eltern bei sich im Büro stehen haben will?«, entgegnete der Rilke-Rainer.

»Hm«, gaben alle gleichzeitig von sich.

Für eine Weile war es sehr ruhig. Man spürte, dass jede und jeder das Vorhaben im Kopf durchspielte. 20 Jugendliche würden das gesamte Büro des Strassi ausfüllen. 20 Jugendliche, die einfach nur anwesend waren und sich weigerten, zu gehen, schufen eine äußerst unangenehme Situation für den Strassi. Eine, die, würde er ihrer nicht Herr werden, ihn noch lange verfolgen würde. Seinen Ruf zerstören könnte. Eine Situation, durch die er sich lächerlich machen könnte. Eine Situation, für die es nur *eine* souveräne Lösung gab, nämlich Iga eine zweite Chance zu geben. Eine Situation, der für den Strassi nur durch ein Nachgeben beizukommen war. Strassi, der Milde. Es war die einzig plausible Lösung, dachte Jess.

Ginge er das Risiko ein und bestellte die Eltern in die Schule, könnte es passieren, dass sich zumindest ein Teil auf die Seite ihrer Kinder schlug. Und ein Teil könnte den anderen Teil umstimmen. In jedem Fall wäre das, angesichts der Höhe an Spenden, die einige der Eltern monatlich an die Schule abgaben, ein viel zu großes Risiko und das war jemandem wie dem Strassi nur allzu bewusst. Ein solches Risiko war Iga mit ihren Fehlstunden nicht wert. Jess spürte, wie die Wangen glühten und der Bauch rumorte. Schnell suchte sie die Toilette auf.

Während sie sich entleerte, überlegte sie, dass sie, nach der erfolgreich ausgeführten Mission, Plakate machen sollten und sie in der ganzen Stadt aufhängen. Damit endlich alle wussten, dass es sie gab. Aus der Umwölkung in die Klarheit. Denn erst dann, und sie wunderte sich, warum sie es nicht schon längst erkannt hatte, erst dann wären sie tatsächlich das, was sie gleichsam immer gewesen waren.

Eine Avantgarde. Die Stimme in der Dunkelheit. Die Eistaucher.

Wie sich alles fügte. Die Zeitlinie, die sie verschoben hatte, als sie mit Ras und Iga zum ersten Mal die Schule geschwänzt hatte. Die Münzen. Igas Mutprobe an der Kletterwand. Dass Tifenn sie verlassen hatte. Der Kuss. Und jetzt das. Alles gehörte zu der neuen Bahn, die sie für sich geschaffen hatte. Die sie zusammen füreinander geschaffen hatten!

Von den eigenen Gedanken berauscht, kehrte sie in den Salon zu den anderen zurück. Die nicht mehr nur die anderen waren, sondern ein Teil von ihr. Und sie war ein Teil von ihnen. Und gemeinsam waren sie unbesiegbar.

Es ging leichter, als Ras erwartet hatte. Noch bevor Jess und der Rilke-Rainer zu ihrer Rede angesetzt hatten, schienen die meisten aus der Klasse bereits davon überzeugt, dass Igas Schulverweis eine grobe Ungerechtigkeit darstellte und etwas dagegen unternommen werden musste. Gebannt lagen die Blicke aller auf Jess und dem Rilke-Rainer. So war es einfach, dachte Ras, sobald Jess oder der Rilke-Rainer das Wort ergriffen, wurde ihnen zugehört.

Eines Tages, wenn die Avantgarde und Ras mit ihr die ihnen gebührende Berühmtheit erlangt haben würden, würde auch ihm derart zugehört werden, würden auch seine Worte durch die Ohren aller in deren Bewusstsein stoßen. »Aus dem Nichts heraus«, hörte er die Stimme und strich den Rollkragen seines schwarzen Pullovers glatt.

Jess hatte vorgeschlagen, sich bei der »Agitation«, wie sie es genannt hatte, nachdem sie und der Rilke-Rainer ganze Bücherstöße einschlägiger Widerstandsliteratur durchgearbeitet hatten, im Klassenraum zu verteilen, damit alle sahen, dass sie, die Avantgarde, ebenso ein Teil der Klassengemeinschaft waren. Iga war zu Hause geblieben. Alles verlief nach Plan. Reden waren geschrieben, auswendiggelernt, mögliche Argumentationsketten durchgespielt worden. Die Tür zum Klassenzimmer war

offen und Ras sah zu, wie der Müllberg langsam hinein-
schlurfte.

Von der Ecke aus, in der Ras positioniert war, hatte er
den Überblick. Gleich neben der Tür lehnte der schöne
Sebastian an der Wand. Die anderen Mitschülerinnen
und Mitschüler waren über das Klassenzimmer verteilt. Manche saßen auf ihren Tischen, andere lunger-
ten gegen die Heizung gedrückt bei den Fenstern. Zwei
standen rechts außen und hatten die Arme verschränkt.
Laszlo und Jana. Vorne an der Tafel standen Jess und der
Rilke-Rainer. Auf die Tafel war eine Skizze des Büros ge-
zeichnet. Die Strategie des Sitzstreiks wurde offengelegt.

»Entscheidend ist«, betonte Jess und wies mit dem
Bambusstock auf die Zeichnung, »dass mindestens drei
von uns direkt vor der Tür sitzen. Damit der Strassi nicht
so leicht rauskommt.«

Erst war es still, dann löste sich ein Gemurmel.

»Ich weiß nicht«, sagte schließlich Sybille aus der
dritten Reihe, »ist das nicht komisch, wenn wir dort alle
auf dem Boden sitzen?«

Das Gemurmel wurde lauter. Einige nickten, aber die
meisten blickten fragend zu Jess und Rilke-Rainer.

»Wir haben recherchiert«, antwortete Rilke-Rainer.
»Die Geschichte bietet uns verschiedene Formen der
Auflehnung an. Da wir jedoch Gewalt ablehnen, haben
wir uns für den Weg von Mahatma Gandhi entschieden.«

»Und der hätte sich ins Zimmer vom Strassi gesetzt
und stumm gewartet?«, warf Laszlo ein. Alle lachten. Unruhig blickte Ras zum schönen Sebastian. Sein Ausdruck
war ernst. Er rückte die Brille zurecht.

»Das hätte er getan«, bestätigte Jess, ohne auf Laszlos Provokation einzugehen. Solide war sie. Nicht zu beirren. »Indien war Gandhis Land. Dort wurde seinen Leuten Unrecht angetan. Und gemeinsam mit seinen Leuten wehrte er sich. Diese Schule ist unser Land. Hier ist es an uns, dafür zu sorgen, dass Gerechtigkeit herrscht. Hier tragen wir die Verantwortung. Niemand hat das Recht zu gehorchen!«

Das Gemurmel verstummte. Auch Laszlo vergrub die Hände in den Hosentaschen und sah zu Boden. Ras spürte, wie selbst ihn, der Jess' Rede bereits mehrere Male gehört hatte, die Worte bewegten. Niemand hat das Recht zu gehorchen, sagte er im Geiste nach. Die Dichte im Raum breitete sich aus und flirrte.

»Ich stehe in drei Fächern zwischen Vier und Fünf«, entgegnete Jana, die neben Laszlo an die Wand gelehnt stand und die Arme noch immer verschränkt hatte. »Und ich bin schon einmal durchgefallen«, fügte sie nach wenigen Sekunden hinzu.

Ras biss sich auf die Unterlippe. Ein Kichern drängte sich dicht an sein Ohr. Die Stimme lachte ihn aus. Sie lachte sie alle aus.

Niemand aus der Avantgarde hatte mit dem Zeugnis-Argument gerechnet. Alle außer Ras hatten einen Notendurchschnitt zwischen Eins und Zwei. Auch Iga. Nur Ras drohten in Mathematik und Physik eine Fünf. Es wäre an ihm gewesen, diesen Einwand vorauszusehen, und ebendas dachte wohl auch der schöne Sebastian, der ihn vorwurfsvoll ansah.

Mehr als eine Minute verstrich. Die Zeiger der

Klassenuhr ruhten auf zehn vor acht. Laut Plan sollten sie jetzt losgehen. Ras merkte, dass seine Hände schwitzten.

»Ich auch«, sagte er schließlich und wischte die Handflächen an den Hosen trocken. »Ich stehe auch in Mathematik und Physik zwischen Vier und Fünf. Trotzdem werde ich nicht einfach wegsehen, nicht einfach dabei zusehen, wie Iga aus purer Willkür aus der Schule geschmissen wird. Wie ihr ganzes Leben kaputtgemacht wird. Die Frage ist doch: Welcher Mensch möchte ich werden? Das ist doch die Frage, die wir am Ende dieser Zeit hier beantworten können sollten.«

Er merkte, dass seine Hände zitterten, und steckte sie in die Hosentaschen. Noch nie hatte er die eigene Stimme auf diese Weise vernommen. Noch nie hatte er versucht, jemanden von etwas zu überzeugen. Jetzt spürte er, wie die ausgesprochenen Worte sich in den Köpfen der anderen zu Überlegungen formten, wie sie abgewogen wurden. Es war überwältigend.

»Das ist doch die Frage, die wir am Ende hier beantworten können sollten«, wiederholte er, nur um sich selbst zu überzeugen, dass es wirklich er gewesen war, der das gesagt hatte.

»Gar nicht schlecht«, hörte er ein Flüstern. Erneut stellte sich ein Gemurmel ein. Er sah zu Jess, die ihm lächelnd zunickte. Stolz lag in ihren Augen.

»Das stimmt«, gab Jana nach einer Weile zu und das Getuschel verstummte. Auch sie sah lächelnd zu Ras. Hübsch fand er sie plötzlich und lächelte schüchtern zurück.

»Na, dann gehen wir doch und setzen uns ins Sekretariat«, sagte Laszlo. Ein zustimmendes Nicken und Gekicher stob durch das Klassenzimmer. Alle begannen sich Richtung Ausgang zu bewegen.

»Moment!«, widersprach Rilke-Rainer. »Wir waren noch nicht fertig!« Daraufhin drehten sich alle zurück zur Tafel, die Blicke erwartungsvoll auf Jess und den Rilke-Rainer gerichtet. »Es gibt zwei mögliche Fälle«, sprach er weiter. »Entweder wurde der Beschluss von Igas Schulverweis bereits an den Stadtschulrat weitergeleitet oder der Strassi hat es bisher nur mit Igas Vater besprochen.«

»Was macht das für einen Unterschied?«, fragte Laszlo.

»Wenn er es nur mit Igas Vater besprochen hat, wird es facile«, erklärte Jess. »Dann sitzen wir einfach so lange in seinem Büro, bis er nachgibt. Dann *kann* er auch ohne weiteres nachgeben. Sollte er den Beschluss allerdings bereits weitergeleitet haben, wird er sich nicht so leicht umstimmen lassen. Er würde sich vor dem Stadtschulrat erklären müssen und das möchte er sicher vermeiden.« Wieder breitete sich Gemurmel aus. Alle tuschelten mit ihren Nachbarinnen und Nachbarn.

»Ihr habt einen Plan?«, fragte Jana. Sie nickten alle gleichzeitig, Ras, der schöne Sebastian, Jess und Rilke-Rainer.

»Und?«, bohrte Laszlo. »Sollen wir im Sekretariat übernachten?«

»Nein«, widersprach Jess. »Dann verlassen wir geschlossen die Schule und kommen erst zurück, wenn er eingewilligt hat.«

Die Stille, die eintrat, war absolut. Auch wenn Jess es nicht ausgesprochen hatte, verstanden alle sofort, was das bedeuten, was es ihnen abverlangen würde. Sie müssten sich nicht nur dem Strassi, sondern auch ihren Eltern widersetzen. Sie würden Schule schwänzen müssen. Manchen würden die Kreditkarten eingezogen werden. Es wäre nicht mehr nur ein Geplänkel im Sekretariat. Es wäre Meuterei.

»Feiglinge«, hörte Ras die Stimme. »Alles Feiglinge.«

»Ich weiß nicht, ob ich das kann. Meine Eltern sind sehr streng«, gab Laszlo frei heraus zu, die Stirn in Falten gelegt. Einige nickten. Die freudige Stimmung schien in Mutlosigkeit zu kippen. Aber dann kam Jana nach vorne an die Tafel und stellte sich zu Jess und Rilke-Rainer.

»Welche Menschen möchten wir denn werden?«, fragte sie mit dieser dünnen, freundlichen Stimme, die Ras nur selten während der Unterrichtsstunden vernommen hatte. Trotzdem war es noch immer still.

»Niemand hat das Recht zu gehorchen«, fügte Laszlo nach einer Weile hinzu. »Niemand hat das Recht zu gehorchen«, wiederholte der schöne Sebastian, danach noch Jana und auch Hannes aus der ersten Reihe.

»Siehst du«, flüsterte Ras der Stimme zu. »Es sind keine Feiglinge.« Die Stimme antwortete nicht.

Geschlossen verließen sie den Raum. Geschlossen lief die ganze Klasse durch die Gänge des katholischen Privatgymnasiums. Vorbei an den Lehrerinnen und Lehrern, die auf dem Weg in ihre Unterrichtsstunden waren. Vorbei am Buffet und dem Lehrerzimmer. Vorbei am Hochleithner, der so verdutzt schaute, dass er entgegen seinem Naturell weder etwas sagte noch versuchte, das Vorgehen zu unterbinden. Geschlossen betraten sie das Sekretariat.

Die Sekretärin legte den Hörer auf und sah ihnen verwundert nach, wie sie geschlossen im Büro vom Strassi verschwanden.

Sobald sie alle drinnen waren und die Letzte die Tür hinter sich zugezogen hatte, setzten sie sich wie besprochen auf den Boden. Es wirkte ganz natürlich. So, als wären sie bereits hundert Mal in irgendwelchen Büros auf den Böden gesessen. So, als wären sie bei den friedlichen Protesten von Mahatma Gandhi persönlich dabei gewesen. Mit dieser Zuversicht im Rücken waren ihrer aller Blicke auf den Strassi gerichtet, der hinter seinem Schreibtisch saß und sich umsah und nach jemandem suchte, vermutlich nach Iga, die er für diese Aktion verantwortlich machen könnte. Nachdem er sie nicht fand, sagte er weiterhin lange nichts. Ras kam es vor, als vergingen Stunden. Die Zeit verlief wie in seinen Träumen. Der gleichmäßige Atem aller hing in der Luft. Ein, zwei Mal griff der Strassi nach dem Hörer des Telefons, ließ ihn aber zögerlich wieder los. Er überflog mit seinem Blick ein weiteres Mal ihre Gesichter, suchte darin nach Antworten. Es schien ihm kein Bedürfnis, zu fragen, was sie hier wollten, warum sie in seinem Büro saßen. Das schien er längst begriffen zu haben. Wahrscheinlich wog er in Gedanken alle Möglichkeiten ab.

Schließlich hielt er einen Zettel hoch, der die ganze Zeit vor ihm auf dem Schreibtisch gelegen hatte, und reichte ihn an Jana, die direkt neben ihm kniete.

Der Zettel machte die Runde. Auf ihm stand das Ansuchen um Igas Schulverweis. Begründet wurde er mit der hohen Anzahl an Fehlstunden und mit Aufwiegelei. Iga hatte zurecht entschieden, zu Hause zu bleiben.

Geduldig wartete der Strassi, bis alle den Zettel gelesen hatten. Erst danach fragte er: »Warum sollte ich ihn nicht abschicken?«

Ras starrte auf den in die Ecke gequetschten Müllhaufen, sah danach zu Jess, Rilke-Rainer und dem schönen Sebastian. Sie spürten es alle. Der Strassi hatte seine Entscheidung bereits getroffen. Trotzdem wollte er, dass jemand etwas sagte, denn diese Person würde er künftig im Auge behalten. Er brauchte einen Verantwortlichen.

»Weil es nicht fair ist«, sagte Jana. »Weil Iga keine Aufwieglerin ist. Wir wollen nicht, dass sie geht.«

»Genau!«, bestätigte Laszlo und Hannes fügte murmelnd hinzu: »Nur weil sie der Hochleithner nicht mag. Nur weil sie besser in Mathe ist als er.«

Der Blick vom Strassi pendelte zwischen dem Rilke-Rainer und Jess. Jana, Laszlo und Hannes beachtete er kaum. Wie klug er war, dachte Ras. So klug würde Ras niemals sein.

»Und deshalb macht ihr hier auf Sitzstreik?«, fragte er und lachte dabei. »Es hätte doch gereicht, wenn die Klassensprecher sich bei mir gemeldet hätten. Natürlich liegt es mir am Herzen, was ihr zu sagen habt. In meiner Schule sollt ihr lernen, selbständig zu denken und für das, woran ihr glaubt, einzustehen.«

»Warum haben Sie uns dann nicht gefragt?«, fragte der schöne Sebastian, im Gesicht schon ganz rot. Ihn schaute der Strassi sofort an. Eine beträchtliche Anzahl von Sekunden ruhte sein Blick nur auf ihm. Danach wandte er sich nochmals an alle.

»Das war offensichtlich mein Fehler. Das hätte ich tun sollen«, gab er ruhig zu, blieb souverän. Dann nahm er den Zettel, der wieder auf seinem Tisch lag, und zerriss ihn. Einfach so.

Ein Zettel, der über Igas Zukunft entschied, konnte einfach so zerrissen werden.

Aus dem Augenwinkel sah Ras, wie der Müllberg ein Stück wuchs.

»Wo ist Iga Sulkowska eigentlich?«, fragte er, als wäre eben nichts Besonderes geschehen. Als wäre alles nur ein Scherz gewesen. »Ist sie krank?«

Jess nickte. »Sie ist krank«, bestätigte sie.

»Grippaler Infekt«, ergänzte Rilke-Rainer. Wie zuvor beim schönen Sebastian und bei Jess blieb auch jetzt Strassis Aufmerksamkeit lange bei Rainer. Es lag etwas Unheimliches in dieser Aufmerksamkeit, und Ras dachte, dass er selbst noch nie von einem Erwachsenen, nicht einmal von seinem Vater, derart angesehen worden war.

»Richtet ihr gute Besserung aus. Ich werde mich bei ihrem Vater melden.« Als er aufstand und zur Tür ging, versuchte niemand, ihm den Weg zu versperren, sodass er widerstandslos die Türe für alle öffnen konnte. Ganz so, als wäre er es gewesen, der dieses Treffen einberufen hatte und nun bestimmte, dass es zu Ende war. Einfach so.

Ein Föhn hatte die Stadt erreicht und für kurze Zeit Schnee und Eis zum Schmelzen gebracht. In Augen und Nasen kitzelten Sonnenstrahlen, die vergessen ließen, dass es Winter war und man sich zu Hause unter einer Wolldecke verstecken und abwarten sollte. Überall niesten Menschen und hielten sich die Hände wie kleine Schirmchen an die Stirn.

Die Arbeiten an der Stadtautobahn lagen brach. Anzunehmen jedoch war, dass sie im kommenden Frühling, spätestens aber im Sommer abgeschlossen sein würden. Iga und Saša stiegen aus dem Bus, ihre Boards unter den Armen, die Helme an den Gürteln befestigt. Sie sprangen über die Absperrung und auf die Boards.

»Letzte Chance«, hatte Saša nach dem Frühstück gesagt und die Boards geholt und Iga hatte schließlich eingewilligt, war aufgestanden und hatte sich angezogen. Hatte den Schlafanzug, der seit drei Tagen und Nächten an ihr klebte wie eine zweite Haut, von sich gestreift. War ins Badezimmer gewankt und wäre dort, über das Waschbecken gebeugt, beinahe in einen weiteren Weinkrampf verfallen. »Jetzt komm schon!«, mahnte Saša sie streng, woraufhin sie sich Wasser ins Gesicht spritzte und über die mit salziger Tränenflüssigkeit verkrusteten Augen schrubbte.

Wie hatte die Fellbaum das tun können? Wie hatte sie dort mit dem Hochleithner und dem Strassi sitzen können und Iga verraten? Wie war so etwas möglich? Noch kurz davor, nur wenige Tage, das Café, die Fensterscheibe. Danach hatte Franziska Igas Jacke aufgeknöpft und sie an sich gezogen. So waren sie umschlungen vor dem Park Café gestanden und es war warm und wohlig gewesen. Am nächsten Tag hatte Jess sie geküsst. Verwirrend. Ob Franziska tatsächlich eifersüchtig gewesen war, als sie davon erfuhr? Völlig absurd schien Iga das. Wo doch das eine mit dem anderen nichts zu tun hatte.

»Aufgeschoben ist nicht aufgehoben«, hatte der Vater nach dem Sitzstreik und dem darauffolgenden Anruf vom Strassi gesagt. »Du kannst das Schuljahr noch abschließen, aber im Sommer zieht ihr zu mir.« Iga hatte nur genickt. Zum Protestieren fehlte ihr die Kraft. Sie hatte nicht einmal die Kraft, sich ein Brot zu schmieren. Als wäre sie von einem Auto angefahren worden und läge seither im Koma. Das Leben zog an ihr vorbei.

Sie wischte sich die frischen Tränen aus den Augen und rollte neben Saša her. Samtig schmiegten sich die Reifen an den Asphalt. »Ich verstehe es nicht«, murmelte sie vor sich hin, wie schon den Tag davor und den Tag davor, und dachte, dass Saša vor ihr jetzt bestimmt mit den Augen rollte. »Natürlich verstehst du es«, sagte er schroff. »Sie ist eben nicht wie wir.«

Sie ist eben nicht wie wir, wiederholte Iga still. Für Franziska war Iga nur eine Ablenkung gewesen. Sobald es darauf ankam, drehte Franziska sich um und ließ Iga zurück. Sobald es darauf ankam, zählten für Franziska nur noch der Peter und der Jakob und ihr Job. Sobald es darauf ankam, verblassten Igas Umrisse. Der Schmerz fuhr durch ihren Körper, breitete sich aus und drohte, nie wieder zu gehen.

Nie wieder, dachte Iga. Ich möchte sie nie wieder sehen. Wenn sie es dachte, verfestigte sich der Schmerz, setzte sich sogar auf den Fingernägeln fest. Lediglich die Vorstellung, Franziska zu berühren, bewirkte, dass der Schmerz nachließ. Iga tauchte an.

»Sie ist eine dumme Kuh«, sagte Saša.

»Aber ich liebe sie doch«, entgegnete Iga. Als hätte das eine etwas mit dem anderen zu tun. Als würde das eine das andere ausschließen.

»Das ist keine Liebe!«, behauptete Saša. Die Vehemenz in seiner Stimme ließ Iga zusammenfahren. Ihre Knie schlackerten. Die Körpermitte verlor das Gleichgewicht. Das Board rutschte unter ihr nach vorne weg und sie fiel.

Überrascht fasste sie an ihr Steißbein. Noch nie war sie vom Board gefallen. Es war etwas, das ihr nicht passierte. Sie fiel nicht.

Saša sprang ab und drehte sich um. »Alles in Ordnung?«, rief er. Iga nickte und blieb sitzen. Durch den Aufprall hatte sich der komatöse Zustand gelöst. Auf einmal wirkte alles sehr klar und hell. Die Sonne blendete. Verwundert sah sie Saša an, die Besorgnis in seinen Augen, den zarten Schnauzer, den er sich, seit er sechzehn war, wachsen ließ und der trotzdem immer nur ein Flaum blieb.

»Es ändert nichts«, erklärte sie mehr sich selbst als Saša. »Egal, was sie tut. Es ändert nichts. Egal, ob sie mit dem Peter in der Bar steht und sich von ihm küssen lässt. Es ändert nichts. Egal, ob sie mit dem Hochleithner und dem Strassi beschließt, mich von der Schule zu schmeißt. Es ändert nichts. Nichts ändert etwas daran, dass ich sie liebe. Verstehst du? Nichts ändert das! Und alles, was ich mir wünsche, ist, ihr nahe zu sein, sie zu riechen, mit ihr zu sprechen, sie zu berühren. Es ist alles, was ich will.«

Der Asphalt sog die Sonnenstrahlen auf und dampfte die Nässe der letzten Monate heraus. Saša schüttelte den Kopf, er hörte nicht auf, den Kopf zu schütteln. »Ich will immer nur sie«, wiederholte Iga. »Immer will ich nur sie. Da lässt sich nichts machen.«

»Es lässt sich immer etwas machen«, entgegnete Saša mit demselben schroffen Tonfall wie zuvor, stand auf, fuhr weiter, ließ sie zurück.

Was er nur hatte, fragte sie sich. Dabei ging es doch nicht um ihn. Es ging doch um sie und ihren Schmerz. Um sie und ihr Dilemma. Dann stand auch sie auf und fuhr weiter, tauchte an, bis sie mit Saša auf gleicher Höhe war.

Vielleicht würde sie später bei Franziska vorbeischauen, überlegte sie. Vielleicht morgen oder an einem anderen Tag. Vielleicht könnte sie Franziska fragen, warum sie das getan hatte. Obwohl es Iga im Grunde nicht interessierte. Im Grunde wollte sie nur neben Franziska sitzen und die Zeit verstreichen lassen. Weil sie im Grunde keine andere Zeit so sehr wollte wie die mit Franziska. Und obwohl sie es nicht verstand, war es nun einmal so, und es ließ sich nichts dagegen machen.

»Und er ist immer in deiner Nähe?«, fragte Rainer zu Ras gewandt, während er das Plakat an den Stromkasten hielt und Ras kleisterte. Es war drei Uhr morgens, die Straße leer. Jess stand daneben und rauchte eine Zigarette,

Sebastian und Iga standen an den beiden angrenzenden Ecken und hielten nach Passanten und Polizeiautos Ausschau. Rainer rieb sich die Hände. Es war kalt.

»Ja, immer«, antwortete Ras. »Er wird stetig größer.« Dann schwenkte er mit dem Pinsel nach rechts und zeigte auf ein leeres Stück Gehsteig.

Jess fischte ein weiteres Plakat aus dem Rucksack und reichte es Rainer. Ras bestrich die zweite Hälfte des Stromkastens mit Kleister, und Rainer breitete das Plakat darauf aus:

Ohne Poesie
keine Welt

Darunter Portraits von Rilke, Bachmann, Rimbaud, Dickinson und Kaléko. Kaléko hatte sich Iga gewünscht. Anscheinend hatte sie nun doch begonnen, Lyrik zu lesen.

Darüber waren gezeichnete Portraits von ihnen. Der Avantgarde. Im Hintergrund triumphierte ein V.

Nach dem Sieg in Strassis Büro hatten sie das Gefühl, alles sei möglich. Keine Stunde hatte ihr Sitzstreik gedauert, dann war er in die Knie gegangen. Der Hochleithner war am nächsten Tag mit roter Nase in die Schule gekommen, als hätte er die ganze Nacht Schnaps getrunken, und die Fellbaum war seither krankgeschrieben.

Die Portraits waren Jess' Idee gewesen. Zuerst hatte sie jede und jeden in einen Fotoautomaten geschickt, danach die Fotos abgepaust und mit einem Raster vergrößert. Fasziniert hatte Rainer ihr beim Zeichnen zugesehen. Er hatte nicht erwartet, dass sie so etwas konnte. Und das Ergebnis war tatsächlich präsentabel. Obwohl er anfangs gegen die Plakate gewesen war. Ein wenig lächerlich, hatte er gedacht. Unter der Würde der Avantgarde. Aber Sebastian und Iga, seit der Kletternacht die besten Freunde, ließen sich nicht von Rainers Skepsis beirren.

Das V kam von Iga. V wie Fünf, erklärte sie strahlend. Als ob er das nicht verstanden hätte. Und wie Victoria, wie Sieg, ergänzte Sebastian, klatschte dabei in die Hände wie ein Fünfjähriger. »Ich finde es gut«, stimmte auch Ras zu und las »Ohne Poesie keine Welt« mehrmals versonnen vor.

»Und was machen wir danach?«, hatte Rainer immer noch etwas zurückhaltend gefragt. Als niemand darauf einging, beschloss er, sich dieses Mal zu fügen, und behielt auch den Vorbehalt, dass es verboten sei, öffentliche Wände mit Plakaten zu bekleben, für sich.

Allerdings bereute er inzwischen, nicht etwas anderes angezogen zu haben. Die Barbour-Jacke war mit Kleisterspritzern befleckt und die handgefertigten Lederschuhe aus Italien auch. Die Mutter würde das bemerken und nach der Ursache fragen. Nie zuvor hatte er gegen ein Gesetz verstoßen.

Zwei Monate waren seit der Nacht in der Bar vergangen. Die Nacht damals ebenso eisig wie heute. Er sah seinem Atem nach. Es kam ihm viel länger vor. Als wäre ein ganzes Jahr vergangen. Als hätten sich die Gesetze der Welt um 180 Grad gedreht. Als würde er den Rainer, der er vor zwei Monaten noch gewesen war, nicht wiedererkennen.

Nach jener Nacht hatte er am nächsten Schultag spontan den Sebastian geküsst. Es war über ihn gekommen. Mitten in der großen Pause war er am Gang auf Sebastian zugesteuert und hatte ihn geküsst. Richtig lange auf den Mund und mit Zunge. Alle hatten es gesehen. Seine Klasse, die Unterstufenklassen im Erdgeschoß, die Abschlussklassen gegenüber. Sie hatten es alle gesehen und ihn hatte es nicht gestört, sein Innenleben derart nach außen zu kehren. Auch nicht, als der Hochleithner plötzlich neben ihnen gestanden und Rainer auf die Schulter getippt hatte.

»Die Stunde beginnt«, hatte er gesagt. Und gleich noch ein zweites Mal, weil ihn Rainer verständnislos angesehen hatte.

Es war ihm schlicht unmöglich gewesen, sich zu konzentrieren. Sein Körper pulsierte von den Küssen. Wie sollte er bis zur nächsten Pause warten, sich auf Gleichungen konzentrieren? Wenn er nur daran denken konnte, Sebastian in die Garderobe zu zerren und immer wieder zu küssen. Am liebsten würde er Sebastian die ganze Zeit küssen. Von einem Moment auf den anderen war Sebastians Geruch unwiderstehlich geworden. Rainer konnte sich nicht dagegen wehren. Seine Haut prickelte bei jeder Berührung. Ohnehin prickelte alles die ganze Zeit.

»Hej«, flüsterte Ras und zeigte auf Iga, die von der Ecke aus mit den Armen Zeichen machte und dann schnellen Schrittes näherkam.

»Wir sollten zusammenpacken«, flüsterte Jess, nahm den Kübel mit Kleister und stellte ihn in den nächsten

Hauseingang. Drei Uhr morgens, niemand würde um diese Zeit hinein- oder hinauswollen.

Rainer zuckte zusammen. Sebastian hatte ihn von hinten umarmt und in den Nacken geküsst. »Nicht jetzt«, wehrte sich Rainer halbherzig und kicherte dabei, sodass Sebastian ihn noch einmal küsste.

»Schnell«, sagte Iga und zerrte sie beide zu dem Hauseingang, vor dem der Kleister stand. »Da kommen zwei Polizisten.« Sie steckte den Z-Schlüssel in die Gegensprechanlage. Es surrte. Ras drückte gegen die Tür. Alle drängten hinein. Die Polizisten waren bereits um die Ecke gebogen.

Ihre Atemschlieren hingen in der Luft.

»Die schleifen jemanden mit«, flüsterte Iga. Sie hatte die Tür einen Spalt breit offen gelassen.

»Mitten in der Nacht?«, fragte Jess ungläubig.

Rainer spürte, wie Sebastians Hand sein Hemd aus der Hose zerrte und dann den Rücken hochfuhr. Sogleich wurde sein Glied steif. Weder seine Gedanken noch sein Körper gehorchten ihm mehr. Er stöhnte auf. Ras drehte sich zu ihm um. »'tschuldige«, sagte Rainer. Sebastian kicherte.

»Ich glaube, die ist bewusstlos«, berichtete Iga weiter.

»Ich will auch was sehen«, forderte Jess.

»Ssssch«, mahnte Iga. »Wenn die uns hören!«

Die Polizisten gingen so nah an dem Hauseingang vorbei, dass alle, sogar Rainer und Sebastian, die ganz hinten standen, das Ächzen der Frau hörten. Rainer merkte, wie seine Knie weich wurden. Es war das erste Mal. Immer hatte er verwundert zugehört, wenn jemand von zittrigen Knien erzählt hatte. Eine Mischung aus Gefühl und Erkenntnis durchdrang seinen Körper. Nur weg von hier, dachte er. Nur weg.

Zwei Polizisten, die eine Frau die Straße hinunterschleifen, und die Frau ächzt. Mitten in der Nacht, fast schon am frühen Morgen. Etwas stimmte daran nicht. Was wollten sie mit ihr? Blödsinn, dachte er sogleich. Hirngespinst. Schließlich sind es Polizisten. Sie werden schon wissen, was sie tun. Vielleicht bringen sie die Frau nach Hause. Das wollte er glauben, doch spürte er, dass dem nicht so war. Warum spürte er das?

Er erinnerte sich an Ras' Müllhaufen und den Satz. Wie ein scharfes Messer schnitt der Satz durch seine Gedanken. In einer Welt ohne Teufel geschieht ein Ereignis aus dem Nichts heraus.

Jess hatte recht. Die Avantgarde war in der Tat zu mehr bestimmt. Auch zu mehr als dem Kleistern von Plakaten. Sie waren die Vorreiter einer neuen Zeit, sie waren hier, um die Welt zu verändern. Ohne Poesie keine Welt. Das war nicht bloß ein Spruch. Er dachte an seinen Großvater und dessen Lyrik.

»Schhhh«, machte Iga erneut. »Sie kommen zurück!«

Alle hielten den Atem an. Nicht nur er war es, der Angst hatte. Nicht nur er war es, der es spürte. Nicht nur ihm zitterten die Knie. »Und wenn sie krepiert?«, hörten sie eine männliche Stimme. »Die krepieren nie«, antwortete eine andere.

Für einen Augenblick meinte er, dass sein Herzschlag aussetzte, und er griff sich an die Brust. Alles um ihn wirkte mit einem Mal sehr fern. Die Worte der zweiten Stimme legten sich über seine Gedanken wie Teer, dunkel und heiß.

»Wir müssen sie suchen«, hörte er Iga nach einer Weile sagen.

»Sind sie ganz weg?«, fragte Jess und Iga nickte.

»Was, wenn sie zurückkommen?«, warf Sebastian ein, so nah an Rainers Ohr, dass es trotz des Flüstertons schmerzte.

»Es schneit«, sagte Iga und öffnete die Tür. Fette Flocken wirbelten vom Himmel zu Boden und hatten in der kurzen Zeit, seit sie im Hauseingang standen, eine dicke Schicht gebildet. Unendlich schön sah das aus.

»Schnell«, meinte Iga. »Sonst finden wir sie nicht mehr.«

Der Schnee, dachte Rainer und spürte, wie sich ein paar Flocken auf seine Wimpern legten, dort schmolzen und in Tropfen die Wangen hinunterliefen.

Sie hatten sich im Park aufgeteilt und Sebastian hatte sie als Erster gefunden. Er strich ihr den Schnee aus dem Gesicht, dessen Farbe sich kaum noch vom Weiß ihrer Haut unterschied. Ein paar dunkle Strähnen, dunkle Brauen. Schneewittchen, dachte er sofort. Dann rief er die anderen.

Kurz hörte es auf zu schneien und der Mond war voll und alles so hell, als wäre nicht Nacht, als wäre heute nicht heute, als wäre das alles nur eine Geschichte. Der Mond, die Sterne, der Schnee. Dann fielen wieder dicke Flocken.

Hätte Sebastian sie in der U-Bahn sitzen gesehen, er

hätte sie für eine Schülerin gehalten, hätte sich gefragt, in welche Schule sie wohl gehe, hätte sie aber aufgrund ihrer Schuhe – weiße Adidas mit drei dunkelblauen Streifen – nicht weiter beachtet.

Erneut strich er den Schnee aus ihrem Gesicht, wusste nicht, was er sonst tun sollte. Sie aufheben? Was, wenn sie verletzt war? Sie auf die Seite drehen? Sie atmete gleichmäßig und ruhig. Kalt war ihr bestimmt, also zog er seinen Wollmantel aus und legte ihn über sie. Wo nur die anderen blieben? Wo nur Jess blieb? Sie würde wissen, was zu tun war. Sie kannte schließlich den Tod. Während Sebastian im Grunde überhaupt nichts kannte und nur im Schnee knien und warten konnte, bis Jess und die anderen kämen.

Eigentlich sollte er sich unzulänglich fühlen. Eigentlich sollte er mit dem bewusstlosen Mädchen in seinem Schoß verzweifeln. Nur war dem nicht so. Eben weil er wusste, dass die anderen kommen und helfen würden. Dass es nichts gab, worüber er allein entscheiden musste. Und der Umstand, dass er, Sebastian, weder eine Ahnung vom Tod hatte noch davon, wie sich die Situation erklären ließ, war weder beängstigend noch hoffnungslos, denn zusammen würde ihnen etwas einfallen und sie würden Entscheidungen treffen. So wie sie zusammen in das Büro des Direktors gegangen und dortgeblieben waren, bis er nachgegeben hatte. Auch wenn Igas Vater nicht nachgegeben hatte und Iga nach Ende des Schuljahres zu ihm ziehen würde. Trotzdem hatten sie gewonnen und das nur, weil sie zusammengehalten hatten.

Seine Brille beschlug. Er nahm sie ab und putzte sie. Sobald er die Brille abnahm, verschwamm die Welt zu einer Raufasertapete. Alles wurde unbestimmt und er genoss den Verlust an Genauigkeit.

Warum hatten die zwei Polizisten das getan? Sie einfach im Winter in einem Park liegenzulassen und zu gehen. Es war doch kein Geheimnis, dass das gefährlich war, dass Menschen erfroren.

Als er die Brille wieder aufsetzte, betrachtete er das Mädchen eingehender. Hübsch war sie. Unschuldig wirkte sie, wie sie dalag. Was hatte sie getan, dass sie von zwei Polizisten mitten in der Nacht im Winter in einem Park zum Sterben liegengelassen worden war? Seine Gedanken blockierten. Alle Antworten, die er hätte finden können, widerstrebten ihm. Alle Antworten, die er hätte finden können, hätten mehr Fragen nach sich gezogen, nur um ihn am Ende noch ratloser zurückzulassen. Schritte näherten sich.

»Die Lippen sind schon ganz blau«, hörte er Jess sagen, die bereits neben ihm kniete. »Warum hast du sie nicht aufgerichtet?«, fragte sie vorwurfsvoll.

Er wusste es nicht. Warum hatte er sie nicht aufgerichtet?

»Hilf mir doch!«, forderte sie ungeduldig.

»'tschuldige, ja, ja«, murmelte er und packte mit an. Sein Wollmantel fiel in den Schnee. Jetzt spürte auch er die Kälte. Als sie auf den Beinen war, ächzte das Mädchen und blinzelte.

Die anderen waren nun auch zur Stelle. Iga hob den Mantel auf. Sebastian hätte ihn selbst gerne angezogen.

Stattdessen legte er ihn wieder dem Mädchen um.

»Wohin bringen wir sie?«, fragte Ras.

»In ein Krankenhaus«, schlug Rainer vor.

»Die werden die Polizei rufen«, entgegnete Iga.

»Das sollen sie doch auch«, bemerkte Sebastian.

»Spinnst du?«, fragte Iga.

»Was, wenn sie verletzt ist?«, warf Jess ein.

»Sie muss ins Warme«, sagte Sebastian. Alle überlegten.

»Saša«, schlug Iga vor. »Ein guter Freund. Er wohnt allein.«

»Logisch«, bestätigte Jess.

»Ja«, willigte Rainer ein und Ras nickte.

Sebastian ging alles zu schnell. Alles war zu schnell, sie galoppierten an ihm vorbei, während der Schnee den Abdruck des Mädchens wieder zudeckte. Als wäre nie jemand im Park zum Sterben zurückgelassen worden. Als ließe sich jedes Unrecht verschlucken. Als blieben am Ende nur Geschichten, aber kein Zeugnis. Die Welt war ein Friedhof und Gerechtigkeit lediglich ein Konzept.

Er saß mit Iga und dem Mädchen hinten im Taxi, Rainer saß vorne, Jess und Ras waren zu Fuß gegangen. Es war ja nicht weit und Ras war besorgt gewesen, dass der Müllberg nicht mit ins Taxi passte.

»Was ist mit ihr?«, hatte die Taxifahrerin gefragt.

»Zu viel getrunken«, hatte Rainer geantwortet.

Immer wusste Rainer, was es zu sagen galt. Sebastian hätte sonst etwas zusammengestottert. Die Taxifahrerin hatte erst Rainer, dann ihn und zum Schluss

Iga angesehen. Iga besonders eindringlich.

Schließlich hatte sie genickt und sie einsteigen lassen.

»Wenn es eine Alkoholvergiftung ist, muss sie ins Krankenhaus«, sagte die Taxifahrerin, während sie den Taxameter anmachte.

»Nein, nein«, entgegnete Rainer. »Sie hat sich schon übergeben.«

»Aha«, sagte sie daraufhin nur noch, ließ sich von Rainer die Adresse geben und fuhr los.

Sebastian hielt das Mädchen dicht an sich gedrückt. Im Auto war es warm und sie begann zu zittern.

»So kalt«, murmelte sie und Sebastian schielte zu Rainer, dessen Blick auf die Straße gerichtet war. Ein Anführer war Rainer, dachte Sebastian stolz. Und sein Freund.

Zielstrebig war Rainer vor zwei Monaten auf ihn zugekommen, hatte ihn gepackt, wie Clark Gable Vivien Leigh in »Vom Winde verweht«. Niemals hätte sich Sebastian das getraut.

Das Mädchen murmelte etwas, das er nicht verstand, und er zog sie näher zu sich und rubbelte ihren Oberarm.

Was hast du bloß getan, dass sie dich da liegengelassen haben, fragte er sich. Vielleicht hatte sie jemanden bestohlen? Oder sie hatte Drogen verkauft? Etwas Schlimmeres gab es für ihn nicht. Etwas Schlimmeres konnte er sich nicht vorstellen.

Sehr dünn war sie, merkte er und drückte sie noch fester an sich.

Auf den Straßen lagen dicke Schneeschichten und der hintere Teil des Taxis rutschte bei jeder Kurve ein wenig aus der Spur.

Ob sie von allein noch einmal aufgewacht wäre? Ob sie aufstehen und nach Hause hätte gehen können? Ob sie überhaupt ein Zuhause hatte?

Obwohl Sebastian über Obdachlosigkeit Bescheid wusste, war das doch so fern seiner Realität, dass er kein Gefühl damit in Verbindung brachte. Irgendwo musste sie doch wohnen. Irgendjemand musste doch auf sie warten. Irgendwer vermisste sie bestimmt.

Die Scheibenwischer schoben den Schnee rhythmisch zur Seite und das dumpfe Geräusch der Reifen machte ihn müde. Gerade als er dabei war, einzunicken, blieb das Taxi stehen.

Es lässt sich nicht aufhalten, dachte Ras. Nichts ließ sich aufhalten. Alles würde mit einem Mal auf sie zukommen und sie überrollen. Der Müllberg wuchs, war inzwischen größer als Ras, fiel beim Betreten der Wohnung auseinander, sodass sich vor der Wohnung ein zweiter Müllberg gebildet hatte, und der vermehrte sich ebenfalls, reichte inzwischen bis zur Treppe. Der Müllberg vermehrte sich. Alle Müllberge vermehrten sich. Iga würde sagen: Der Müllberg vermehrt sich exponentiell.

»Ersticken …«, kicherte die Stimme. »Ersticken … Aus dem Nichts …« Ras versuchte, wegzuhören, versuchte, die Stimme zu ignorieren, nur wenn sie ganz nah an ihn herankam, sich anfühlte wie der Atem eines anderen an seinem Ohr, fuhr er herum und schlug aus. Ins Leere.

Maja hieß das Mädchen, das bei Saša auf der Couch lag. Die anderen saßen um sie herum. Der Müllberg lag in der rechten Ecke von Sašas Wohnzimmer und döste.

Ras stand am Fenster und starrte hinaus in das Schnee-flockengestöber, im Rücken die Stimmen der anderen und das Stöhnen des Mädchens, Majas Stöhnen.

»Sie muss ins Krankenhaus«, hörte er Jess sagen.

»Was tut dir weh?«, fragte Rainer, aber Maja antwor-tete nicht, und Ras wusste, warum sie nicht antwortete.

Er hatte das Gefühl und die Bewegungen ihres Kör-pers sofort erkannt. Wieso er es erkennen hatte können, das verstand er selbst nicht. Wie sie sich schützend die Hände vor den Bauch hielt und den Fragen auswich. Wenn er sich nicht wegdrehte, verschwamm die Grenze zwischen Maja und ihm und sie floss in ihn über, über-schwemmte ihn.

»Ersticken«, mahnte die Stimme, »ersticken.«

Der Müllberg wuchs um ein paar Dosen und Binden. Im selben Augenblick spürte er etwas seinen Rücken run-terstreichen, er fuhr herum, schlug aus und traf Iga mitten ins Gesicht. Für einen Moment standen sie einander ver-dutzt gegenüber. Ausgerechnet Iga, deren Leben er ris-kiert hatte. Nur wegen eines dummen Schlüssels, wegen einer Lappalie. So vieles war seither geschehen, das er nicht mehr nachvollziehen konnte. Warum er sich jemals wegen dieses Schlüssels derart aufregen hatte können.

Bevor er sich entschuldigen konnte, schüttelte Iga den Kopf und strich ihm durch die Locken.

»Jess und ich fahren mit Maja ins Krankenhaus«, er-klärte sie. »Saša hat schon ein Taxi gerufen.«

Er nickte nur. Was sollte er sonst tun? Was sollte er sagen? Dass er wusste, warum Maja sich krümmte? Dass er sehen konnte, was ihr angetan worden war? Wie ein

Film lief die Szene in der Polizeistation vor seinen Augen ab, als würde er dort sein, zusehen müssen, ohne etwas tun zu können.

Wieder nickte er, blickte hinüber zu Rainer und Sebastian. Sie würden zu dritt mit Saša in seiner Wohnung warten. Ras würde seine Mutter anrufen und ihr erklären, warum er noch nicht zu Hause war. Inzwischen warteten seine Eltern nachts nicht mehr auf ihn. Inzwischen hatten sie sich an den neuen Ras gewöhnt.

Die Tür fiel ins Schloss. Sie waren weg, ins Krankenhaus gefahren. Er sah alles vor sich. Wie eine Ärztin im Krankenhaus Maja bat, mitzukommen, um sich auf einen Stuhl zu setzen und ihre Beine zu spreizen. Iga und Jess würden nicht dabei sein dürfen, obwohl Maja das wollen würde. Sie würden vor dem Behandlungsraum sitzen und warten. Irgendwann würde Maja wieder herauskommen und die Ärztin würde Iga und Jess hereinbitten, weil sie noch etwas zu besprechen hätte. Sie würde ihnen ein Paar kleiner Schlüssel zeigen. Schlüssel, die man für das Aufsperren von Handschellen brauchte, und sie würde sagen, wo sie sie gefunden hatte, und fragen, ob die beiden etwas dazu sagen könnten. Iga und Jess würden erst auf die Schlüssel starren und dann auf die Ärztin und schließlich verneinen. Sie könnten dazu nichts sagen, und die Ärztin würde vorschlagen, auch nichts mehr dazu zu sagen, und die Schlüssel in einen Mülleimer werfen. Ras ballte die Finger zu einer Faust. Er sah alles sehr scharf.

Maja, Iga und Jess würden schweigend in ein Taxi steigen und zurück zu Sašas Wohnung fahren, wo Maja sich schlafen legen würde, während die Avantgarde im Wohnzimmer säße.

All das sah er geschehen, nachdem es bereits geschehen war und noch bevor es geschah, und als es so weit war, dass sie tatsächlich wieder gemeinsam im Wohnzimmer saßen, Maja im Nebenzimmer schlief und sie alle Fakten zusammentrugen, fragte sich Ras, woher er das alles gewusst hatte, denn es schien, als ob das Wissen einerseits schon immer da gewesen und andererseits von einer Unmittelbarkeit war, die ihm den Atem raubte.

1 Falsche Verbündete

Eigentlich sollte nur die leere Polizeistation brennen. Dann ging das ganze Haus in Flammen auf und das Feuer brannte lichterloh und hörte nicht auf zu brennen, obwohl die Fellbaum kam und alles daransetzte, es zu verhindern. Ich stand davor und starrte in die Flammen. Manches lässt sich nicht aufhalten. Auch Majas Vergewaltigung ließ sich nicht zurücknehmen. Niemand hatte mit dem Mietshaus gerechnet. Es war beinahe ein Unfall.

Es geschieht so schnell. Gerade, als ich mich damit abfinde, als nächstes Fipps verspeisen zu müssen. Aber dann sitzt Martin da und man spürt, dass Etwas über ihn kommt. Ich sehe nichts, aber ich spüre es. Da ist auch kein Geruch oder Geräusch. Trotzdem spüre ich, wie es ihm das Blut aussaugt, ihn leert, hastig, wie nach einer langen Durststrecke. Ich spüre, dass es mich wahrnimmt, und bin völlig gelähmt und denke, dass ich jetzt Fipps nicht mehr essen muss, und das fühlt sich erleichternd an, auch, wenn ich mich davor fürchte, als Nächster leergesaugt zu werden. Dann ist Etwas mit Martin fertig. Er sackt in sich zusammen und kippt nach links, knapp vor die Feuerstelle, über der Fipps langsam anbrennt. Mein rasendes Herz rät mir zu rennen. Mein Verstand hält dagegen. Meine Glieder sind wie festgefroren. Was auch immer es ist, es ist mir in jeder Hinsicht überlegen. Etwas sieht mich und ich sehe es nicht. Etwas riecht mich, aber ich rieche es nicht. Etwas hört mich, ohne dass ich es höre. Nur spüren tun wir einander. Aber ich weiß nicht, ob ich ein Wesen oder zwei oder drei oder hunderte spüre. Also bleibe ich sitzen und erwarte den Tod.

Ich stieß die Fellbaum ins Feuer, weil sie eine Verräterin war. Eine falsche Verbündete. Über kurz oder lang hätte sie Iga verlassen. Es spielt keine Rolle, dass sie es bis dahin nicht getan hatte. Alle konnten es sehen, außer Iga, weil Iga geblendet worden war und nicht erkannte, dass Gott die Fellbaum auf die Arche Noah holen würde, sie aber nicht. Und keine der vielen Gleichungen, die sie im Kopf wälzte, konnte daran etwas ändern. Die Fellbaum gehörte zu einem Peter und hatte einen Jakob und Iga könnte zwar einen Jakob haben, aber keinen Peter, weshalb die Arche Noah ohne sie losfahren würde, und die Fellbaum stünde mit dem Peter und dem Jakob auf dem Schiff und würde zu Iga und Ras und mir hinüberwinken, während die alte Welt mit uns versank.

Weil jene wie die Fellbaum und Martin es von Anfang an wissen. Martin, weil er das Abbild Gottes ist. Und die Fellbaum, weil sie ihren wahren Verbündeten früh erkannt hat. An wen sie sich zu halten hat.

Ohne dass ich erahnen kann, wie und warum, ist Etwas weg. Es hat mich am Leben gelassen. Obwohl es nicht satt war. Den Hunger habe ich gespürt. Und Martin ist tot. Ich stehe auf und hebe Fipps aus dem Feuer. Dann drehe ich mich ruckartig um.

Zwei bernsteinfarbene Augen funkeln mich an. Die Wölfin hat das Fleisch gerochen und steht jetzt hinter mir und wartet. Martin interessiert sie nicht. Nur Fipps. Mein kleiner Freund. Der Wintereinbruch kam zu früh. Sie hat Schwierigkeiten, den Nachwuchs durchzubringen. Ihr Blick liegt trotzdem ruhig auf mir, so sicher ist sie sich meiner. Jetzt erkenne ich die anderen Augenpaare am Ende der Lichtung, am Eingang zum Wald. Es ist ja nicht mehr mein Hund, denke ich und werfe den angebratenen Leichnam der Wölfin vor die Füße. Ohne zu zögern, schnappt sie zu und ist im nächsten Augenblick damit im Wald verschwunden. Keine Augenpaare mehr. Alle werden satt. Fipps wird verspeist und Martin liegt ausgeblutet neben dem Feuer. Der kam, um sich zu rächen. Ich habe ihn nie gefragt, ob er Kinder hat oder Enkel, ob jemand zu Hause auf ihn wartet. Überhaupt habe ich ihn wenig gefragt. Er mich auch. Letztendlich wussten wir voneinander das Wesentliche, oder glaubten es.

Mindestens zwei Tage muss er an der Feuerstelle gearbeitet haben. Ich weiß nicht, wen er außer Fipps noch verbrennen wollte, aber das Holz hätte für mich und noch fünf andere Körper gereicht. Wenn ich will, kann ich die ganze Nacht und den kommenden Tag an dem Feuer sitzen und mir wird nicht kalt werden.

Ich hätte Scham in ihrem Gesichtsausdruck erwartet. Weil ich mich schämte, sollte auch sie es. Aber da war nichts zu machen. Obwohl es geschehen war, schämte sie sich nicht. Warum?

Ich begriff, in dem Moment, bevor ich sie in das Haus stieß, die Tür schloss und die Klinke mit dem Brett verkeilte, dass ich meine Scham nicht in ihr zurückgelassen hatte, dass sie unverändert an mir klebte und sich durch nichts abwaschen ließ. Obwohl sie die falsche Verbündete war, schämte sie sich nicht. Verzweiflung lag in ihren Augen und Angst. Aber da waren weder Scham noch Schuld. Nicht einmal das. Nicht einmal Schuld. So muss man sich das vorstellen!

In dem weißen Gebäude mit den langen Fluren wollten sie Geständnisse von mir. Wie zum Beispiel die Vergewaltigung. Das kam sehr spät. Um genau zu sein erst, nachdem Iga herausgefunden hatte, dass das Loaded Dervish eine Zeitmaschine war.

Damals hätte ich Iga beinahe alles erzählt. Das mit der Vergewaltigung und wie ich die Fellbaum in das brennende Haus gestoßen hatte. Meine Seele drängte nach Entlastung. So ein Mord und so eine Vergewaltigung wiegen schwer. Man ist kaum noch ein Mensch und das weiß man und das Wissen darum ist das Schlimmste. Wäre man kein Mensch, ohne es zu wissen, es wäre ja nicht weiter schlimm.

Für einen Moment glaubte ich, wenn ich es Iga erzählte, würde ich wieder ein Mensch werden. Und diese Vorstellung, wieder ein Mensch zu sein, war wunderbar und so verführerisch, dass ich es beinahe getan hätte. Das hat nichts mit der Arche Noah zu tun. Aber dann ließ ich sie fahren. Auch noch ein zweites Mal. Später fuhr ich selbst so oft, dass ich mich nicht mehr entsinne.

Jetzt ist es genug, denke ich und vergrößere die Feuerstelle, entfache den riesigen Scheiterhaufen, packe Martin und lege ihn hinein. Schon bei meiner letzten Zeitreise, als ich vor dem Haus der Fellbaum stand, dachte ich das. Es ist genug, und ich hole das Loaded Dervish und werfe es zu Martin ins Feuer. Genug.

Dass zwei Polizisten starben, finde ich noch immer nicht schlimm. Obwohl es nur ein Unfall war. Wir dachten, sie wären nicht mehr drin. Und als sich beim Gerichtsprozess herausstellte, dass es genau jene beiden waren. Ein Wink des Schicksals oder Gottes Werk.

Sie hätten das mit Maja nicht tun dürfen. Was für ein Mensch vergewaltigt ein Kind und hinterlässt die Schlüssel zu seinen Handschellen in ihr?

Wir wollten, dass sie Angst bekamen. Hätten wir nichts unternommen, hätten sie es wieder getan. Davon mussten wir ausgehen. Und so etwas zuzulassen, also die Verantwortung dafür zu tragen, das will doch niemand.

Dann dauert doch immer alles länger. Igas Unfall und Maja, die plötzlich verschwunden war. Überhaupt musste ich erst lernen, wie sich so eine Polizeistation anzünden lässt.

Und dann ging alles schief und das ganze Gebäude stand in Flammen und weil Iga sie anrief, kam die

Fellbaum, um es zu vereiteln.

Wäre sie nicht gekommen, hätte Iga es ihr nicht erzählt, dann ... So dreht man sich selbst im Kreis. Dass aber die Polizisten tot sind, ist gut und daran halte ich fest.

Viele Jahre verbrachten Ras und ich getrennt voneinander in dem weißen Gebäude der Klinik. Danach stiegen wir zurück in die Welt. Iga und ich zogen in das Naturschutzgebiet, fünf Kilometer von den Friedhofsdörfern entfernt. Später kam Jess. Und Iga und Jess bekamen Jakob. Ras blieb in der Stadt. Inzwischen ist er sehr berühmt. Rasputin, der Schriftsteller.

Erst lebten wir gemeinsam in dem Haus auf dem Hügel und betrieben den Campingplatz. Als Jess und Iga beschlossen, ein Kind zu kriegen, legten wir unsere Ersparnisse zusammen und kauften ein weiteres Haus im Dorf, nah an der Hauptstraße. Es schien praktisch. Jakobs Geburt war zweifelsfrei der schönste Tag meines Lebens. Das behaupte ich, ohne zu zögern. Es war das Schönste der Welt.

Gestern habe ich eine Taube gesehen, die parallel zur Hauptstraße flog, hoch oben, wie ein Vehikel in zweiter Spur. Im Schnabel hielt sie einen Zweig. Es wirkte hoffnungsvoll. Man stellte sich vor, wie sie den Zweig von weit her nach Hause brachte. Als Beweisstück für eine andere Welt. Dann entglitt ihr der Zweig und fiel auf die Straße. Kurz sah sie ihm nach. Trotzdem flog sie unbeirrt weiter. So muss man sich das vorstellen.

9 Sich vom Gefälle ziehen lassen

Der Druck in Igas Kopf war kaum auszuhalten. Hier und jetzt in Sašas Wohnung mit den anderen und mit Maja, nach all dem, was in den letzten Wochen geschehen war, wusste sie nicht mehr weiter. In der Nacht, als sie Maja fanden, war die Welt an einem Punkt kulminiert und hatte sich in ihm entladen. Nichts würde je wieder so sein, wie es war. Nichts würde sich je wieder berechnen lassen.

Sie dachte an Franziska und wollte am liebsten bei ihr sein und von ihr gehalten werden, wollte, dass ihr Franziska das, was Iga heute Nacht gesehen und gehört hatte, erklärte. Vielleicht gab es eine Erklärung, nur kam Iga nicht darauf. Was könnte eine solche Erklärung sein?

Sie betrachtete Jess und erinnerte sich an den Kuss und überlegte erneut, ob Franziska sie womöglich deshalb verraten hatte, ob sie tatsächlich eifersüchtig auf Jess gewesen war.

Wenn Iga Maja ansah, kamen ihr die Handlungen vom Hochleithner, Franziskas Verrat und das Herumgetue vom Strassi wie Sternschnuppen vor. Zu klein und unbedeutend, um irgendeinen Einfluss auf irgendetwas zu haben. Dass sie wegen Franziskas Verhalten gekränkt gewesen war. Sie konnte es nicht mehr nachvollziehen. Wenn Iga auf Maja blickte, wirkte ihr eigenes Leben wie eine Sandkiste im ewigen Sommer.

Wenn Maja an ihnen vorbei in die Küche schlurfte, um sich ein Glas Wasser zu holen, wünschte sich Iga nichts sehnlicher, als alles, was Maja zugestoßen war, von Majas Körper abzustreifen.

Der Druck in ihrem Kopf ging in einen pochenden Schmerz über, der sich mit Übelkeit vermischte, bis hin zu einem Brechreiz, gegen den sie mehrmals beharrlich schluckte.

»Das ist total krank«, sagte der schöne Sebastian. Er hatte bereits eine Weile gesprochen, ohne dass sie zugehört hatte. Ob krank das richtige Adjektiv war, überlegte sie. Ob es das richtige Adjektiv überhaupt gab.

»Total!«, bestätigte der Rilke-Rainer. Jess, Ras und Saša schwiegen.

Überhaupt hatte Saša den ganzen Abend noch nichts gesagt. Weder, als sie Maja zum ersten Mal in die Wohnung hinaufgebracht hatten, noch nach dem Krankenhaus. Aber Iga spürte, dass alles in ihm vibrierte. Wenn Saša derart verstummte, bedeutete es, dass sich Wut zusammenbraute, und je länger er schwieg, desto heftiger würde der Ausbruch sein. Wie er in der Ecke stand, die Arme vor der Brust verschränkt, das Kinn an die Brust gedrückt, die Augen geschlossen. Vor einem wütenden Saša bekam Iga Angst.

Seit dem Tod seiner Eltern hatte sich etwas bei ihm verschoben. Früher waren sie beide ganz gleich gewesen. Aber seither hatte Saša nur noch sie. Es war ein tiefer Spalt, der zwischen ihnen klaffte. Und alles, was Iga an Liebe zu bieten hatte, schien den Spalt nicht zu überbrücken.

»Wir müssen Anzeige erstatten«, erklärte der Rilke-Rainer. »Alles andere wäre fahrlässig.« Der schöne Sebastian nickte. Jess saß im Schneidersitz mit verschränken Armen auf der Couch. Ras hatte noch immer allen den Rücken zugewandt und starrte aus dem Fenster.

»Was soll das bringen?«, fragte Jess. »Das waren doch selbst Polizisten. Außerdem hat Maja uns gesagt, dass sie das nicht möchte.«

»Sie kann doch in einem solchen Zustand gar nicht wissen, was gut für sie ist«, widersprach Rilke-Rainer. »Sie ist doch völlig fertig.«

»Dafür gibt es so etwas wie Gesetze«, fügte der schöne Sebastian hinzu.

»Wir können doch nicht gegen ihren Willen Anzeige erstatten. Außerdem haben wir nur gesehen, dass zwei Polizisten sie in einem Park liegengelassen haben«, protestierte Jess. Alles einnehmend war Igas Kopfschmerz. Es ließ sich kaum ein klarer Gedanke fassen. »Trotzdem«, widersprach Rilke-Rainer. »Dafür gibt es Gesetze.«

»Dafür gibt es Gesetze«, äffte ihn Saša nach. Alle drehten sich erstaunt zu ihm um und warteten. Aber mehr sagte er nicht.

»Die Polizisten. Die sollten wir uns vornehmen«, sagte Ras, ohne seine Position zu ändern. »Die Polizisten. Um die geht es doch.«

»Was heißt denn hier vornehmen?« Sebastian blickte

298

in die Runde, weil es nicht möglich war, Ras direkt anzusehen. »Was meint er denn damit?«

»Sie haben sie vergewaltigt«, wiederholte Jess, was sie kurz nach ihrer Rückkehr aus dem Krankenhaus schon mehrmals betont hatte.

»Eben deshalb sollten wir doch Anzeige erstatten«, wiederholte seinerseits der Rilke-Rainer.

»Was verstehst du schon«, widersetzte sich Jess. »Was weißt du schon, was es bedeutet, bei einer Vergewaltigung Anzeige zu erstatten. Noch dazu, wenn es sich dabei um zwei Polizisten handelt. Was denkst du denn, wer die Anzeige aufnehmen wird? Was denkst du denn, was passieren wird?« Ihre Stimme war kurz davor, in ein Weinen zu kippen, aber der Rilke-Rainer blieb unbeirrt.

»Es wird einen Gerichtsprozess geben und sie werden die ihnen gebührende Strafe kriegen.« Iga bündelte sich. Mit aller Kraft schob sie den Schmerz beiseite.

»Es wird gar nichts geben«, sagte sie. »Sogar die Ärztin hat die Schlüssel für die Handschellen in den Müll geworfen. Sogar die Ärztin.« Bald würde sie sich übergeben müssen.

Bald ließe sich die Übelkeit nicht mehr aufhalten. Warum konnte Franziska nicht hier sein und ihnen helfen. Wer waren sie denn, um derartige Entscheidungen zu treffen?

»Könnten auf denen eigentlich noch Fingerabdrücke drauf sein?«, fragte der schöne Sebastian, nachdem längere Zeit niemand mehr etwas gesagt hatte. Iga sprang auf und rannte aufs Klo. Sie hörte, wie Saša ihr hinterherlief. Während sie kotzte, hielt er ihr die Haare aus dem Gesicht. Als sie fertig war, ließ der Schmerz augenblicklich nach.

Es wird immer Unrecht geben, hörte sie die Stimme ihres Vaters. Aber Iga kannte die Geschichte vom Wolfsrudel, in dem die alten und schwachen Tiere vorausliefen, und sie kannte die Melodie zwischen ihr und Franziska und wusste, dass diese Melodie über alles, was geschah, hinweg hörbar blieb, und sie wusste, dass es Maja zu beschützen galt, und alle, denen morgen dasselbe passieren konnte. Sie wusste, dass Maja zu beschützen auch bedeutete, sich selbst und Jess zu beschützen. Dass eine Wiederholung verhindert werden musste. Dann richtete sie sich auf und ging mit Saša zu den anderen zurück.

»Wir müssen herausfinden, wer die beiden waren«, sagte Jess. Ras hatte sich inzwischen umgedreht und lehnte am Fensterbrett. Seine Augen glichen ausgeleerten Mülleimern. Die Hände hatte er in den Hosentaschen vergraben. Lediglich die roten Locken zeugten noch von einer jugendlichen Verspieltheit. Der Rest von ihm wirkte so erwachsen, dass Jess einen Augenblick lang erschrak. Ob sie auch so aussah? War das mit ihnen passiert? Waren sie innerhalb weniger Stunden erwachsen geworden?

In einer Woche würden sie ihre Zwischenzeugnisse bekommen. In eineinhalb Jahren wären sie volljährig. Erwachsen. Gehörte es zum Erwachsenwerden dazu, so etwas zu erleben?

»Und wie?«, fragte der schöne Sebastian. Ungeduld lag in seiner Stimme.

»Maja meinte, es sei nicht das erste Mal, dass so etwas vorgefallen ist«, sagte Jess.

»So etwas«, wiederholte Saša zynisch, aber diesmal drehte sich niemand um, nur zogen alle kurz die Schultern hoch, als hätte sie ein kalter Windstoß unerwartet gestreift.

»Wenn sie weiß, wer es war, dann könnte sie doch Anzeige erstatten«, sagte der Rilke-Rainer.

»Hör doch endlich auf mit deiner Anzeige! Sie will das nicht und das ist entscheidend!«, zischte Jess.

»Und was willst du dann machen, wenn du herausgefunden hast, wer die Polizisten sind?«, zischte Rilke-Rainer zurück. Jess stutzte.

Ja. Was eigentlich? Was sollten sie tun, sobald sie wüssten, wer die Polizisten waren? Sollten sie zu ihnen gehen und sie zur Rede stellen? Allein die Vorstellung kam ihr absurd vor. Warum würden sich Menschen, die so etwas taten, zur Rede stellen lassen? Wenn es Menschen mit einem Gewissen wären, dann hätten sie doch niemals Maja vergewaltigt, dann das mit den Schlüsseln und zuletzt der Park. So etwas tat doch kein Mensch, der ein Gewissen hatte und den man zur Rede stellen konnte. Noch dazu waren es Polizisten. Wer, wenn nicht sie, kannten die Gesetze?

Für die, die kein Gewissen hatten und kein Mitgefühl, für genau solche Menschen gab es doch eigentlich Gesetze, aber diese Polizisten vertraten ebendiese Gesetze und wussten somit Bescheid. Was konnte man also machen? Der Rilke-Rainer hatte mit seiner Frage Recht. Was wollten sie denn tun, sobald sie es wussten?

»Sie bestrafen«, sprach Iga schließlich das aus, was sie alle insgeheim dachten oder wovon Jess überzeugt war, dass sie es alle insgeheim dachten.

»Sie bestrafen?«, wiederholte der schöne Sebastian ungläubig.

»Du bist ja verrückt«, ergänzte Rilke-Rainer.

»Wir? Wir sollen sie bestrafen?«, fragte der schöne Sebastian nach.

»Es sind doch nicht alle Polizisten gleich. Es sind doch nicht alle so!«, murmelte Rilke-Rainer vor sich hin und schüttelte dabei immer wieder den Kopf.

»Ich habe noch nie darüber gelesen«, sagte nun Ras sehr deutlich zu allen, »dass ein Polizist für irgendetwas bestraft worden ist. Noch nie. In keiner Zeitung.«

Jess sah an Ras vorbei und aus dem Fenster. Sie hörte nicht mehr zu, was Rilke-Rainer und Sebastian erwiderten. Es schneite immer noch. Wenn sie es nicht besser wüsste, könnte sie nicht erkennen, ob die Schneeflocken nach unten fielen oder aufstiegen.

Wie das Wissen den Blick bestimmt, dachte sie. Wie das Wissen den Blick trübt. Das Gesetz der Schwerkraft, und man wog nicht mehr ab, in welche Richtung die Schneeflocken flogen. Thermik, und man fragte sich nicht mehr, warum etwas, das so weich und wohlig aussah wie Schnee, ein eiskaltes Grab werden konnte.

»Die Eistaucher«, den Namen hatte Ras damals vorgeschlagen, und Iga und sie hatten ihn angenommen, ohne Ras zu fragen, wie er ausgerechnet darauf gekommen war. Irgendwie hatten sie gefunden, dass der Name zu ihnen passte. Die Eistaucher. Unter das Eis tauchen.

Etwas unter dem Eis hervorholen. Der Vogel war ihr erst viel später eingefallen und sie hatte sich aus der Bibliothek ein Buch geholt. Ein spitzer Schnabel und rote Augen. Ein stechender Blick, mit dem der Taucher vermutlich auch unter Wasser alles klar unterscheiden konnte.

»Wir sind hier nicht in Sizilien!«, hörte sie den Rilke-Rainer schreien. »Es hat einen Grund, warum für das Bestrafen von Verbrechen Gerichte zuständig sind. Und nicht wir! Wir sind doch nicht die Mafia!«

Alles klar voneinander unterscheiden. Darum ging es jetzt. Sie musste sich konzentrieren. Sowohl Ras als auch Rilke-Rainer hatten recht. Einerseits war es nicht an ihnen, zu richten. Andererseits würde kein Gericht zwei Polizisten basierend auf den Aussagen von ein paar Jugendlichen verurteilen. Maja würde ohnehin nicht geglaubt werden. Jess waren die Einstichstellen an den Armen nicht entgangen. Niemand glaubte einem Junkie. Das wusste sogar sie, die noch nie mit Drogen oder Dealern zu tun gehabt hatte. Weshalb es letztlich nur zwei Möglichkeiten gab.

Entweder sie würden es dabei belassen …

Entweder sie würden es dabei belassen, wiederholte sie im Stillen und spürte, wie ihr bei dem Gedanken heiß wurde.

Es dabei belassen hieß, zuzulassen, dass es sich wiederholte, bedeutete, wegzusehen, hieß, sich den Gesetzen zu beugen, bedeutete, nicht aufzubegehren, hieß, Unrecht hinzunehmen, obwohl man es sah, bedeutete, Menschen, auch wenn diese Verbrechen begingen, weiter zu gehorchen, nur weil sie die Macht auf ihrer Seite hatten. Die Hände glühten. Niemand hat das Recht zu gehorchen, dachte sie.

»Niemand hat das Recht zu gehorchen«, sagte sie laut. Der Rilke-Rainer und der schöne Sebastian sahen sie verwundert an. »Was hat denn das jetzt damit zu tun?«, fragte Sebastian.

»Wir haben eine Verantwortung«, antwortete Jess. »Wir haben die Verantwortung, dafür zu sorgen, dass sie es nicht wieder tun. Und diese Verantwortung haben wir, ganz gleich, ob irgendein Gericht sie verurteilt oder nicht. Ganz gleich, ob es überhaupt zu einem Gerichtsverfahren kommt. Ganz gleich, ob Maja beschließt, Anzeige zu erstatten oder nicht. Auch, wenn Maja entscheidet, keine Anzeige zu erstatten, haben wir trotzdem die Verantwortung, dafür zu sorgen, dass es nicht wieder passiert. Dass diese Polizisten bestraft werden. Und diese Verantwortung haben wir, weil wir wissen, was sie getan haben, und nicht so tun können, als wüssten wir es nicht.«

Wenn Eisschollen aufeinanderkrachen, ist das Geräusch dumpf, aber durchdringend. Das Geräusch lässt keinen Zweifel darüber, dass eben etwas Bedeutendes geschieht. Bricht allerdings eine Scholle entzwei und löst sich von der anderen, hört man nichts, und danach ist es, als hätten sie nie zusammengehört.

»Ich bin hier raus«, sagte Rilke-Rainer nach einer Weile und stand auf. »Damit möchte ich nichts zu tun haben. Am Ende kennen wir Maja überhaupt nicht. Ebenso gut könnte sie lügen.«

Der schöne Sebastian erhob sich. »Das denke ich auch. Wir wissen nichts über sie. Was sie getan hat. Warum sie auf der Polizeistation war. Außerdem bin ich sehr müde.«

Weder Jess noch Iga noch Ras oder Saša sagten etwas. Niemand versuchte, Rilke-Rainer oder den schönen Sebastian aufzuhalten, als sie Jacke und Mantel überwarfen, in die Winterschuhe schlüpften. Dann fiel die Tür ins Schloss und sie waren fort.

Zielstrebig ging Ras auf den Müllhaufen zu und griff ohne zu zögern hinein. Als er die Hand wieder herauszog, baumelte an seinen Fingern eine tote Katze. Sie war sehr leicht, trotzdem war sie noch warm. Das wunderte ihn. Er betrachtete sie eingehend. Da war kein Blut, nirgends. Für einen Augenblick war er irritiert und ließ sie hin- und herwippen, machte einen Schritt auf den Müllhaufen zu. Der wich zurück. Noch einen und wieder. Er streckte den Arm mit der toten Katze aus und ließ sie fallen.

»Sie sollen brennen!«, hörte er die Stimme in einer Deutlichkeit, die keinen Widerruf duldete, und dachte an den Horla und das brennende Haus.

Und plötzlich verstand Ras. Der Horla, das waren die Polizisten. Der Horla, das waren der Hochleithner und die Fellbaum. Der Horla war der Strassi, der sie alle der Schule verweisen würde, sobald sich die Lage beruhigt hatte.

Erst heute begriff er die Geschichte von Maupassant in ihrer Gesamtheit. Sie war souverän. Sie war visionär!

Der Erzähler hatte die Welt durchschaut und war deshalb an ihr erkrankt. Alles fügte sich. Die Polizisten, der Strassi, der Hochleithner, die Fellbaum. Sie alle waren der Horla. Wegen ihnen ruhten die Nationalschätze Ägyptens in einem fremden Land. Wegen ihnen würde der Müllberg niemals aufhören zu wachsen. Wegen ihnen lag Maja im Nebenzimmer mit einer Versehrtheit, die ihren Körper nie wieder verlassen würde. Wegen ihnen hatte sich die Avantgarde gespalten, aber ihn, Jess und Iga würde der Horla nicht auseinanderreißen. Alles hing mit allem zusammen und alles, das geschah, hing mit dem Horla zusammen.

Ras fuhr herum. Jemand beobachtete ihn. Sein Blick traf auf den von Saša, und Ras sah in Sašas Augen, dass auch er es wusste. Dass es nur einen Weg gab.

»Sie sollen brennen«, wiederholte Ras, was die Stimme gesagt hatte. »Sie sollen brennen!« Und zeitgleich mit dem Klang seiner Worte sah er das Feuer. Er sah Flammen aus den Fenstern züngeln. Er spürte sein brennendes Herz und wie ihm das Blut aus den Adern wich.

Wieder traf sich sein Blick mit dem von Saša, aber nunmehr wirkten dessen Augen um ein Vielfaches älter. Als wäre er zurückgekehrt aus einer anderen Zeit, als säße er hier mit ihnen nicht zum ersten Mal. Oder war es Ras selbst, der sich zum wiederholten Mal an derselben Stelle befand?

»Wie meinst du das?«, fragte Iga. Ihre Gesichtsfarbe war so weiß wie der Schnee. »Er meint, dass wir die Polizeistation in Brand setzen sollen«, erklärte Jess und

306

fügte nach einer Pause hinzu: »Wenn sie leer ist.«

»Natürlich wenn sie leer ist«, ergänzte Iga.

Es verlief ein Tunnel zwischen ihm und Saša. Ohne es aussprechen zu müssen, waren sie miteinander verbunden. Sie hatten einander erkannt. Auch Saša war ein Eistaucher. Zwischen Dichtung und Wahrheit lag das Meer. Zwischen Dichtung und Wahrheit plätscherten die Erinnerungen aller Lebewesen. Tief unter dem Eis ruhte die Seele der Welt. Gerechtigkeit war ein menschliches Konzept. Aber sie waren ebendas: Menschen. Und das Unrecht zu bekämpfen war ihre Bestimmung.

»Wie soll denn das gehen? Woher wissen wir, ob jemand drinnen ist?«, fragte Iga. In ihre Überlegungen vertieft, beachteten Iga und Jess weder Saša noch ihn.

Als Maja hereinkam, hatten er und Saša ihren Plan bereits zu Ende geschmiedet.

Entscheidend sei nämlich, so erklärten es Sašas Blicke, nicht wie oder ob, sondern wer. Und die Beantwortung dieser Frage wiederum sei von zweierlei abhängig: vom Ausmaß der Liebe und vom Ausmaß des Verlustes. Von den Verbindungen, für die man sich entschieden hatte, und davon, was man bereit war, für sie zu riskieren. Und: was man zu verlieren hatte.

Was man zu riskieren bereit war, verhielt sich direkt proportional zur Liebe. Wahrhaftig stand alles mit allem in Verbindung und Saša hatte ja bereits alles verloren.

»Mir ist schlecht«, sagte Maja. »Mein Bauch tut weh.« Sofort sprang Iga auf und überließ Maja den Platz auf der Couch.

»Möchtest du noch eine Schmerztablette?«, fragte Jess. Maja nickte und Saša lief in die Küche und kam mit einem Glas Wasser und einer Packung Tabletten zurück.

Ras stand wieder am Fenster, auch wenn er sich nicht erinnern konnte, wie er dorthin gekommen war. Gegenüber stapelten sich die Schneeflocken auf den Dächern. Rundherum war es jetzt dunkel. Es schneite nicht mehr.

Die Eistaucher waren die Vorhut einer Armee, deren Aufgabe es war, die Balance zwischen Licht und Schatten zu halten, damit niemand losflog und sich an der Sonne verbrannte. Dädalus, sein Vater, hatte es ihm beigebracht. Fliegen, ohne zu verbrennen. Seit jeher gab es Schatten und Licht und jene, die um das Gleichgewicht kämpften.

Alle Unterschiede zwischen ihnen verschwammen. Ras spürte Majas Körper, als wäre es sein eigener, Majas Schmerzen, als wären es seine eigenen, Majas Wut und Traurigkeit.

Sie alle waren Körper, die im Fluss der Zeit unterschiedliche Gestalten annahmen und sich am Ende auf dem Müllberg wiederfanden. Und er war Ras, der Dichter. Er würde von den Wegen berichten. So wie Saša der Kämpfer war. Er würde die Unschuldigen rächen. So wie Iga die Liebende war. Sie würde nach dem Kampf die Saat der neuen Welt säen. So wie Jess die Kluge war und für die neue Welt ein neues Regelwerk erstellen würde.

Er brauchte sich nicht zu ihnen umzudrehen. Er spürte sie alle. Licht und Schatten zogen durch ihn hindurch. »Es gibt keine Zeit«, sagte die Stimme und Ras nickte. Denn auch das hatte er längst verstanden. Heute war gestern und morgen. Wahrhaftig war stets alles eins. Und er war Ras, der Dichter. Rasputin, der Prophet.

10 Liebe

»Warte«, sagte Iga und verfestigte ihren Griff an Franziskas Hüfte, »bleib so. Ich will dich genau hier.« Franziska hielt still, hielt beinahe den Atem an, nahm wahr, wie ihr die Bluse aus dem Rock gezogen wurde, trockene, weiche Finger ihren Rücken aufwärtsflogen, bis zur Mitte des Kopfes, sich dort in den dichten Locken verfingen, eine Faust formten. Ihr Nacken bog sich nach hinten. Sie lächelte. Der Zug an ihrem Haar war allzu bestimmt und ließ ohne jede Vorwarnung plötzlich nach.

Iga beobachtete einen Spatz, der sich auf dem Fensterbrett niederließ. Nachdem sie Franziskas Wohnung betreten hatten, hatte Franziska ihrer Angorakatze die Terrassentür geöffnet und sie hinausgelassen. Der Spatz war einfältigerweise in das Gebiet einer Wohnungskatze mit Terrassenerfahrung eingedrungen und befand sich nun in Lebensgefahr. Für den Bruchteil einer Sekunde, mit der Hand zwischen Franziskas letzten beiden Halswirbeln, zog Iga in Erwägung, den Katzenplan zu vereiteln, wurde aber durch den Ansatz der dichten schweren Locken und den Geruch hinter Franziskas Ohrläppchen an der Ausführung lebensrettender Maßnahmen gehindert. Sie zog Franziskas Kopf nach hinten, näher zu sich, sog den Duft von Vanille und salzigem Tagesschweiß ein, erschrak – von einer Erinnerung überwältigt – und ließ los.

Goldgelbe Ohrringe, viel zu ernst für das, was gerade geschah, baumelten vor Igas halb geschlossenen Lidern. Sie blinzelte, noch immer von Geruch und Erinnerung betäubt, lugte aus dem Augenwinkel zum Fensterbrett, auf dem jetzt eine Katzen, saß und sich die Pfoten leckte. Es war nicht auszumachen, ob sie den Spatz erwischt hatte. Iga drehte Franziska zu sich um und drängte mit der Zunge in ihren Mund, drückte sie dabei so fest gegen die Küchenanrichte, dass Franziska nach Luft schnappte und Iga von sich wegschob.

»Du tust mir weh«, erklärte sie mit aller Milde, die sie in den Tonfall legen konnte. Trotzdem machte Iga einen Schritt zurück, nur um sich gleich wieder von dem Geruch vereinnahmen zu lassen und von einem Wollen gepackt zu werden, das sie vorher nicht gekannt hatte.

Draußen war es früh dunkel geworden und sie sagte: »Deine Katze hat einen Vogel getötet.« Dann knöpfte sie Franziskas Bluse auf und tastete die frisch erworbene Nacktheit Blick für Blick ab, bis Franziska die Arme vor der Brust verschränkte und herausfordernd zurücksah: »Jetzt du. Und meine Katze ist viel zu träge für einen Vogel.«

Ein Kapuzenpullover begrub den Wasserkocher aus Edelstahl, ein T-Shirt legte sich über den Obstkorb – ein Porzellangefäß, wahrscheinlich aus einem südfranzösischen Dorf –, Sport- und Spitzen-BH rutschten immer tiefer in den Spalt der Wildledercouch. Bei ihren

Jeans protestierte Iga verlegen. Der dunkelblaue Minirock wurde auf Igas ausdrücklichen Wunsch hin anbehalten – es sei irgendwie sexy. Vor der Terrassentür eine miauende Katze, Krallen gegen das Glas kratzend. Hände strichen und fassten, während Zungen gegeneinanderdrängten.

Später Erschöpfung und der damit einhergehende Schlaf, schnelle Träume, an die sich keine erinnern würde.

Das Telefon klingelte, Franziska sprang auf, versetzte Iga dabei einen leichten Kinnhaken. »Aua!« – »Sorry!« Im Laufschritt zum Apparat, ließ nebenbei eine durchnässte Katze herein. Irgendwann später, eigentlich unmittelbar danach: »Du musst jetzt gehen. Peter kommt in einer halben Stunde nach Hause.« Dazu ein langer Kuss. Iga seufzte benommen.

Danach Nieseln, Kälte, Autoscheinwerfer, Gehsteige, auf denen Menschen mit Schirmen einander ausweichend begegneten. Februar, Semesterferien, es hatte getaut, die Straßen waren nass.

Jetzt fühlte es sich an wie die Vertreibung aus dem Paradies. Iga legte ihr Board auf den Fahrradweg, der auf der Straße markiert war, neben hupenden Autos, deren Fahrerinnen und Fahrer nicht wussten, wohin sie ausweichen sollten.

Sie spürte ein leichtes Kribbeln, das sich nach und nach im ganzen Körper ausbreitete. Unverwundbar war sie, auch wenn der feuchte Asphalt die Haftung erschwerte. Sie rollte. Es war der Höhepunkt ihres Lebens, dachte Iga. Jetzt und hier zu sterben, würde ihr nichts ausmachen. Besser geht's nicht, dachte sie, ließ sich vom Gefälle ziehen und in die Geschwindigkeit fallen. Hernach ein dumpfer Aufschlag und ein ohrenbetäubendes Krachen. Das Board, dachte Iga noch. Mein Board.

Ich weiß nicht, wie lange ich vor dem Haus der Fellbaum stehen werde, mir dabei zusehend, wie ich Iga dabei zusehe, dass sie herauskommt und weggeht, der Peter mit dem Jakob um die Ecke gebogen kommt und dann doch nicht hinaufgeht. Aber es kann sich nur um wenige Minuten, womöglich um Sekunden handeln.

Sobald man sie kennt, bläht sich die Zeit auf wie ein Luftballon.

Dann beobachte ich mich selbst: Das Gefühl kommt über mich wie der Horla über Ras. Ich überquere die Straße und läute. Franziska Fellbaum öffnet. Ich werde die Stufen hinaufhasten, bis vor die Wohnungstür. Sie bereits im Rahmen stehend und wartend, wie aus einem Gemälde von Frida Kahlo. Und dann nimmt alles seinen Lauf.

Obgleich ich es weiß, kann ich nichts daran ändern. So muss man sich das vorstellen.

Zwischen der Nacht, als die Avantgarde Maja im Schnee fand, und dem brennenden Haus sind fünf Wochen vergangen. In diesen fünf Wochen, das ist nun wirklich nicht lange, trug sich Folgendes zu: Wir fassten den Plan. Die leere Polizeistation sollte brennen. Darauf hatten wir uns einigen können. Wann genau es passieren sollte, blieb ungewiss. Dann ging Iga zur Fellbaum und ich folgte ihr.

Nahezu fünf Wochen lag Iga im Krankenhaus. Das Loaded Dervish stand eines Tages an den Heizkörper gelehnt und Maja blieb verschwunden. Da gibt es keinen Zusammenhang.

Nach fünf Wochen feierten wir Igas Rückkehr. Jess, Ras, Iga und ich feierten in meiner Wohnung. Als wir glaubten, dass Iga und Jess schliefen, zogen Ras und ich los. Doch Iga rief die Fellbaum an und erzählte ihr alles.

Von einer Telefonzelle um die Ecke riefen Ras und ich in der Polizeistation an und meldeten einen Einbruch. Zwei Polizisten verließen die Station. Danach meldeten wir einen weiteren und eine zweite Streife fuhr los. Also gingen wir davon aus, dass die Station nun leer war. Davon gingen wir aus. Das hatten unsere Recherchen der letzten Wochen ergeben.

Jess und Iga waren damals unversehrt geblieben. Als Ras und ich uns aus der Wohnung stahlen, dachten wir, dass beide schliefen. Wir dachten, dass es besser wäre, wenn sich nur zwei schuldig machen würden. Dass aber Iga aufwachen und die Fellbaum anrufen würde, damit hatten weder Ras noch ich gerechnet.

Am Ende macht man sich so seine Gedanken und bleibt doch auf allen Fragen sitzen.

Wie zum Beispiel, ob die Fellbaum noch leben würde, wenn sie nicht vor der Polizeistation aufgetaucht wäre, um den Brand zu verhindern. Oder ob zu einem anderen

Zeitpunkt wieder ein Gefühl über mich gekommen wäre und ich ihr ein Messer in den Bauch gerammt hätte. Ob sie sich von dem Peter getrennt hätte und gemeinsam mit Iga und ihrem Jakob fortgezogen wäre. Was dann aus Jess und mir geworden wäre. Das will man sich nicht vorstellen. Was dann gewesen wäre. Das möchte man absolut nicht.

Heute erst ist mir wirklich bewusst, dass dieser Weg die bestmögliche aller Entscheidungen vorausgesetzt hat und dass ich den Preis bereitwillig zahle für ebendieses Leben. Mit Iga, Jess, Jakob und den Wölfen.

Dank

für die Begleitung der Eistaucher an Yael Inokai und Jessica Beer.

für die Anfänge an Eva Schörkhuber, Barbara Schnalzger und Anna Hetzer.

an meine Testleserinnen Alexandra Ivanova, Irene Zanol und Sophia Zeh.

an Serra Al-Deen für »Das Schönste der Welt«.

an das Bundesministerium für Kunst, Kultur, öffentlichen Dienst und Sport der österreichischen Bundesregierung für drei Arbeitsstipendien und das Corona-Arbeitsstipendium.

Inspiriert

von dem Dokumentarfilm über die ELF (Earth Liberation Front) »If a Tree Falls« von Marshall Curry und Sam Cullman (2011).

von allen kollektiven Zusammenhängen, in denen ich gelebt habe, lebe und arbeite.

von den Gesprächen auf einer langen Autofahrt mit meiner Lektorin Jessica Beer.

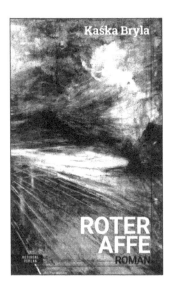

Kaśka Bryla

Roter Affe

Hardcover mit SU,
240 Seiten

ISBN 978-3-7017-1732-3

… *ein philosophisch hintergründiger, sprachlich-symbolisch souveräner und psychologisch intensiver Roman.*
Oliver Jungen, FRANKFURTER ALLGEMEINE ZEITUNG

Kaśka Bryla schreibt rasant und aus verschiedenen Perspektiven. Ihr geht es darum, dass das Besondere endlich zum Allgemeinen wird, die Vielfalt zur Norm.
Karoline Knappe, DEUTSCHLANDFUNK KULTUR

Ich war sofort gefangen von dieser ungewöhnlichen Geschichte. Der Roman ist spritzig, schnell, unverblümt, mit schrägen Auswüchsen … Nice one!
Mareike Fallwickl, BÜCHERWURMLOCH

Bryla hat genug widerständischen Humor und einen wachen Blick für politisch wie gesellschaftlich brisante Themen, dazu ein feines Sensorium für poetische Alltagsnuancen samt der sprachlichen Mittel, diese auch einzufangen. Das alles macht aus Roter Affe einen spannenden und engagierten Roman.
Frank Rumpel, SWR2